ルネサンスごはんは放射能にもたやすく負けない

旨いごはんは日々の健康と内部被曝に強い身体をつくる

弓田亨

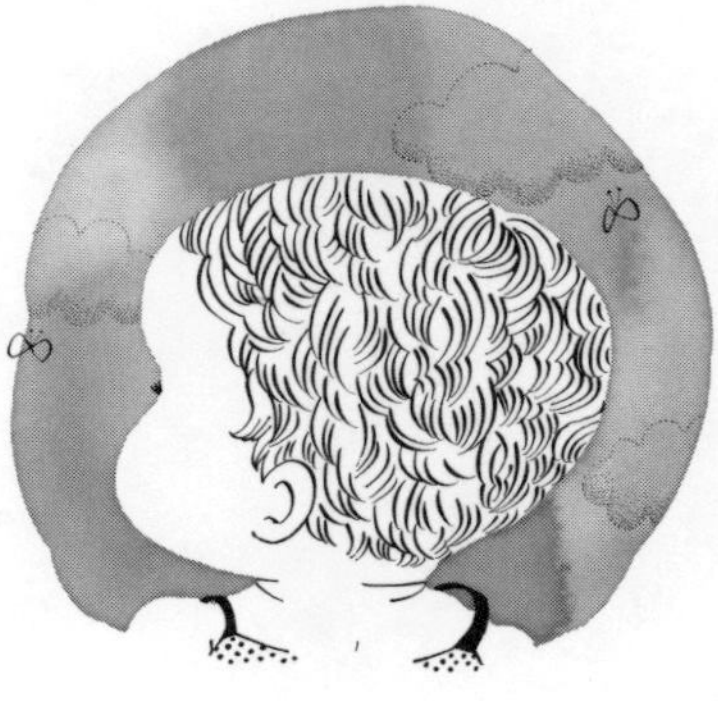

ルネサンスごはんは放射能にもたやすく負けない

旨いごはんは日々の健康と内部被曝に強い身体をつくる

弓田亨

はじめに

― 大震災と原発事故が教えてくれたこと ―

大地震と巨大津波、原発事故そして放射能汚染という複合災害、さらに原発事故がもたらした電力不足は、高い経済的効率と繁栄を求めてひた走る私たちの目の前に大きな深淵を示し、歩みを止めてしばし考える時をくれました。今私たちがいる世界、そして更に目指そうとしている世界は、本当に自分たちが必要とし、自分たちを幸せにするものなのかということを。

何が最も大事で、そうでないかを考える時が来たのです。私たちが1番大事と思っていたものが実は1番価値のないものかもしれません。私たちはもっと立派な車や洋服がほしい、もっと贅沢なバカンスを過ごしたいと、何かを捨ててはこなかったでしょうか。

人間の心と身体を育む食事のための時間とお金をひたすら削り、食を形式的なものにしてこなかったでしょうか。それを食べることによって心と身体が傷つき、家族が、人と人とが離れていく多くの不幸をつくり出す食を当たり前のものとしてずっと受け入れてこなかったでしょうか。そうして今、私たちは多くの心と身体の病や不幸に埋め尽くされています。それはもう、どのようにしても止めどもなく悪化していくものと私には思えたのです。でも2011年3月11日がやってきたのです。

この日を境に、日本はおろか世界中のどこにいても程度の差はあっても「放射能被曝」という避け難い運命を共有することになりました。神さまが警鐘を鳴らしたのかもしれません。神さまが私たちの肩に手をかけ、少し立ち止まり、人を幸せにする食を今こそ考えなければならないと告げているように思えるのです。日頃、食の大事さを考えない人たちにも、放射能への恐怖を契機として、人間としての本来の食に否応なしに注意を向けさせようとしているのかもしれません。

私と椎名眞知子は２００３年に「ごはんとおかずのルネサンス」という真の家庭料理の本を出版しました。「ルネサンスごはん」はこれまでの日本の料理の異常な形式的料理法の虚飾をはいで、身体に栄養素を豊かに送り込む料理法です。この料理を実践した沢山の方から病気が改善した、難病を克服し体調がよくなった、というお便りをいただきました。

国の原子力安全委員会が２０１１年３月に、福島原発に近い地域の児童を対象に行った被曝調査によれば、45％の子どもたちが甲状腺に被曝していたそうです。しかしこれまでの私のすべての知見に照らし合わせれば、「ルネサンスごはん」はこの子どもたちに降りかかる大きな危険をきっとより小さなものにし、放射能に不安を持つ日本に住む人々の心と身体への不安を大きくやわらげてくれるものと確信しています。土地土地によって放射能の線量に程度の差はあるでしょうが、最愛の子どもたちがそれに立ち向かっていける身体をつくるためには、今の形式的な手抜きの食をあらためるしか道はありません。

私は一介の菓子屋であり、福島原発事故が起こるまで放射能に関する強い関心も知識もありませんでした。原発事故は私を一変させました。私は「放射能に強い身体」をつくるためにはどのような食を摂ればよいのかという考えのもとに、今まで自分が「ルネサンスごはん」のプロジェクトで得られた経験をもう1度再検討しながら、10冊近くの放射能に関する本を読みました。

そして、人間の身体は本来、放射能に対する強固な防御機能を持ち、さらに食べ物に含まれるタンパク質、脂質、炭水化物、ビタミン、ミネラル、酵素など幅の広い栄養素は、この機能を確かなものにしてくれることを、またこれらの栄養素には体内に取り込んだ放射能を排泄する働きを持つことを確認することができました。

そして幾つかの本はバランスのよい豊かな幅の広い栄養素を摂ることこそが最も大事なことであると言っています。これは私も全く同感です。（この点に関しては、白石久仁雄氏の『福島原発放射能と栄養』の中で詳しく、また鮮明に述べられています）

しかしほとんどの方は、日本の食の環境では、この幅の広い豊かな栄養素を摂ることが不可能であることを理解されていないのです。

本書では、可能な限りの客観的な数字を示していきますが、私がこれまでずっと警告してきたように、現在日本の野菜や肉や牛乳からは私が子どもの頃、1950年代から比較すれば30%〜50%ほどまでに様々の栄養素が激減しているのです。そして食材に含まれる栄養素を逃さずに効率よく、どうして消化吸収するかという考え方が全く欠落してしまった状態にあります。

実は私たちの身体の細胞が必要としている栄養素をアクとみなして捨て去るアク抜き・下茹での料理法、食を利益追求の手段としてもてあそぶマクロビオティック、栄養素も身体も確実に破壊する冷凍、電子レンジによる料理法、和食のプロが唱道する栄養素などに見向きもしない形式的な料理法の家庭への浸透などが、この日本の家庭に不幸をもたらしているのです。

そして管理栄養士であれ、医師であれ、ＮＨＫであれ、著名な出版社であれ、これらの料理法は偽りであり、これを食べた人の心と身体の健康を蝕むということを探ろうとしません。結果としてすべてに近い国民が、これらの事実を少しも自覚することなしに受け入れ、そして私たちが幾多の心と身体の病に喘いでいる結果が、かつてはこの日本に存在しなかった大規模な様々な心と身体の病なのです。

さらに私は、「ごはんとおかずのルネサンス」を刊行してから、これまでに11年間のルネサンスごはん実践者との交流の中で、病院の治療で少しの改善も見られなかった潰瘍性大腸炎、アトピー性皮膚炎、花粉症、不妊症、不育症、月経困難症、血糖値の改善、その他多くの病気の改善に大きな効果があることを確認することができました。

私たちが掲げてきたことは、身体の不調は栄養素が致命的に欠落していることにより起こるもので、日々、身体の細胞に豊かな幅の広い栄養素を送ることで、細胞本来の機能、強さを回復できるということです。

栄養素が欠落し、細胞が本来の機能を失ったことによりアトピー性皮膚炎などのアレルギー症状を抱えている子どもたちは、やはり放射能にも弱いのです。そして今、私が確信を持って言えることは、日々の家庭料理の正しい回復こそが、子どもたちを救うということです。

また微量な低レベルの放射線による内部被曝よりも、栄養素の欠落した食を長年食べ続けることの方が、ガンや様々な病気を発症するリスクが高くなるということを知ってほしいのです。そして栄養素が欠落し、本来の機能を著しく失った細胞が放射線を浴びれば、細胞はより強く致命的ダメージを受けることになります。これが最も恐れられることなのです。また、食品の放射性物質を除去するための、食材の徹底した下処理も後々子どもたちの将来に致命的な結果をもたらしかねないことも忘れてはなりません。この点については、本文において詳しく述べていきます。正しい料理法を知り、栄養素をより豊かに含んだ食材を知り、日々の食事を摂り続ければ、今の日本を覆う様々の心と身体の病に陥る危険はとても小さなものになると私は確信しています。

本書では、「ルネサンスごはん」の効果を誰もが納得できるように、できる限り客観的に分析し、そして様々の料理法の偽りを厳しく指摘し、読者が自分の考えで最善の食を選べるようになることを目指したつもりです。

放射能に立ち向かえる身体をつくるためのご飯を考えるためにも、また読者が放射能の身体への影響を理解するためにも、本書の第1章と第2章では放射能の門外漢である私が、一般の人にも必要と思える最低限の知識をまとめて提供することとしました。そして第3章以下では放射能に立ち向かうためのルネサンスごはんをあらためてできる限り分かりやすく分解し、なぜルネサンスごはんが放射能の影響から身を守るために有効なのか、私なりに解答を示したものと考えています。

お子さんをお持ちのお母さんやお父さん、そして医療関係者の方にもこの本を読んでいただきたい。「食」を考えずには、現在の日本に蔓延する様々の心と身体の病を克服することはできないことを理解していただきたいのです。ルネサンスごはんの実践で、ひとりでも多くの人々が真の免疫力を高め、このような時代にもいきいきと暮らしていかれることを願っています。

ルネサンスごはん、いりこサプリメントを実践しておられる方、そしてお手紙やイル・プルー・シュル・ラ・セーヌのホームページへの投稿の転載を快く許可していただいた皆さまに感謝します。皆さまの声があったからこそここまでやってくることができましたし、皆さまの声は独りよがりになりがちな私の発言に納得性を与えてくれたものと確信しています。

目次

はじめに 3
―大震災と原発事故が教えてくれたこと―

第1章 放射能とはどんなものでなぜ怖い？ 17

1 全国各地に降下した放射性物質 18

2 放射能とはどのようなものか 20
(1)原子核が崩壊する時、放射線が放出される (2)同位体（アイソトープ） (3)放射線の種類とそれが持つ影響力 (4)天然と人工の放射性物質の違い (5)原子炉内で人工的に生成される放射性物質

3 放射能から身を守る3つの基本 25

4 放射能には3つの寿命がある 27
(1)物理学的半減期 (2)生物学的半減期 (3)実効半減期

5 放射能の単位と種類 28
(1)放射能の単位について (2)年間被曝限度量を少なくする

6 外部被曝と内部被曝 31
(1)外部被曝 (2)内部被曝

7 緩慢に進行する内部被曝の恐怖 33
(1)少量でも危険な内部被曝 (2)放射性物質の取り込みと器官

8 放射能障害はどのように現れるか 36
(1)放射能障害の現れ方 (2)確定的影響と確率的影響 (3)直接破壊と間接破壊

9 放射能の胎児と子どもへの影響 40
(1)放射線の胎児への影響 (2)放射線が子どもに与える影響

第2章　チェルノブイリ原発事故による
放射能の影響　45

1　悲劇の地となったチェルノブイリ……46
2　いまも放射能障害に苦しむ人々……48
(1)健康な子どもの割合が低下している　(2)最も多かったのはヨウ素131による小児甲状腺ガン　(3)放射能事故があった場合は緊急にヨウ素を服用しなければならない
3　放射線被曝の80％は食べ物による内部被曝、徹底した食糧の放射線除去がいまも行われている……52

第3章　豊かな栄養素で放射能被害を防ぐ　55

1　人間には本来放射能を駆逐する機構が備わっている……56
(1)人の身体にあるDNA修復システム　(2)体内で産生される抗酸化酵素
2　DNAを守ってくれるタンパク質、ビタミン、ミネラルなど……57
(1)身体の細胞の生成、再生その他全般にかかわるタンパク質　(2)放射能から身体を守るビタミン　(3)ミネラルは有害物質を体外に排泄させる　(4)セシウムを排出させる食物繊維　(5)ファイトケミカルの役割
3　免疫力を高め抗ガン作用を持つ食べ物……64
(1)大豆加工食品やふすま、天然塩の効果　(2)野菜と果物で放射能の防御態勢を強くする
4　秋月医師が証明した玄米おにぎりと味噌汁の効果……68
(1)食べ物を生命の根源とする深い洞察と、驚くべき味噌の力　(2)味噌は体内細菌の最適環境をつくりだす　(3)味噌は調味料でなく「調和料」であり健康の基礎である　(4)広島大学原爆放射能医学研究所による研究結果　(5)味噌の調和力を感じた〝ある体験〟
5　冷静に行動しよう、日本の食材は激しくは汚染されなかった…75
(1)あわてふためいて栄養素が欠落する食材の放射能除去に走ってはいけない　(2)内部被曝より栄養素を捨て去る料理法の方が怖い　(3)最も怖いのは過度な食品の放射能除去対策によって、不調になった細胞が被曝すること　(4)ルネサンスごはんを食べる私の細胞

6　国の都合で一方的に策定された
原発事故直後の高すぎる基準値……81
(1)ようやく設定された食品の基準値　(2)線量明示を義務化し、子どもたちや若い女性、妊婦などには汚染ゼロか極めて低濃度の食品を与えましょう　(3)下ごしらえせずに、そのまま食材を食べるためにはどうすればよいのか

第4章　栄養素が欠落した産物と
栄養素を捨て去る料理法　85

1　戦後一貫して日本の産物から
栄養素は失われてきた……86
(1)この日本で放射能を防御する体内システムをつくることの難しさ　(2)1950年と2000年の限られた数値にみえる傾向　(3)2000年五訂成分表から10年間の空白への疑問　(4)この10年間でさらに栄養素の欠落は進んでいる

2　栄養素不足に拍車をかける誤った料理法……92
(1)辰巳芳子氏の「アク抜き・下茹で」多用の形式的な料理法　(2)日本に不幸をまきちらすマクロビオティックの理に反した料理法　(3)真の健康はもたらさない。時代錯誤の日本食回帰を主張する「粗食のすすめ」

3　断ち切られた栄養素の循環……95
(1)現代では生涯にわたり栄養素欠落の圧力にさらされる　(2)過去と現在の栄養素の循環の構図

第5章　欠落した栄養素を回復する
ルネサンスごはん　103

1　ルネサンスごはんの基本的な考え方……104

2　食はおいしくなければいけない
―真実のおいしさと偽りのおいしさ―……105

3　基本的な幅の広い栄養素を含んだ食材を選ぶ
―先人の残した食材に立ち返る―……107
(1)いりこを中心として栄養素を組み立てる　(2)おいしさを引き立たせる乾物　(3)海藻や魚類、豆類の重要性　(4)日本産の食材だけでは十全な栄養は摂れない　(5)豊かな栄養素を含む海外の産物　(6)おいしさと栄養が希薄になった米　(7)冷凍のものはできるだけ買わない　(8)出来合いのものは買わず、外食もできるだけ控える　(9)ファミレスは子どもと家族の健康を破壊する

4　食材に含まれる栄養素を逃さない……121

(1)アク抜き、下茹でをしない　(2)一番ダシ、二番ダシは無意味に栄養素とうま味を捨て去る工程　(3)できるだけ未精製のものを食べる　(4)野菜の皮はむかないで食べる、ピーマンの種も食べる　(5)豆腐が浸かっていた水も鍋に入れる　(6)煮汁も飲む―具より煮汁に多くの栄養がある―

5　食材に含まれる栄養素を壊さない……128

(1)高温・高圧は栄養素を破壊する　(2)圧力釜・圧力鍋は使わない　(3)最近の電気炊飯器にも注意が必要　(4)作った料理、残った食材は決して冷凍しない　(5)自然界に存在しない強烈なエネルギーを持つ電子レンジは決して使わない　(6)電子レンジを使用していた方からのお手紙　(7)電子レンジ調理のための、格好だけのトレンディな器具に騙されてはいけない

6　料理に砂糖を使ってはいけない……135

(1)砂糖は食材の息吹を埋もれさせ無感動な人間をつくる　(2)精製糖だけでなく砂糖はすべて使ってはいけない

7　海塩の重要性を再認識する……137

(1)海塩は最も基本的なミネラル源　(2)海塩は栄養素間の反応を促す触媒の役割を持つ　(3)細胞分裂が活性化している時はより多く海塩が必要

8　いりこ入り味噌汁の素晴らしい共同作用……140

(1)味噌汁に不可欠な「いりこ」　(2)いまの味噌の殆どは昔の栄養素を含んでいない

第6章　やさしいルネサンスごはんの実践
―今こそ豊かな栄養素を
身体に送り届けなければならない―　143

1　ルネサンスごはんのエッセンス……144

2　日本人の食の基本であるごはん……145

3　日本人の食の根幹、ルネサンス流味噌汁のつくり方……147

(1)ダシはいりこを中心に幾重にも、野菜も数種類加えて栄養の幅を広げる　(2)さらにルネサンス流味噌汁に適宜加えるもの　(3)野菜は季節の旬のものを加える

4　とんでもなく手間いらずのルネサンス流煮物……151

(1)煮物も基本はいりこ　(2)次代に命をつなぐ栄養素を含む種子、豆類を加える　(3)基本の野菜と乾物　(4)調味料

5　立派な一品になる
栄養素たっぷりのルネサンス流サラダ……156
(1)どのような食材でサラダをつくるか　(2)サラダに必ず加えるもの　(3)その他サラダに最適な様々のもの
(4)生で加える様々の季節の野菜

6　日本の食卓に欠かせない漬け物と干物……161
(1)可能な限り毎食にでも摂るべき漬け物　(2)ルネサンス流糠漬けの力　(3)魚の干物はおいしく栄養豊かで便利

7　毎日の朝・昼・晩の食事の大枠……165
(1)朝食のメニュー　(2)昼食のメニュー　(3)夕食のメニュー

8　子どものおやつに何を与えるか……168
(1)おやつでさらに栄養を整える　(2)乳製品を摂り、清涼飲料水は与えない　(3)1日1回は新鮮な果物を与える

第7章　「ルネサンスごはん」の実践者から寄せられた声　173

1　私もルネサンスごはんによって救われた……174
(1)驚くほど似ている食べ初めからの体調の改善の経過
(2)私は健康に生まれ育ってきた　(3)私自身の経験から得た結論。食による体質改善は病にかかりにくい身体をつくり、薬が効きやすくなる

2　ルネサンスごはんの、心と身体が待っている本当のおいしさ……184
(1)ほっとするおいしさ、外食では物足りないという声
(2)熊本でのルネサンスごはんによる体調の変化

3　私どもに寄せられた、ルネサンスごはんによる力強い肌の修復力……198
(1)重度のジンマシンも改善する　(2)火傷が早送りのテープを見ていくように治っていく　(3)医者も栄養士も治せない原因不明の皮膚炎の改善　(4)自己免疫疾患を治すにはタンパク質をはじめ細胞に幅広い栄養を送るしかない

4　ルネサンスごはんといりこサプリメントの併用……206

5　難病の潰瘍性大腸炎からの生還……210
(1)難病指定の潰瘍性大腸炎も食を変えることによってのみ改善する　(2)服薬をやめても食事で体調は改善

6　ガン患者の方の書き込みと私の経験から推測するガン化させない力と、できたガンを治す力……216
(1)栄養豊かな食にはガンを癒す力がある　(2)私が経験したガンをわずらわれた4人の方の例　(3)あまりに頻

繁に投与される抗ガン剤　(4)もし医師が食の力を認識すれば

7　ルネサンスごはんで元気な子を産み、育てる……227
(1)不妊症も不育症も原因は栄養の欠落　(2)ルネサンスごはんで田舎の子ども都会の子ども元気に育つ

第8章　ルネサンスごはんを凝縮してつくられた「いりこサプリメント」　239

1　細胞にとっての本当のおいしさとは―人の感覚だけがそれを捉えうる―……240

2　いりこサプリメントの栄養分を分析する……241
(1)ルネサンスごはんを凝縮してできたサプリ　(2)いりこサプリメントに用いられている材料

3　成分分析結果を読み解く……243
(1)適切だったいりこサプリメントに使われた素材　(2)タンパク質形成に欠かせないアミノ酸　(3)アミノ酸20種類を過不足なく十分に揃えてくれる動物性タンパク質。しかしその質も大事　(4)いりこサプリメントはアミノ酸摂取の偏りを正してくれる　(5)主要なミネラルとその働き　(6)いりこサプリメントのミネラル分　(7)いりこサプリメントに含まれるビタミン　(8)生命の維持に必須の栄養素の総体

4　生きるための根源の栄養素を用意するいりこサプリメント……253
(1)1日2枚のいりこサプリメントが病を改善　(2)いりこサプリメントの栄養素の組み立て方　(3)幅の広い切れ目のない栄養素が全身の細胞にいきわたり、細胞全体を健康にする

5　長期にわたる摂取経験者からの報告……257
(1)お母さんの認知症を介護しながら自らの体調も改善　(2)いりこサプリメントで体質を改善された方の体調改善過程

6　いりこサプリメント摂取による身体への効果……268
(1)食べ始めて1ヵ月ほどで次第に代謝が活発になり通じが規則的に　(2)1ヵ月から2ヵ月目で血流が活発になり肌にも変化　(3)40日から60日で身体内部に変化の兆し、生理状態が改善し潰瘍性大腸炎も回復　(4)2ヵ月から3ヵ月で花粉症などの免疫疾患も軽減　(5)3ヵ月前後で細胞が活性化を始め老廃物は取り除かれる

7　いりこサプリメントを摂った人から届いた喜びの声……272
(1)まず便秘が解消し肌にも生気が戻る　(2)血流が活発化し肌の変化を意識する　(3)さらに重篤な生理の悩み

が解消　(4)2、3ヵ月で花粉症などの免疫疾患も改善　(6)3ヵ月を超えると高齢によるシミにも効果

8　いりこサプリメントで
肌が若返り高脂血症も解消……286

9　10年来の不妊症から
妊娠・出産、母子ともに順調の肥立ち……289

第9章　未来に禍根を残す離乳食と
理屈に合わない新しい料理法　297

1　放射能に負けない丈夫な母体と赤ちゃんは
一朝一夕にはつくれない……298
(1)お母さんがつくるいまの食事が大事　(2)ルネサンスごはんで母体を立て直し、赤ちゃんのアレルギーなども治す　(3)赤ちゃんの様々のアレルギー、最たる悲劇は母乳アレルギー。原因は母親の食生活にある

2　赤ちゃんの心と身体の将来を大きく左右する
離乳食……302
(1)見失われてしまった離乳食の本当の意味　(2)離乳食の目的の1つは食感に慣らすこと　(3)母乳以外の形の栄養素で腸壁を刺激する　(4)栄養素の乏しい離乳食は、口、腸の組織、器官の発達を阻害する

3　栄養素を激しく破壊する電子レンジや
冷凍のベビーフードは
赤ちゃんに重大な悪影響を与える……305
(1)食への意欲を喪失させる離乳食　(2)いま、この日本で当たり前になっている間違った離乳食

4　村上氏の電子レンジ離乳食調理法……307
(1)子どもの心と身体にとりかえしのつかない不幸を与える書　(2)勝手で浅はかな思い込みの調理法

5　野崎氏の「和の離乳食」にみる偽りの味……311
(1)素材から栄養素とうま味を取り除く料理法　(2)和食のプロに離乳食をゆだねることの大きな間違い　(3)これは私が「悪魔の料理法」と指弾した辰巳芳子氏の料理法と変わらない

6　梅崎氏の存在理由のない
稚拙な受け売りによる離乳食……315
(1)赤ちゃんも母親も健康を損なう料理法　(2)赤ちゃんには母乳だけでなく十分なタンパク質は勿論のこと、幅の広い栄養素を与える

7　このような離乳食を当たり前としてきた
社会的背景……318
(1)食への無関心、コマーシャリズムが生んだ離乳食　(2)家庭での食事づくりをもう1度復活させよう　(3)離乳食の基本は赤ちゃんも大人もルネサンスごはん

8　大きな悔恨を残す子どもの好き嫌い　322
9　健康のためには存在する理由のない「重ね煮」　323
(1)栄養素を壊してしまう梅崎氏の重ね煮。調理法としては存在の理由はない　(2)加熱方法としては部分的には理にかなっている船越夫妻の重ね煮　(3)野菜を重ねる順番に意味はあるのか　(4)重ね煮で感じるうまさとは　(5)しかし捉えどころのない味わいの筑前煮　(6)野菜だけでは身体が必要としているタンパク質その他の栄養素は補給できない　(7)船越夫妻の基本の重ね煮の2つの使い方の矛盾
10　マクロビオティックの流れをくむ人たちに共通の稚拙でカルト的な「陰陽」という考え方　331
(1)理屈の通らないカルト的な考え方　(2)人類の歴史上つい最近まで旬の作物しか存在せず、季節の食べ物がすべてだった
エピローグ
ニンジン1本からつくる料理が放射能にたやすく負けない身体をつくる　335
1　日本の産物からの栄養素の欠落と老化を進める料理は、国力を弱め寿命を縮める　336
(1)やがて世界1長い平均寿命も過去のものになり、寿命の質は低下する　(2)ひ弱な高齢者がさまよう社会がやってくる　(3)現在も天井知らずに増え続ける医療費
2　健康の劣化は子どもの時代から始まる　340
3　お母さんの思い出に彩られた、細胞が必要としている豊かな栄養素を持つ食は、子どもに健康な身体と精神を与える　344
(1)お母さんの料理は子どもの心に彩りを与える　(2)いりこのダシは身体が必要とする栄養素の70％　(3)お母さんがつくる料理は子どもに自然と人への愛を教える　(4)いま、私たちの家族への愛が試されている

挿画　平澤朋子

第1章

放射能とはどんなものでなぜ怖い?

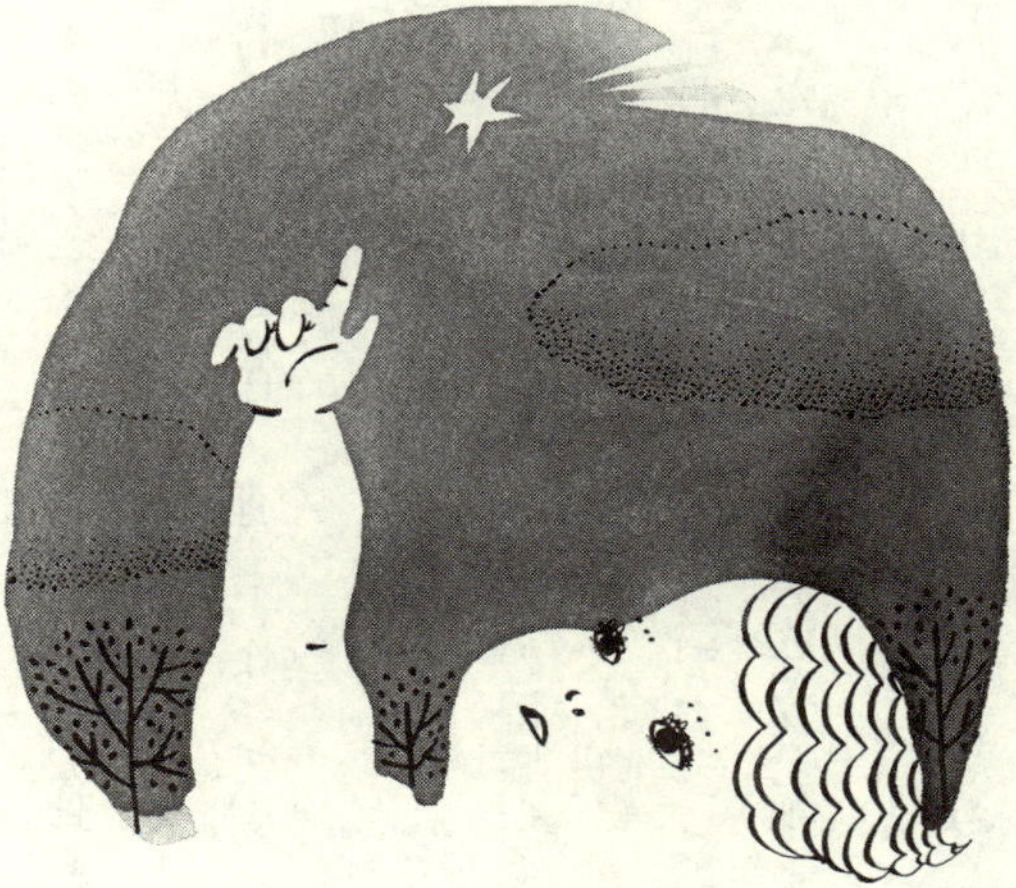

1　全国各地に降下した放射性物質

２０１１年3月11日、14時46分、震源域は三陸沖海底で南北４５０キロメートル、東西２００キロメートルに及ぶ日本観測史上最大のマグニチュード９・０の巨大地震が起こり、後に東日本大震災と名付けられました。宮城県、岩手県、福島県さらに関東地方でも震度7から6弱を観測し、太平洋沿岸は壊滅的な打撃を受けました。この巨大地震によって引き起こされた津波によって、福島第一原子力発電所で事故が起こりました。

福島第一原発の1号機から6号機のうち、4号機から6号機は定期点検中で停止していました。稼働中だった1号機から3号機は自動停止しましたが、送電線の倒壊やその後襲った巨大津波により非常用ディーゼル発電機が海水に浸かり外部電源が失われ、これにより冷却水の送水ができなくなり、炉心溶融（メルトダウン）が起こったとみられています。しかし、専門家の中には福島原発は津波の前に地震で破損していたのではないかとし、原発安全神話に疑問を呈している人もおります。

さらに、圧力容器の底が溶融し炉心貫通（メルトスルー）が起きたのではないか、ともみられています。1号機、3号機および4号機では原子炉建屋が水素爆発しました。こうした相次ぐ事故に対し、応急処置がとられ、冷却水など放射性物質は大気や海水、地下へと放出され、汚染は続いています。文部科学省は２０１１年11月25日、同年3月から6月までの宮城県と福島県を除く全国各地のセシウム１３４と１３７の放射性降下物（放射性物質）の積算値（表①参照）を発表しました。最も多かったのは茨城県（ひたちなか市）の４万８０１ベクレルでした。東日本や関東のみならず、北海道、四国、九州、沖縄に至るまで、日本の各地域は汚染されました。原発事故の後始末が収束していないことから国民の低線量被曝は続いていくものと思われます。そして被曝によって、多くの方が様々に体調を悪化させ、発ガンのリスクにさらされるのではないかと心配されています。

表①には含まれていなかった福島県の値が翌月12月14日に発表されました。福島県に降った放射性降下物の積算値は１平方メートルあたり６８３万ベクレル。最も多かった茨城県（４万８０１ベクレル）の１６８倍で、45都道府県の合計値（14万４４４６ベクレル）の47倍に相当する値でした。

表①　各地のセシウム134と137の降下物の積算値（2011年3月～6月）

測定値		平方メートル当たりベクレル
北海道	札幌市	17.14
青森	青森市	138.267
岩手	盛岡市	2992.1
秋田	秋田市	348.48
山形	山形市	22570
茨城	ひたちなか市	40801
栃木	宇都宮市	14600
群馬	前橋市	10362
埼玉	さいたま市	12515
千葉	市原市	10141
東京都	新宿区	17354
神奈川	茅ヶ崎市	7792
新潟	新潟市	91.5
富山	射水市	32.556
石川	金沢市	26.7
福井	福井市	63.61
山梨	甲府市	413.2
長野	長野市	2496.4
岐阜	各務原市	29.19
静岡	静岡市	1292.7
愛知	名古屋市	18.08
三重	四日市市	53.2
滋賀	大津市	13.68
京都	京都市	15.184
大阪	大阪市	18.907
兵庫	神戸市	17.407
奈良	奈良市	14.21
和歌山	和歌山市	19.88
鳥取	東伯郡	21.07
島根	松江市	10.245
岡山	岡山市	9.036
広島	広島市	8.4
山口	山口市	4.899
徳島	名西郡	16.83
香川	高松市	73.25
愛媛	松山市	13.487
高知	高知市	73.25
福岡	太宰府市	1.69
佐賀	佐賀市	1.41
長崎	大村市	3.19
熊本	宇土市	0.378
大分	大分市	2.344
宮崎	宮崎市	10.417
鹿児島	鹿児島市	1.53
沖縄	うるま市	9.114

＊宮城、福島県は未測定。測定値は各自治体などの施設。文科省調べ。（2011年11月26日朝日新聞朝）

2　放射能とはどのようなものか

それではセシウム137などの放射性物質とはどのようなものでしょうか。放射能は目にも見えず匂いもありません。なぜ人々は放射能におびえるのでしょうか。放射能による被害を防ぐには、これを正しく理解するための最低限の知識が必要です。この本を読むに当たり必要となる放射能に関する知識について、私なりに考えてみなさんに提供しようと思います。

(1) 原子核が崩壊する時、放射線が放出される

放射性物質を説明する時に、たとえとして用いられるのが、蛍や電球です。どちらも光を出す能力があります。その光が放射線とすれば、光を出す蛍や電球は放射性物質です。そして蛍や電球が持つ光を出す能力が放射能です。放射線を放出する不安定な原子核を放射性物質と言い、放射性物質が放射線を出す能力（活性力）が放射能というわけです。

私たちは一般に放射能という言葉を使いますが、このように放射能と放射線とは違います。しかし、この本ではこうしたことにとらわれずに、主に放射能という言葉を使っています。

すべての物質は、水素、炭素などの原子によってできていることは誰でも何となく知っています。原子は物質を構成する最小の単位と考えられていましたが、次第に原子は原子核とそれをとりまく電子によって構成されている、ということがわかってきました（23ページ図①）。原子核は陽

子と中性子から構成されています。多くの原子核は安定的で変化しませんが、陽子と中性子の数のバランスがとれていない原子核は不安定で、時間の経過とともに他の原子核へと変化していき、安定的な原子核となるまで崩壊（壊変ともいいます）を続けます。たとえば、ヨウ素１３１は崩壊して、安定同位体のキセノン１３１に変化します。ウランやトリウムなどは崩壊して、最終的には鉛の同位体となります。

崩壊する原子核を放射性同位体といい、崩壊する際に放出されるのが放射線です。また、安定的で変化しない原子核を安定同位体と呼んでいます。

(2) 同位体（アイソトープ）

原子核における陽子と中性子の数を合わせた数を質量といいます。同位体とは、同じ原子番号を持つ原子であっても、原子核の中性子の質量が異なることで性質が異なってくることから、その性質を表すために用いられるものです。

たとえば、天然のヨウ素は非放射性（これはヨードと呼ばれ、ヨウ素１２７と表示されます）で甲状腺ホルモンを合成するための必須元素です。原子炉内でできるヨウ素は放射性の１３１、１３２、１３５など23種類があり、これらはヨウ素の同位体（アイソトープ）なのです。ヨウ素１３１はチェルノブイリ原発事故の際に大量に飛散し、甲状腺ガンをひきおこしました。

(3) 放射線の種類とそれが持つ影響力

放射線とは、空間を高速で伝わるエネルギーの流れ、と表現されます。しかしそれでは赤外線や紫外線なども放射線に含まれてしまうので、一般に物質を電離（イオン化するといいます）させるエネルギーを持つ電離放射線のことを、「放射線」と呼びます。

放射線には高速で粒子（原子核や電子）が飛ぶα（アルファ）線、β（ベータ）線、中性子線、電磁波のγ（ガンマ）線、X（エックス）線などがあります。一般的に健康上、人体への影響で問題になるのはα線、β線、γ線、中性子線の4つですが、食品汚染との関連ではα線、β線、γ線が重要です（23ページ図②）。各放射線はそれぞれに特有の透過力をもっていて、その力は放射線の種類によって異なります（同・図③）。

α線　原子核が高いエネルギーをもって飛ぶことです。空中では数センチしか飛ばず透過力も微弱で紙1枚で遮ることができるので外部被曝ではあまり問題にはならないのですが、後ほど述べるように体内に取り込まれることで内部被曝した場合、近隣の細胞に大きな影響を与えます。α線を出す代表的な物質はプルトニウムやウラン、ラジウムなどです。

β線　電子が高いエネルギーをもって飛ぶことです。α線よりも透過力の強い放射線で紙は透過しますが、アルミニウムなどの薄い金属板や木などで遮断することができます。空中では1メートルほどの飛距離があります。原子炉内でウランなどの核分裂でできる死の灰に含まれる放射能の大半はβ線を放出します。

図① 原子と原子核

すべてのものは約 110 種類の元素（鉄、銅など）からできています。原子の中には原子核があり、その周りを電子が飛んでいます。原子核は陽子と中性子でできています。

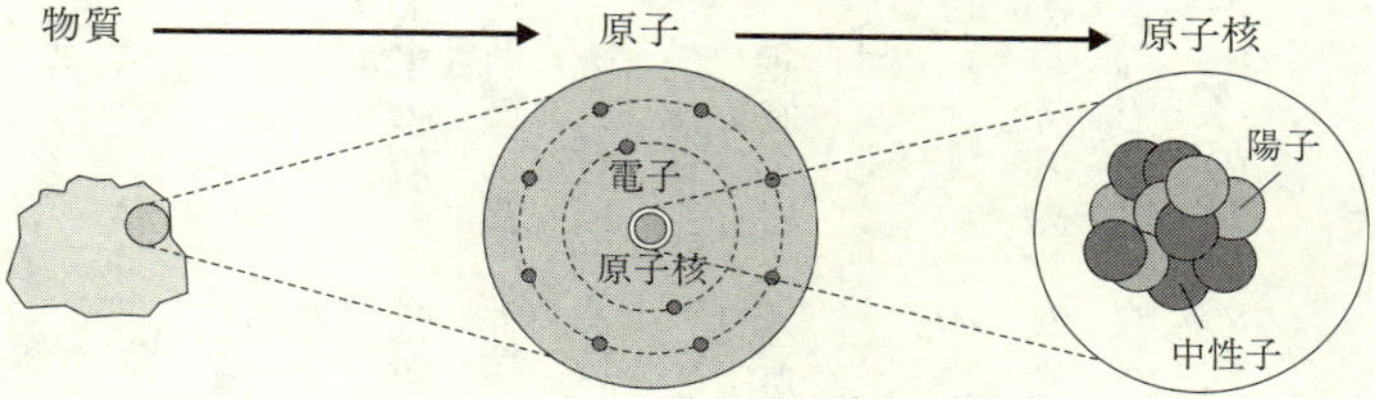

図② 放射線の種類 α・β・γ線の特性

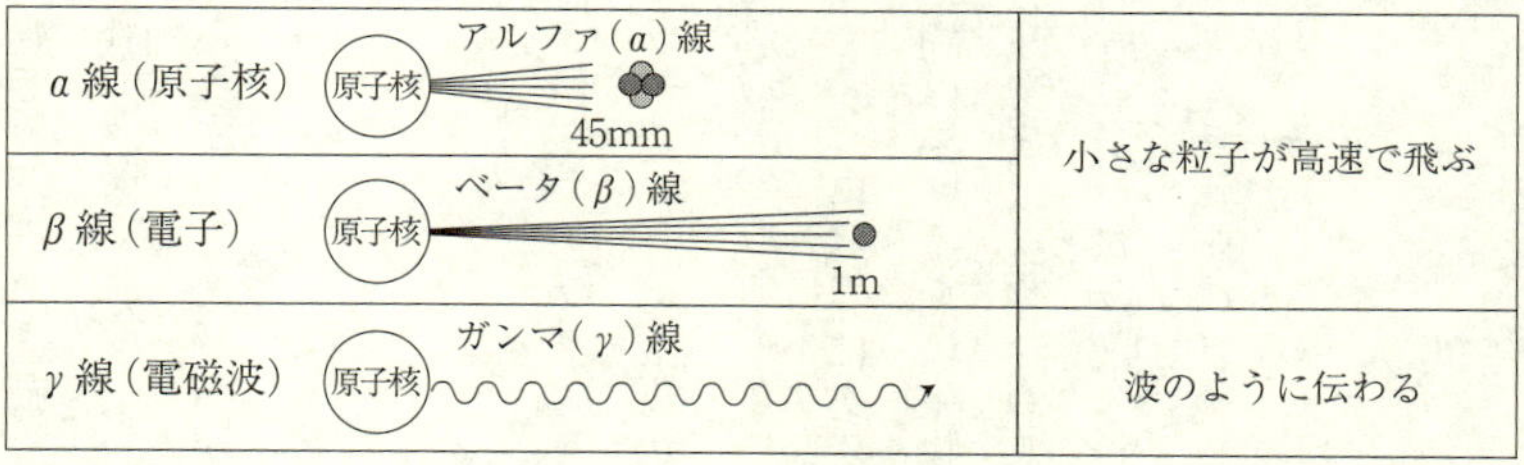

図③ 放射線の透過力

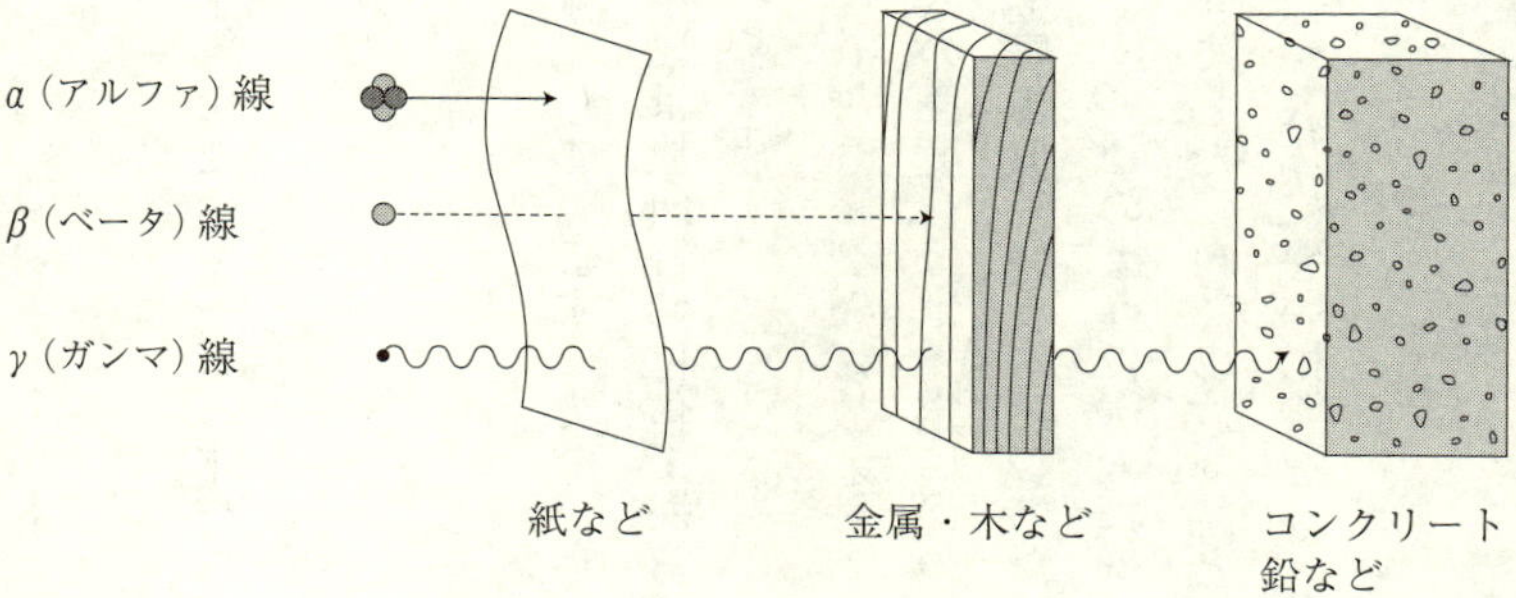

γ線　光と同じような性質を持つ電磁波です。その透過力は高く、遮るには厚いコンクリートや鉛の板などが必要です。後ほど述べる外部被曝では強い影響を与えます。

中性子線　原子炉や加速器などでつくられます。透過力が強く中性子線を遮断するには水やコンクリートなどの厚い壁が必要です。

(4) 天然と人工の放射性物質の違い

ところで放射性物質は天然にも存在しています。ウランは鉱床中に存在しています。また、宇宙からは宇宙線と呼ばれる放射線がやってきます。天然のカリウムの中には放射性同位体であるカリウム40が少量含まれています。人体は自然の放射線からもダメージを受けているわけです。

カリウムは植物の3大栄養素のひとつです。自然界にあるカリウムの０・０１２％が放射性のカリウム40です。しかし、カリウムの代謝は早いうえに生物はカリウムの濃度をほぼ一定に保つ機能を持っています。一方、人工の放射性物質は自然界のミネラルや金属と似ています。このため生体はこの見知らぬ物質への対応を知らず誤って吸収してしまうのです。このように、人類は長い進化の過程で天然の放射性物質に対処する適応の仕組みを整えてきました。自然の放射線と人工的な放射線への対応の大きな違いです。そしてこの人工的な放射線が人体に悪い影響を与えるのです。

(5) 原子炉内で人工的に生成される放射性物質

原子炉内で濃縮したウラン235の原子核に中性子を当てると、様々に複雑な反応が連続しておこり、原子炉内に大きなエネルギーとともに何百種類もの放射性物質が生成されます。ヨウ素131、セシウム134、セシウム137、ストロンチウム89、ストロンチウム90、プルトニウム238、プルトニウム239、コバルト60など、その数は400種以上となります。

今回の福島第一原発で特に問題となっている主要な放射性物質は、ヨウ素131、セシウム134、セシウム137、ストロンチウム90などです。ただ、ヨウ素131は半減期が8日と短いため、原発事故の当初にはその飛散が大きな問題となりますが、その後はセシウムなどが主役となります。

3　放射能から身を守る3つの基本

放射能は以上のような性質があります。その性質を知って放射能にはできるだけ被曝しないことが大切です。妊婦や子どもはなおさらです。被曝を避けるための方法には、距離、時間、遮蔽の3つがあります。

放射性物質からなるべく遠く離れること。遠く離れれば離れるほど影響は小さくなります。2倍離れれば4分の1に、4倍離れれば16分の1に小さくなるといわれます。距離の二乗に反比例するといわれます。

時間は被曝の時間です。これは少なければ少ないほどよいことは当然です。

遮蔽はγ線の場合、鉛で遮ることが行われますが、これは一般の人にできることではありません。私たちにできることは、緊急時に屋内などに避難することです。木造よりはコンクリート造の建物の方が、被曝線量を減らすことができます。

今回の原発事故のように大気中に放射性物質が放出されたような場合には、屋内にとどまることが安全です。そして外に出るときにはマスクをし、服装はなるべく肌を露出しないようにします。帰ってきたら手洗いとうがいをします。

距離は遠ければ遠いほどよいといっても、海外や国内の遠くの他の地域へ移住することはだれにもできることではありません。放射能の性質をよくわきまえて、できるだけ外部被曝と内部被曝をしない工夫が必要です。

そうはいってもとっさの場合に、普通の市民がためらうことなく行動するのはとても難しいと思います。日頃から心がけることと行政による訓練が必要です。しかし知識としては知っておきましょう。

4　放射能には3つの寿命がある

放射能には寿命があります。その寿命は半減期で表されます。これは放射能の強さが元の強さの半分になるまでの時間の長さのことです。ですからさらにその同じ時間の長さで放射能はさらに半分（つまり4分の1）になるのです。半減期には次ぎのように3つの種類があります。

(1) 物理学的半減期

チェルノブイリの事故では当初はヨウ素131が大量に放出されました。ヨウ素の物理学的半減期は8日と短く、16日で4分の1になります。16日でゼロになるわけではありません。チェルノブイリ事故では当初ヨウ素131が問題となったのですが、2〜3ヵ月でほとんどなくなり、数ヵ月後からはセシウムが食品汚染の主役となりました。各放射性物質の半減期は様々です。たとえば、トリウム232の半減期は141億年ですが、ラドン220は55・6秒という短さです。

(2) 生物学的半減期

生物学的半減期は体内での放射能の半減期のことです。体内に取り込まれた放射性物質が代謝と便と尿により排泄され体外へと出て半分に減るまでどのくらいかかるかを示したものです。たとえばセシウム137の半減期は30・2年ですが、生物学的半減期は110日です。

(3) 実効半減期

物理学的半減期と生物学的半減期を考慮したものが実効半減期です。これは体内半減期とも呼ばれ、実際に放射性物質がどのくらい体内にとどまるかを示しています。

たとえばヨウ素131は甲状腺に蓄積されると排泄されにくく生物学的半減期は120日です。しかし物理学的半減期は8日なので、実効半減期は7・5日となります。セシウム137の場合、物理学的半減期は30・2年ですが、生物学的半減期は110日で、実効半減期は109日です。

5 放射能の単位と種類

(1) 放射能の単位について

放射能障害の問題を考えるためには、放射能の測定単位のことについて触れなければなりません。放射能の強さを測る単位には様々なものがあります。

放射能のパワーを表す単位に「ベクレル」があります。ベクレルは単位時間当たりの原子核の崩壊数を表すものです。1ベクレルは1秒間に1個の原子が壊れ、他の原子に変わっていくことで、300ベクレルであれば、1秒間に300個の原子が壊れるということです。

以前は放射線研究の偉大な先駆者であったあのキュリー夫妻にちなんだ単位であるキュリーが使われていましたが、現在はベクレルという単位が使われています。1キュリーは370億ベクレルです。環境や食品の汚染度を表すには大き過ぎるのも難点です。

これに対して放射線が人体にどの程度の影響を与えるかを知るためには「シーベルト」という単位が使われます。被曝が人体に与える影響はα線やβ線、γ線など放射線の種類によっても、また人体のどのような部位に吸収されるかによっても異なってきます。こうした条件を考慮に入れて吸収した線量を補正して1キログラム当たりの被曝量を放射線防護の観点から評価するのがシーベルトという単位です。

1シーベルトはもし1度に被曝すれば、人体の60兆個の細胞すべてを放射線が通過する放射線量であることを表しています。なお、このシーベルトも通常用いるには量が大きいので、1ミリシーベルト（0・01シーベルト）の単位が使われています。1マイクロシーベルトという場合は100万分の1シーベルトということになります。

1年を通して自然界から受ける放射線量は地域によってかなり異なりますが、世界平均では2・4ミリシーベルト、日本平均は1・5ミリシーベルトといわれています。

なお、グレイという単位が使われることがあります。人体などの生命体に吸収された放射線の量（吸収線量）を表す単位です。放射線の種類により人体への影響は異なるので、グレイからシーベルトを導くためには放射性物質ごとに定められた線質係数を用いて換算されます。

(2)年間被曝限度量を少なくする

日本では年間の被曝限度は法律で1ミリシーベルト以下と決められていました。これには天然の放射線量は含まれていません。文部科学省は昨年4月に福島県内の学校の校舎や校庭の利用に当たって年間被曝限度を1～20ミリシーベルトを暫定的な目安とすることを通知しました。この通達は評判が悪かったものですから、同年5月に当面の対応として年間1ミリシーベルト以下を目指すことを公表しました。

ICRP（国際放射線防護委員会）が定めた一般の公衆の年間放射線量の限度は1ミリシーベルト、放射線の研究者や取り扱っている人でも年間20ミリシーベルトとされています。このほかに自然放射線にもさらされ、内部被曝もあるわけですから、放射能への感受性が高い子どもを被曝から守ることは大切なことです。

2012年4月から食品の放射性セシウムの基準値が変更され、従来の暫定基準値からより厳しい規制値となりました。野菜や穀類、肉、魚など500ベクレル／kgとされていたのが同100ベクレルとされ、同200ベクレルだった牛乳や乳製品、飲料水は50ベクレル、飲料水は同10ベクレルとなりました（83ページ）。

食についての私の考えについては第3章以下を参照してください。

6　外部被曝と内部被曝

放射性物質により体外から被曝することを外部被曝といい、体の内部にある放射性物質により被曝することを内部被曝といいます（図④）。

(1) 外部被曝

体外に放射線を受けて外部被曝した場合、被曝した放射線量に比例して身体は影響を受けます。たとえば放射線による火傷はある線量から現れ始め、それが増すにつれて火傷の度合いが重くなります。３０００ミリシーベルトなら50％が、７０００ミリシーベルトなら１００％死亡という目安となる値があります。これは高線量被曝による確定的な影響です。確定的影響とは被曝線量と症状との間に一定の関係があることを示すものです。これとは逆に確率的影響という言葉があります。（38ページ参照）。

図④　外部被曝と内部被曝の違いの図

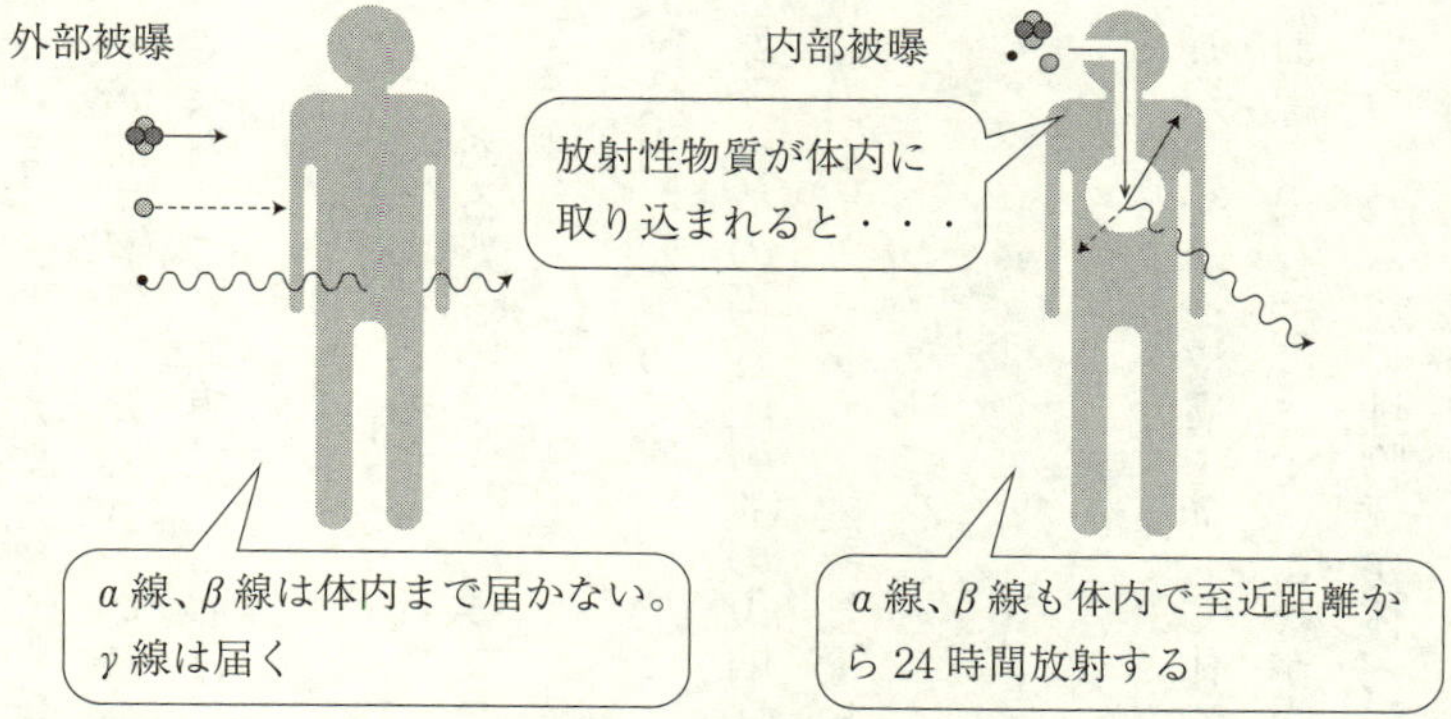

α線、β線は、外部被曝ではあまり問題にされないが、ひとたび体内に取り込まれ内部被曝をすると、周囲の細胞が長い間放射線の影響を受けることになる。

胸部レントゲン撮影をすることによっても軽い外部被曝を受けます。これが医療被曝といわれるものです。胸部レントゲンの場合、0・05ミリシーベルト程度です。CTスキャンの場合、頭部で2ミリシーベルト、腹部で10ミリシーベルトです。軽度ではあっても無害であるわけではありません。

日本は世界で最も医療被曝が多く、世界平均の4倍の医療被曝線量であると言われています。それにより日本では年間約1万人がガンになっているという論文もあるくらいです。必要な場合以外、なるべくレントゲン、CTスキャンなどは受けないように心がけてください。

今回のような原発事故の場合、原子力発電所内または警戒区域内など極めて原発事故に近いところにいれば、強い外部被曝を受けることになります。福島原発事故の場合、事故の復旧作業員も強い外部被曝を受けました。同時に呼吸などにより放射性物質が取り込まれ、内部被曝も受けることがあります。

(2) 内部被曝

放出された放射線は、空中や水中、地表などに残留し、これが口や鼻や皮膚を通して体内に侵入し、微量な放射性物質が体内にとどまって長期にわたり放射線を出し続けます。これが内部被曝です。水や食べ物、空気を体に取り入れることで、これらに含まれる放射性物質が体内に取り込まれるわけです。そして放射性物質が体内にある限り体内から被曝することになります。内部被曝には次ぎの3つの経路が考えられます。かっこ内は被曝を防ぐための方法です。
経気道　口や鼻から吸い込むことです（濡らしたガーゼやハンカチをマスクの内側に当てる）。
経皮　皮膚から放射性物質が侵入することです（服はできるだけ長袖を着て肌の露出を減らす。雨に濡れない）。
経口　食品や飲み物、飲料水など口を通って取り込まれます（汚染されたものを食べない）。
これまでチェルノブイリ原発など甚大な放射能の事故があった場合、人がこうむる内部被曝の80％は汚染した食品を口から取り入れることによって引き起こされる経口的被曝とされています。

7　緩慢に進行する内部被曝の恐怖

(1) 少量でも危険な内部被曝

食べ物や呼吸によって体内に取り込まれた放射性物質は、次に胃腸などから吸収されて血液に入りこむと身体中をまわり、臓器や筋肉、骨などに蓄積され、そこで放射線を出し続けます。体内から排泄されない限り、ずっと被曝し続けるのです。少量であっても長く1か所に留まり、極めて至近距離から細胞に対して24時間放射性物質を出し続けるので、時間の経過とともに大きな被曝となり、細胞レベルで影響を受けるのです。

少量であっても体内に入れば、放射線を出し、細胞を傷つけるのです。被曝した放射線量が少量なら発症の確率は低くなりますが、大丈夫というわけではありません。1つの細胞だけがガン化してもこれが次々に分裂して次第に大きくなるのです。内部被曝はできる限り受けないようにしなければなりません。このことはしっかり覚えておきましょう。

ベラルーシの元ゴメリ医科大学学長のユーリ・I・バンダジェフスキー氏は著書『放射性セシウムが人体に与える生物学的影響』の中で、「比較的低い濃度（20～30ベクレル／kg）であっても放射性セシウムが体内に持続的に取り込まれれば、深刻な病理学的変化を引き起こしたり、生体の適応・代償機構を変化させたりする原因になりうる」と述べています。そして心筋、脳、肝臓、甲状腺、腎臓、脾臓、骨格筋などに病理異変が起こり、また免疫系も影響を受け、それぞれの発ガン率も上昇することを示しています。

これはチェルノブイリ事故後、10年にわたってベラルーシの放射能汚染地区に居住する数千人を対象に、病理解剖を含む医学的生物学的調査を実施し、動物実験とあわせて各臓器に取り込まれた放射性セシウムの量と病変の関係を評価したものです。内部被曝が健康に与える影響については専門的用語で語られており、完全には理解できませんが、内部被曝がどれほど人体に影響を与えるのかについては、門外漢の私にも納得できる内容です。

(2) 放射性物質の取り込みと器官

体内に入った放射性物質は血液を通して身体中をめぐり、様々な臓器に取り込まれていきます。

放射線の種類（線種）ごとに取り込みやすい器官をみてみましょう（図⑤）。

放射性ヨウ素は甲状腺に80％が、セシウムは全身の筋肉や生殖器に蓄積します。ストロンチウムは主に骨に取り込まれて骨髄細胞を傷つけ、血液の病気を引き起こします。

物理学的半減期が2万4000年と極めて長いプルトニウムは口から入ると肺に取り込まれ、肺ガンを引き起こすといわれています。そして一生体内にとどまり、放射線を出し続けます。他、骨や生殖器にも蓄積します。

この他にもコバルトは肝臓、クリプトンは皮膚に取り込まれます。

図⑤　体に蓄積する放射能の一例
※（　）内は実効半減期

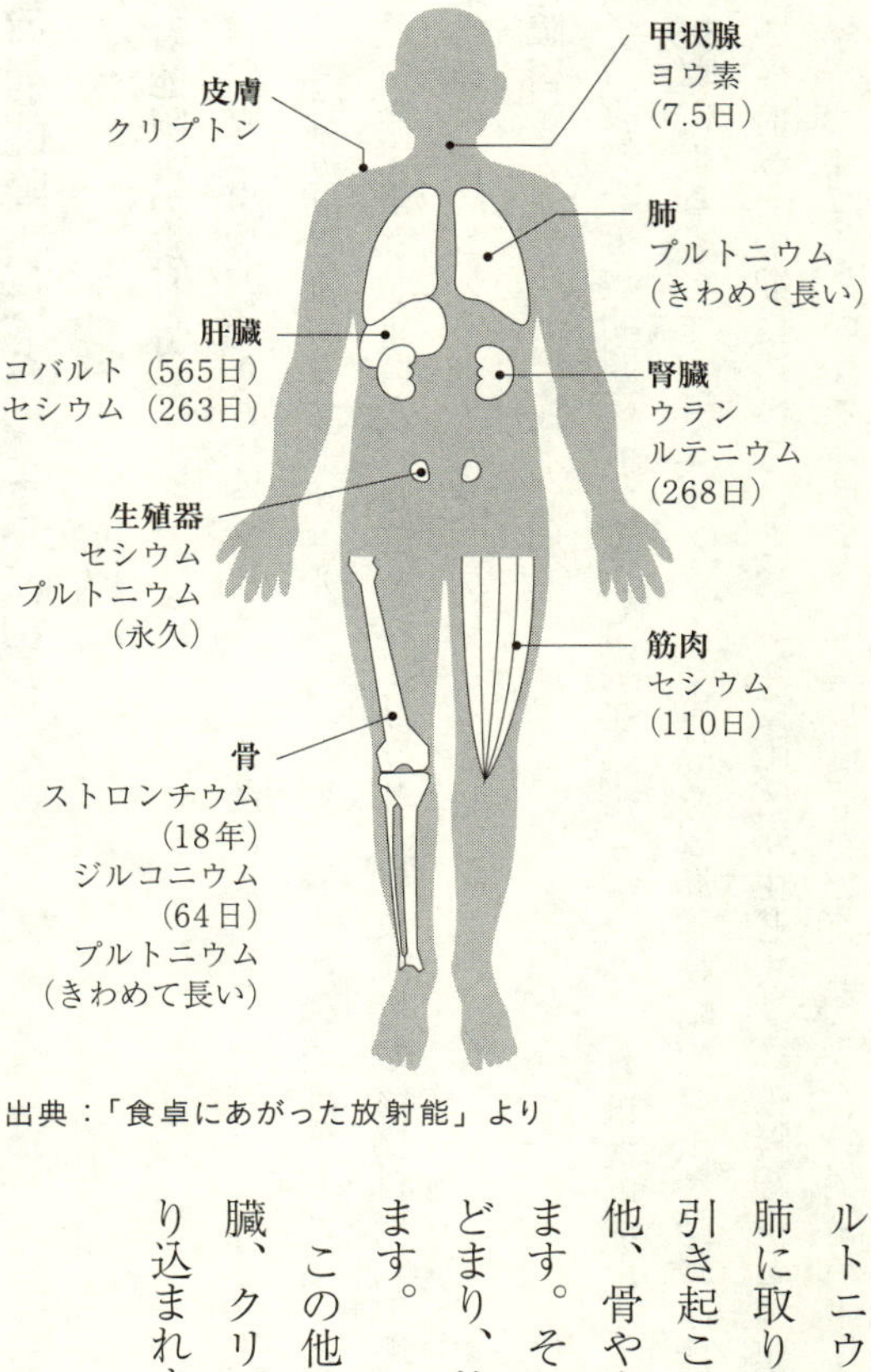

出典：「食卓にあがった放射能」より

8　放射能障害はどのように現れるか

(1) 放射能障害の現れ方

原子力発電で事故が起きた場合、まずその事故に対処しなければなりません。この時、放射能被曝が大きな問題となります。チェルノブイリの原発事故の処理作業に当たった消防士や軍人たちは直後に命を落としました。日本では1999年に東海村の核燃料加工工場の臨界事故で2人の作業員が命を落としています。

急性障害

高線量の放射線を短期間に浴びてすぐに影響が出る場合、これは放射能による急性障害です。主に外部被曝によるもので、チェルノブイリ事故や広島、長崎の原子爆弾に直接被爆したというような強い放射線を短期に浴びることによって障害が生じます。被曝線量と健康障害の関係はおおむね次ぎのように考えられています。ただし以下の数値には多くの議論があり、断定的にいうことはできません。

500ミリシーベルト　白血球の減少、下痢、脱毛、発疹
1000ミリシーベルト　倦怠感、吐き気
3000ミリシーベルト　50％が死亡
7000ミリシーベルト　全員死亡

晩発性障害

急性障害が主に体外被曝から生じるのに対し、晩発性障害は主に内部被曝によるもので、数年または数十年してから影響が現れます。晩発性障害には、ガン、白内障、生殖器障害（不妊など）、慢性皮膚炎、加齢現象（実際の年齢より早く老化する）、子どもの甲状腺異常、運動機能低下、免疫機能低下など多岐にわたります。最近の広島、長崎の被爆者を対象とする統計によれば、発ガンに関して低レベルの放射線の影響が従来考えられていたよりもはるかに高いことがわかってきました。特に幼年期に被爆した人の発ガン率は顕著に高くなります。

遺伝的障害

放射能障害による遺伝子の突然変異や染色体異常による奇形児の出産や知能障害、新生児死亡などがあります。

(2) 確定的影響と確率的影響

確定的影響

(1)の急性障害のところで述べたように、被曝線量が一定以上になると現れる症状があります。たとえば、１０００ミリシーベルトの被曝で倦怠感や吐き気が現れるというようなことです。これは放射能の確定的影響といわれます。このような境界の値を「しきい値」と呼んでいます。

図⑥　放射線によるDNA損傷の図

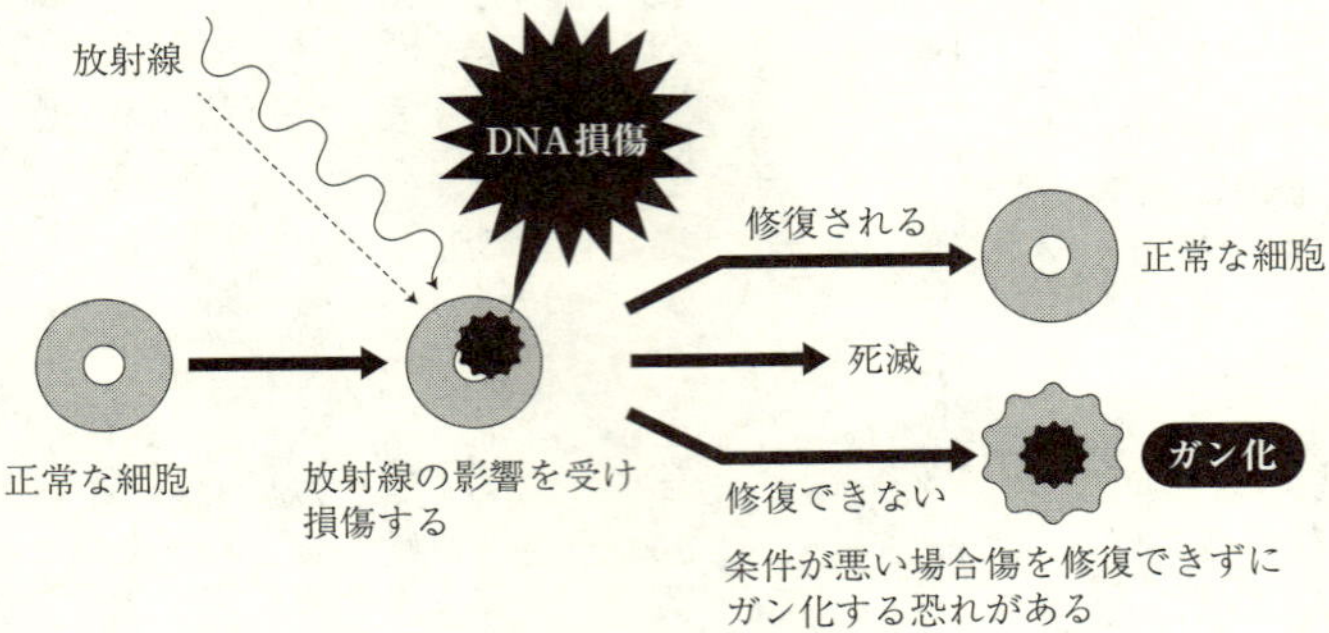

確率的影響

これに対して確率的影響は、低線量の内部被曝による晩発性障害でみたように、ガンや遺伝的障害の発症は確定的に表すことができず、確率的現象として把握するしか方法はありません。被曝した線量の高低によりガンになる確率は上下しますが、ガンの重篤度が異なるというものではありません。過去の低線量被曝によって引き起こされたガンも喫煙によるガンも区別することはできません。ガンが発生すれば、その人は死亡リスクにつきまとわれるのです。

(3) 直接破壊と間接破壊

細胞内の核にはＤＮＡ（デオキシリボ核酸）と呼ばれる遺伝物質が存在しています。ＤＮＡは生命の設計図というべきものです。

放射された放射線は直接にＤＮＡや細胞膜を破壊します。これが直接破壊です。放射線の影響で傷ついた細胞は、修復されたり死滅して自然に淘汰されます。しかしなかには、Ｄ

図⑦　フリーラジカルの図解

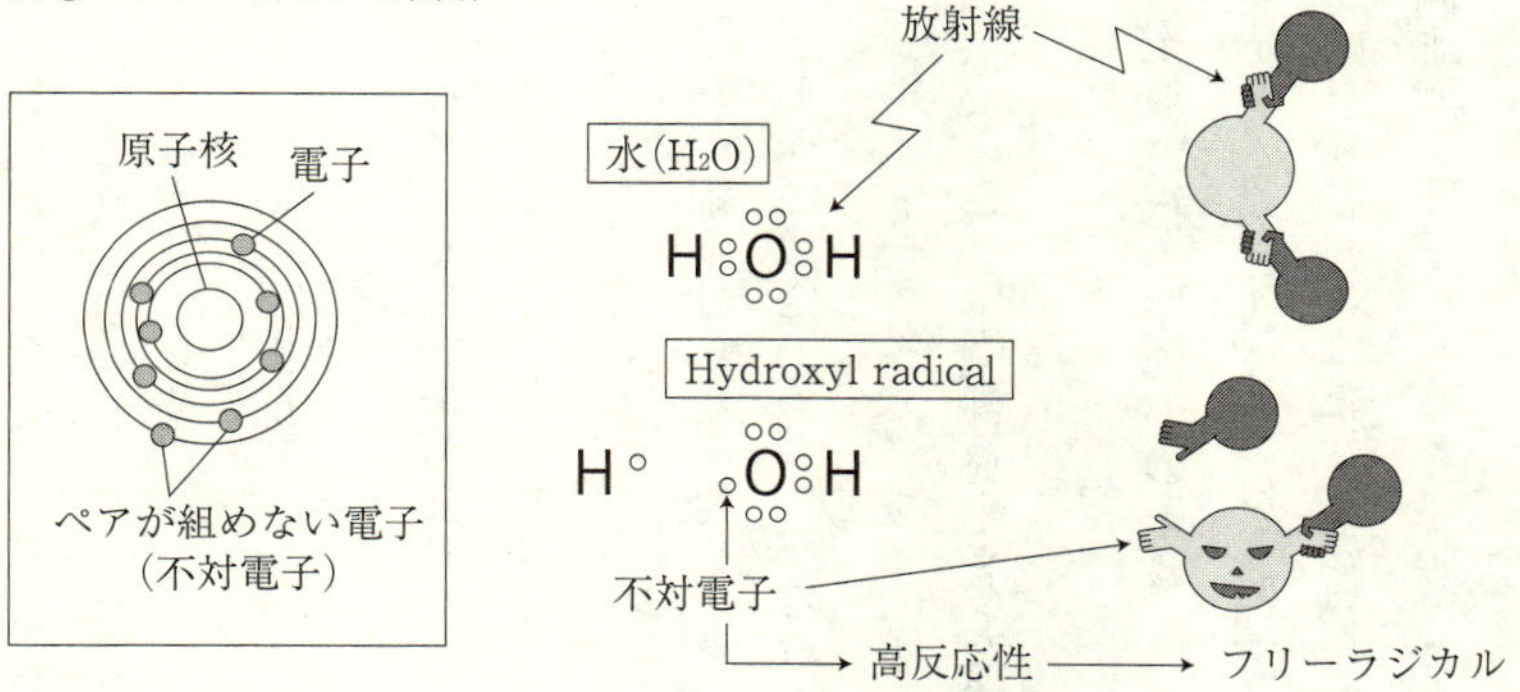

NAの破壊によって、細胞が自己と同じ細胞を再生する転写能力が阻害され、正常細胞がガン化するなど、様々な疾病を引き起こす要因となります（図⑥）。

これに対し間接破壊とは、放射線を浴びた生体分子でつくられた様々な活性物質の作用によってDNAが傷つけられることです。放射線は細胞内の水と反応してヒドロキシルラジカルという活性酸素を発生させます。これは反応性に富むフリーラジカル（図⑦）＊でDNAと反応して直接破壊と同じ障害をもたらします。

＊フリーラジカとルは不対電子を持つ原子や分子のことですが、不対電子は1つの軌道に電子を1個のみ持つ電子でとても不安定で、他の分子から電子をとって安定しようとします。電子を1個とられた電子は酸化されます。フリーラジカルは物質を酸化させる力が強い分子といえます。人間は酸素を体内に取り入れて細胞内のミトコンドリアでエネルギーを産生しています。この過程でスーパーオキシドアニオンラジカルと呼ぶ活性酸素が発生します。活性酸素の一部はスーパーオキシドアニオンラジカルや微量元素と反応してヒドロキシルラジカルという活性酸素を産生しますが、これは活性酸素の中でも最も強力な酸化力を持っています。一方、これに対して人間

の身体には、フリーラジカルから身を守る防御機構が備えられています。それが抗酸化物質、抗酸化酵素と呼ばれるものです。

9　放射能の胎児と子どもへの影響

お母さんたちが最も知りたいのは、放射能が子どもやおなかの赤ちゃんにどのような影響を与えるか、ということでしょう。放射能が胎児にどのような影響を与えるかについては定説がなく、個体差も小さくないと思われます。その発育段階や線量によっても影響は異なってくるでしょう。また、細胞分裂が活発な子どもが、大人よりもより強く影響を受けるわけですから、先ほど述べたように、発生源からなるべく離れること、被曝の時間を少なくすること、遮蔽することなどにより、被曝を少なくすることが、子どもや妊婦にとってはさらに重要になります。そしてさらに重要なことは内部被曝を少なくすることです。

(1) 放射線の胎児への影響

赤ちゃんは平均すれば妊娠週数40週を経て誕生します。卵管で受精した受精卵は2つになり、4つになり、8つになりと分裂しながら、卵管から子宮内に降りてきて着床します。受精後8週未満までを胚子（あるいは胎芽とも）、8週以後を胎児と呼びます。

妊娠全期を通じて母体が放射線に被曝しないことがまず大事です。妊娠中に放射線に被曝すると、着床前期、器官形成期や胎児期など、各段階で異なる影響を受けることになります。

母体が放射線被曝によって流産するのは、受精卵が子宮に着床するまでの着床前期（0〜8日）で最も高く、100ミリグレイ以上で流産の危険性が高くなるとされています。

受精後2〜8週の器官形成期には、主な臓器が形づくられていきます。細胞増殖が盛んなため、この時期の被曝は奇形発生の危険が高いようです。奇形には身体の外観で分かる外表奇形と内臓奇形があり、特に100〜200ミリグレイの線量でその危険性が高まるとされています。

脳は妊娠の後期に発達し、出生後も急速に成長します。そのため脳の発達時期に何らかの障害を受けると小頭症や様々な障害が起こる危険性が高くなります。

また放射線の影響による発育遅延は、受精後2週以降にみられるとされています。

知的障害は8〜15週にかけて最も多く発生するとされ、120ミリグレイでその確率は高くなるといわれています。胎児期に入った15〜25週でもみられますが、その確率は低くなっていくとされています。

また、前に述べた内部被曝の問題もあります。母体から胎児へと放射能が受け渡されてしまうおそれがあるのです。胎児は母体を透過した放射線による外部被曝、それに母体から栄養を受け取ることによる内部被曝のおそれにさらされていることになります。

⑵放射線が子どもに与える影響

子どもは大人に比べ細胞分裂が盛んに行われています。細胞が分裂する時には、DNAの二重らせんの鎖が1本になり、それから2本、4本と増えていきます。DNAは二重らせんの時は非常に安定していますが、1本の時は非常に不安定です。ですから1本の時に放射線によって傷つくと、ガンを誘発しやすくなるのです。

ベラルーシでは、チェルノブイリ原発事故後、子どもの甲状腺ガンと白血病の発生率が高くなりました。小児甲状腺ガンは事故後4～5年で増え始め、10年後にそのピークを迎えたとされています。完全に健康な子どもの割合も低下しています。放射線の感受性の高い子どもにまずその影響が現れています。

甲状腺ガンはガンの中でも危険度はそんなに高くないガンだという人もいます。チェルノブイリの子どもたちの医療支援をしてきた医師であり、現・松本市長の菅谷昭氏は、著書『子どもたちを放射能から守るために』の中で、次ぎのように述べています。

「甲状腺ガンは女性に多い病気です。致死率は低いといっても、幼い少女や年頃の娘さんの首にメスを入れるのは、私にとってつらい仕事でした。病気になった子どもたちが、どんな気持ちでいるのか、自分の子どもがガンを宣告されて手術をすることになったら、親はどう思うのか、想像することが大切です」

私も同感です。甲状腺ガンは死亡率が低いガンだから大丈夫とはいっても、お子さんが実際に甲状腺ガンとなったら、親御さんはどのような気持ちになるか、1人ひとりの身になって考える必要があると思います。

また、女性が気をつけなければならないことは、被曝した時がたとえ乳幼児の頃であっても、卵巣が被曝すると卵母細胞が傷つけられ、産まれてくる子が障害を持つ危険性が高くなることです。卵母細胞は胎内にあるうちにつくられる卵子の元になる細胞です。それが思春期に初潮を迎えてから毎月1個ずつ卵子となって排卵されていきます。ですから女性は乳児であっても、できるだけ被曝しないようにしなければなりません。男性の精子が精通を迎えてからそのつどつくられるのとは違うのです。

このように子どもは放射能弱者です。細胞分裂がおだやかになってくる18～19歳くらいまでは、新陳代謝が活発で細胞分裂も盛んです。放射能への感受性が高い子どもは、被曝を避けなければならないのです。

第２章

チェルノブイリ原発事故による放射能の影響

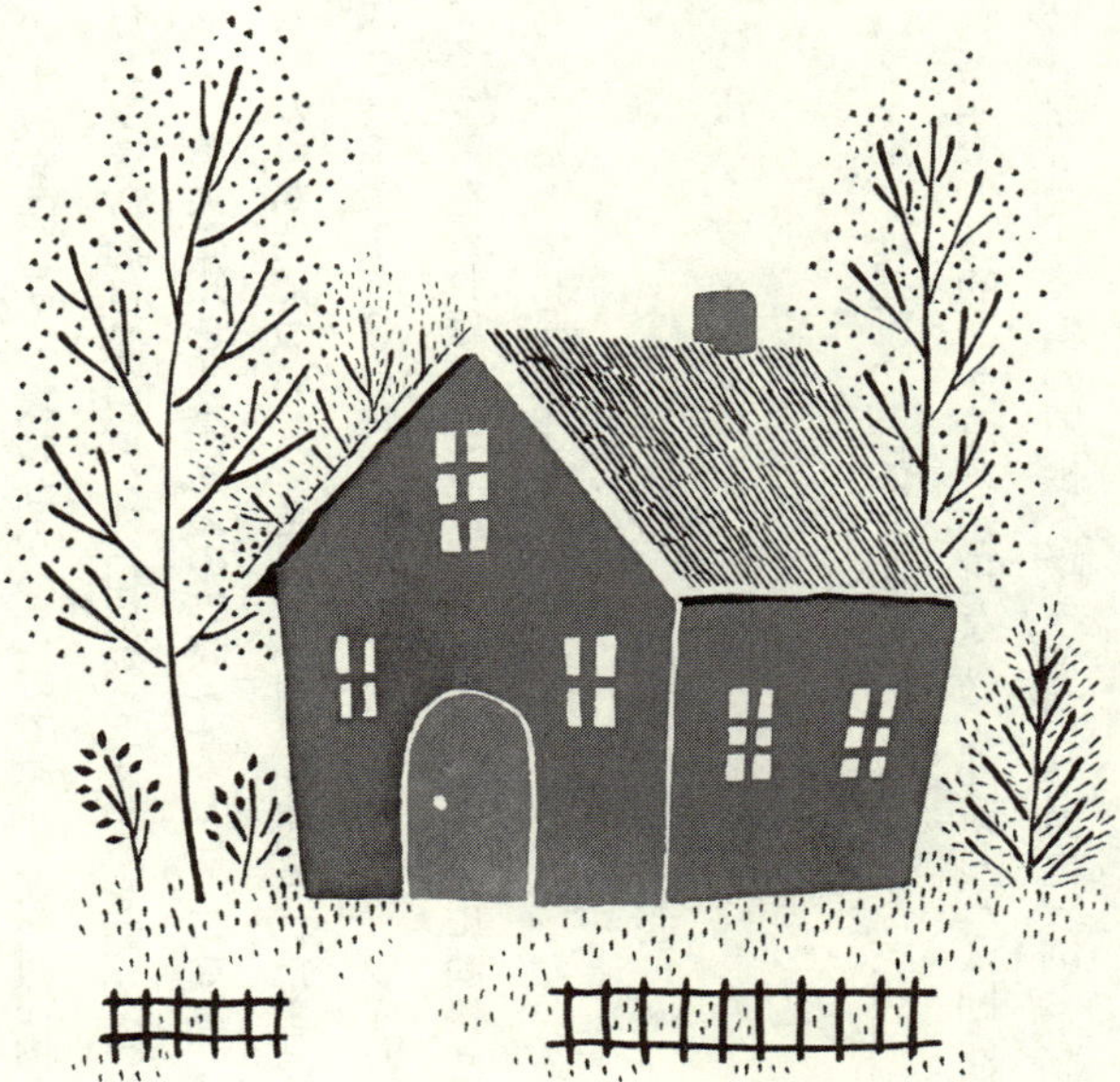

今から26年前の1986年4月26日、原発史上最悪の事故が、ソビエト連邦ウクライナ共和国の北方のプリピャチにあったチェルノブイリ原子力発電所で起こりました。正確な被害の数字は明らかではありません。当初、ソ連政府はこの事故を隠して公表しなかったのですが、放射性物質を検出したスウェーデンなどから事実確認を受けたソ連政府は2日後の28日に初めて事故を認めました。

この間、プリピャチなどの住民はその事実を知らず高線量の被曝をすることになり、被害を拡大させました。原発事故における情報の公開の重要性について、全世界が思い知らされた事故でもありました。

私たちは、最初の大規模原発事故となった1986年のウクライナのチェルノブイリ事故の教訓から学ばなければならないと思います。そうでなければ被曝したウクライナやそれに隣接するベラルーシやその他の国の人々の苦難は無駄なものとなってしまいます。

1　悲劇の地となったチェルノブイリ

1986年4月26日の夜、ウクライナ（当時はソビエト連邦ウクライナ共和国）のチェルノブイリ4号炉で、原子炉の構造上の欠陥や人為的ミスなどが重なり、連続した2回の爆発がありました。原子炉を保護していた部分はもちろん、建屋の屋根も吹き飛び、原子炉はその口を開き、炉心がむき出しになりました。核分裂で生まれた放射能をたっぷりとためこんだ燃料棒も粉々になって吹き上げられ、大気中に撒き散らされて、火災が発生しました。大量の放射性物質は約2キロメー

図⑧　チェルノブイリ原発事故によるセシウム137の汚染

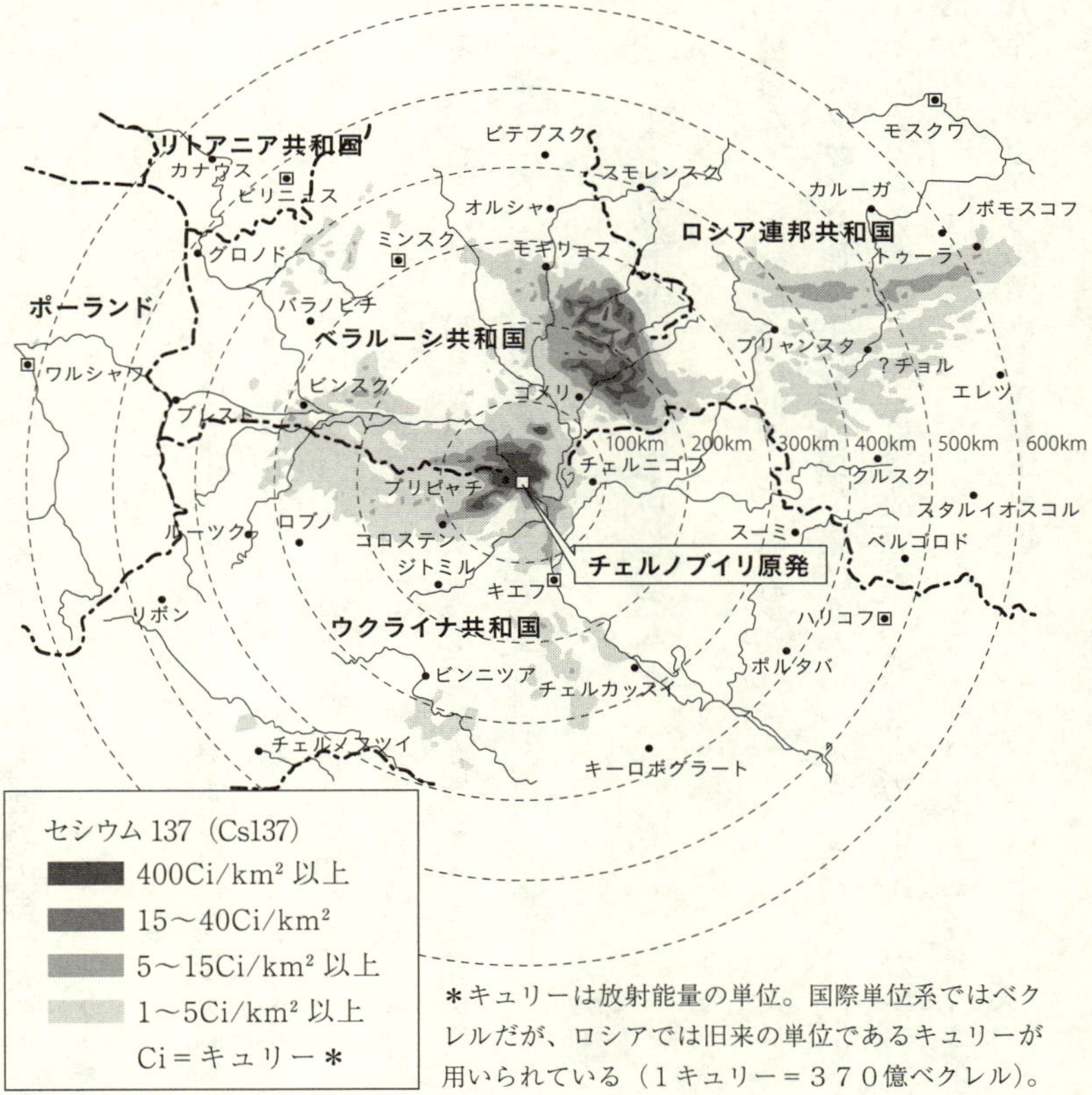

＊キュリーは放射能量の単位。国際単位系ではベクレルだが、ロシアでは旧来の単位であるキュリーが用いられている（1キュリー＝３７０億ベクレル）。

トルの高さにまで舞い上がり、気流とともに拡散しました。4月26日の原発事故が、命をかけて作業に当たった英雄的な人たちの手により収束に向かったのは5月6日あたりです。この間、大量の放射性物質が10日間放出され続けたのです。放射能雲はウクライナと南で隣接しているベラルーシ、リトアニアを通りバルト海からスカンジナビア半島へと向かいました。放射能雲と雨が重なった地域の汚染が大きくなりました。（47ページ図⑧）。この事故によって８０００キロメートル離れた日本でもヨウ素１３１やセシウム１３７など数種類の放射性物質が検出されています。

『チェルノブイリ原発事故25年のメッセージ』（原子力資料情報室編纂）によれば、住民の避難は事故翌日の４月27日から５月６日にかけて行われ、まず原発のあるプリピャチ市民約４万５千人が、続いて30キロ圏内住民７万１千人が強制避難となりました。

そして３年後にチェルノブイリ事故による放射能汚染が数百キロメートルに及んでいたことが分かると、さらに40～50万人が住み慣れた土地を離れることになりました。しかし移住先での慣れない都会暮らしがつらくて帰ってきてしまう避難民も少なからずいたようです。

2　いまも放射能障害に苦しむ人々

(1) 健康な子どもの割合が低下している

チェルノブイリ原発事故で処理作業にかかわった人たちの数は、消防士、軍人、専門家など60万～80万人ともいわれ、彼らは事故直後、もっとも汚染の激しかった建屋の屋上において手作業でがれきを片付けました。こうした人たちのうちハイリスク被曝者は20万人にものぼり、事故当初の作業者のうち80％以上が健康を損なったといわれています。

たとえば隣国のベラルーシでは完全に健康な子どもの割合は事故発生前年の1985年には85％でしたが、その後数年の間に激減し、1999年には20％にまで低下。慢性疾患を抱える子どもが10％から20％に増えました。またすべての医療分野における患者の数も増え、原発事故による放射能汚染地域に指定されている地域（チェルノブイリゾーン）内での先天性疾患発生頻度は2・3倍になったといわれています。

体内に蓄積した放射線による内部被曝は、被曝から年月がたつほど強いダメージを与え続け、糖尿病、消化器官と呼吸器官の慢性疾患、免疫系疾患、アレルギー体質、甲状腺ガン、血液の悪性疾患といった病気の疾患率が高くなっており、また未成年の結核患者も増え続けています。これは放射能が免疫力を低下させるために、当然の結果として結核その他の感染症の発生率が高まっているためです。

内部被曝による死かどうかの判別は非常に難しいため、死者の推定数はさまざまな機関、学者によっても異なります。数万人という人もいれば、数百万人という人もいます。しかし、少なければ大丈夫という問題ではありません。42～43ページでも述べましたが、もしそれが自分の肉親に起こったとしたら、きっと誰でも胸が張り裂ける思いになるのではないでしょうか。どんなに数が少なかろうとも、放射能被曝による死など、あってはならないことだと思います。

(2)最も多かったのはヨウ素131による小児甲状腺ガン

チェルノブイリの事故で特徴的だったのは子どもの甲状腺ガンが、事故から5年後あたりから急増していったことです。

甲状腺は首の前の方にあり、身体の成長や代謝に重要な役割を果たす甲状腺ホルモンを分泌する器官です。甲状腺ホルモンが不足すると知能障害や発育障害が起こります。このホルモンは昆布やワカメに含まれる非放射性のヨウ素127によってつくられます。

一方、甲状腺の大きさは乳児で大人の10分の1、子供で5分の1程度であり、同じ被曝量でも濃度が高くなり、大人よりもずっと影響を受けやすいのです。日本人は普段から昆布やワカメを食べているので、甲状腺には十分あるいはかなりの量が体内に蓄積されているので、放射性ヨウ素は取り込みにくいとされています。しかし、チェルノブイリの近くには海はなく、人々は海藻を食べる機会が少なくヨウ素は不足がちです。

チェルノブイリの事故で原子炉が爆発し、ヨウ素131(放射性ヨウ素)が気化して大気中に大量に放出されました。原子炉内ではヨウ素131が最も多く生成され、放射能の73%を占め、しかも気体となりやすいのです。そして、甲状腺はヨウ素について、自然界のものと放射性のものとの区別がつかず、ヨウ素を欲しがっていた甲状腺は放射性ヨウ素を取り込んだのです。

ヨウ素131は甲状腺の細胞内に蓄積し、そこからベータ線を出し、細胞核がこれを浴び、核内のDNAレベルで遺伝子が傷つき、甲状腺ガンが数多く発生しました。

甲状腺ガンはガンの中では死亡率が3％以下でたちがよく、手術によって腫瘍を取り除けば多くは元気で生きていくことができます。しかしチェルノブイリ事故では甲状腺ガンの発見が遅れ、4分の1の子どもたちには他臓器への転移が見られ、死亡率が高くなりました。また甲状腺ホルモンが分泌されなくなるので、一生、ホルモン剤を飲み続けなければなりません。また事故当時子どもだった女性が、甲状腺ガンを発症した例もあります。

チェルノブイリの事故後、ベラルーシでは妊産婦の貧血が増え、体力の低下による帝王切開や低体重出生児、奇形も増えたといわれます。

またストロンチウムは胎児の骨形成にも影響を与えました。

(3) 放射能事故があった場合は直ちにヨウ素を服用しなければならない

このように放射能事故が起こった場合のために、ヨウ素の準備は不可欠です。放射性ヨウ素を取り込む前にヨード剤を服用し、数日間100ミリグラム（大人50ミリグラムを2錠、子ども1錠）服用すると90％の効果が得られるとされています。しかし放射性ヨウ素を取り込んでから後に服用しても効果は低くなってしまうのです。4時間後で50％、6時間後には殆ど効果は無くなってしまいます。

チェルノブイリ事故ではヨード剤（非放射性）の服用まで考えが及ばず、福島原発事故ではヨード剤が用意されていたものの行政の認識の浅さと指示の不徹底から配布されませんでした。

なお、ヨード剤は通常、甲状腺機能障害や皮膚炎、ぜんそく、慢性気管支炎に効果があるとされています。しかし人によっては関節炎、浮腫、じんましん様湿疹等の副作用があるとされています。

3 放射線被曝の80％は食べ物による内部被曝、徹底した食糧の放射線除去がいまも行われている

チェルノブイリ原発事故から26年経ったいまもまだ、降りそそいだ放射能は多くの人の健康に大きな悪影響を与えています。

ベラルーシはウクライナ同様に大きな汚染の被害を受けました。ベラルーシの人たちは森の恵みを受けていた人たちです。チェルノブイリ原発事故の後も、高濃度に汚染された野菜、果物、乳製品、伝統食として森のきのこ類を食べていました。特にきのこやベリー類の汚染はかなり高いものでした。

しかし昔ながらの伝統的な食生活を捨てられない人たちのために、高濃度に汚染された食材でも食べられるよう、放射性物質を除去する調理法が考えられてきました。その背景には、放射能を怖がって輸入品の缶詰等ばかりを食べて体調を崩す人もいたからだそうです。

ウラジミール・バベンコ氏の著書（『自分と子どもを放射能から守るには』世界文化社刊）によ

れば、汚染の除去のためには、野菜はまずよく洗うとあります。ニンジン、カブなどは勿論、日頃皮をむかないで食べるトマトやキュウリであっても必ず皮をむいて表面についている放射性物質を取り除きます。さらにこれを2％ほどの塩水や酢水に数分さらします。次に水をよくきって、さらにもう1度水洗いします。そして塩水で15分以上茹で、その茹で汁を捨てて放射能をできる限り減少させる。このように念入りに行えば残存放射性物質の50～80％まで除去することができるようです。

ここまで徹底してやれば、放射性物質と同時に栄養素の半分以上は失われてしまうでしょう。しかし日本の状況は異なります。昔ほどには栄養がなくなった日本の産物ですが、放射能にたやすく負けない体をつくるための「ルネサンスごはん」そして「いりこサプリメント」について、次章以下で説明します。

第3章

豊かな栄養素で放射能被害を防ぐ

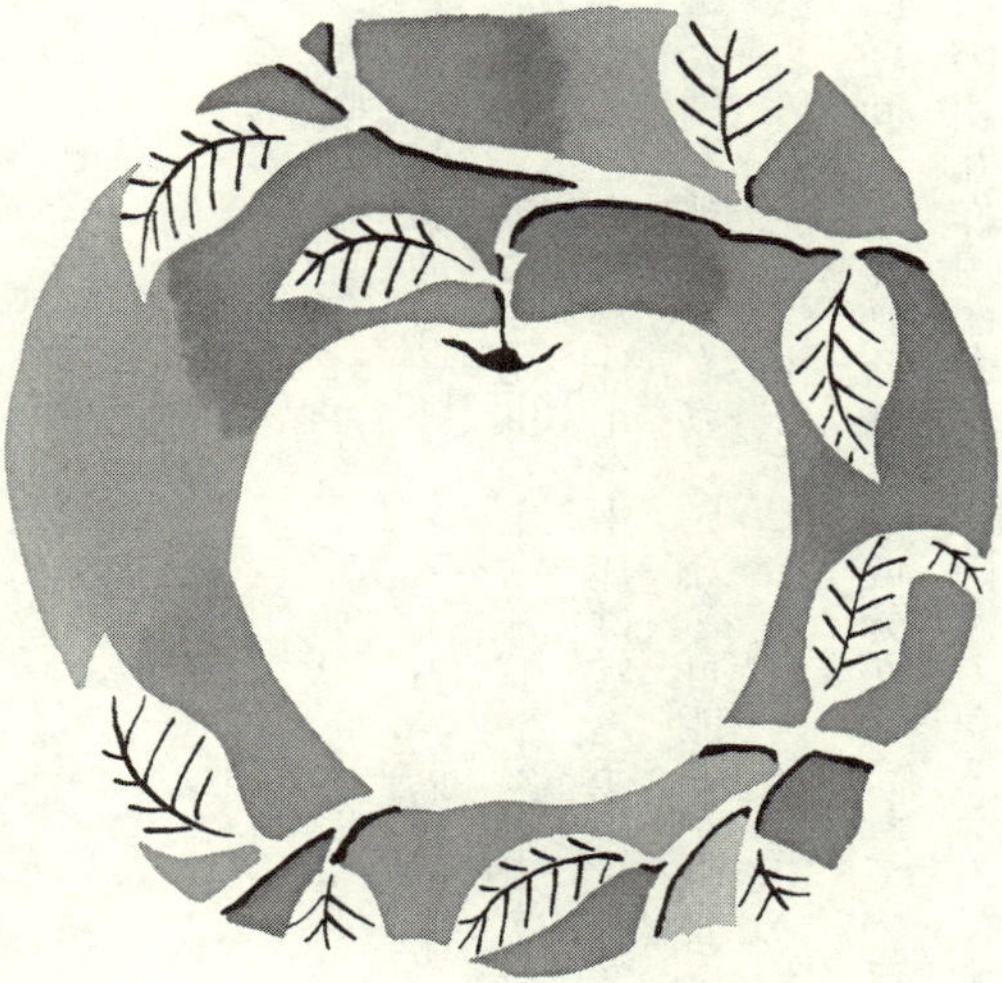

1　人間には本来放射能を駆逐する機構が備わっている

これまでは放射能が身体に及ぼす重大な影響を見てきました。それでは私たちの身体、細胞は放射能に対して何もなすすべがなく、無防備なのでしょうか。

(1) 人の身体にあるＤＮＡ修復システム

外部被曝であれ内部被曝であれ、被曝しないことが大事ですが、被曝によって傷ついたＤＮＡや染色体を修復したり、傷ついたＤＮＡを取り除くシステムがあります。しかしＤＮＡが１００％修復されるわけではありません。また、発生した活性酸素を除去すると同時に、速やかにより多く放射性物質を体外へ排泄するといった作用を生体は営みます。しかしすべてを排泄できるわけではありませんから、少量の内部被曝でもガンになる可能性が生まれるのです。ここでは私たちの身体に自然に備わっている放射能に対する防護システムを見ていきます。そして食品の中には、この防護システムを大いに助けてくれる様々な成分が含まれています。身体の機能と食品による防護支援システムの２つの相互作用があれば、防護のシステムはより強固なものとなります。このためには幅の広い十分な量の栄養素が日頃から十分に補給され、様々な種類の細胞本来の機能が十分に果たされていなければなりません。

(2)体内で産生される抗酸化酵素

体内に取り込まれた放射性物質がいかに危険なものであるかは第1章で触れました（33ページ以下参照）。放射線は細胞内のDNAを直接傷つけると同時に、細胞内の水と反応してヒドロキシルラジカルという活性酸素を発生させ、これが遺伝子と反応して遺伝子異変などを引き起こし、正常細胞がガン化します。しかしこの活性酸素に対しては、細胞で抗酸化酵素が産生され、活性酸素を除去する仕組みが生体にはあります。生命はずっと自然の放射能との付き合いの中で進化してきたのですから、比較的低量の放射線に対する防御システムは自然に築かれてきているのでしょう。

抗酸化酵素は細胞の新陳代謝が活発な若い時は十分につくられますが、加齢とともに不活発になり、その動きも弱くなっていきます。中年以降にガンが発生しやすくなるのはそのためです。

2　DNAを守ってくれるタンパク質、ビタミン、ミネラルなど

(1)身体の細胞の生成、再生その他全般にかかわるタンパク質

タンパク質は、人体の細胞や組織の基本的構成要素であり、脂肪や炭水化物では補えない酵素やホルモン、血液成分、免疫物質の構成部分となり、さらに生体内の細胞のpH（酸性・アルカリ性の度合）の調整や浸透性にも関係し、大脳皮質の刺激に対する反応性に影響したり、条件反射

と内分泌作用を刺激したり、生体の免疫力を高めたり、生体防御や解毒作用、繁殖、成長、筋肉の収縮を受け持っています。

また、老化した細胞の若返りに関与し、1日の食事にはエネルギー換算で24～40％のタンパク質を含んでいることが望ましいとされています。

多くのタンパク質を組成する20種類のアミノ酸のうち、9種類は体内で生成されずに食べ物から摂取しなければならない必須アミノ酸です。そのうち、リジン、トリプトファン、メチオニン、バリン、トレオニンなどは生体の防御に特に重要で、放射性セシウム、ストロンチウムの体内蓄積を減少させ、放射能に対する抵抗力をもたらします。致命的な線量の照射実験においても、腫瘍の発生率を低下させています。食事で十分なタンパク質を摂れば、放射能をはじめ多くの有害因子に対し、生体の安定性が高まります。

(2) 放射能から身体を守るビタミン

健全な食品には本来、体内では生成されない抗酸化作用を持つ成分が含まれています。これらはビタミンやミネラル、後に述べるファイトケミカルなどで、おもに野菜や果物等の植物性食品に含まれています。ビタミンは放射線による外部被曝と内部被曝の障害から守ってくれます。

身体とエネルギーをつくりだす素となるタンパク質、炭水化物そして脂質を3大栄養素といいます。これに発育と生理機能の維持に欠かせないビタミンとミネラルを加えたのが5大栄養素です。ともに微量で重要な作用をする栄養素です。

ビタミンは微量で重要な作用をするものですが、多くのビタミンは体内では組成できないので、食物などから摂取しなければなりません。ビタミンが欠乏すると、そのビタミンに特有の欠乏症が出てきます。

また、放射能で汚染された環境下では、ビタミンが不足すると放射能物質に対する体の安定性が低下するとされています（白石久二雄氏『福島原発事故　放射能と栄養』）。

ビタミンは水溶性ビタミンと脂溶性ビタミンに大別されます。水溶性のビタミンCは外部被曝と内部被曝からの障害を防ぐので特に重要です。ビタミンCは生体に備わっている自然の抗酸化システムと共同してＤＮＡと染色体を酸化によるダメージから守るのです。

ビタミンＣと放射能については、次ぎのような実験があります。

防衛医大と陸上自衛隊の研究チームによる外部被曝からの防御に関する実験では、マウスにビタミンＣを経口で３日間与えたところ、通常2週間で全部死亡する14グレイの放射線照射に対し、2週間後に60％が生存し、24日目に42％生存、そしてそれ以後60日までの観察期間中の死亡例はありませんでした。

また、ビタミンＣを与えたマウスと与えないマウスに放射性ヨウ素１３１を注射し、内部被曝による精子の生存率を調べた実験ではビタミンＣをあらかじめ注射または食事として与えたマウスの方が、放射線による精子の減少が少なかったのです。

また、ニンジンなど緑黄色野菜に含まれるカロテンは、脂溶性ビタミンのビタミンAの前駆体で、体内でビタミンAに変化します。カロテンの血中濃度が高いとガンになる確率が低くなり、また放射線防御を示唆する研究があります。

アーモンドやコーン油などに含まれるビタミンEは抗酸化作用があり、細胞の老化を防ぎ抗ガン作用があります。ビタミンEも放射能からの染色体損傷を防ぐ作用を持っていることを示す実験結果があります。

(3)ミネラルは有害物質を体外に排泄させる

ミネラルは無機質とも呼ばれ、体内では合成されない微量栄養素です。16種類が必須ミネラルとされています。有害物質を体内に排泄し、またその性質から放射線の取り込みを妨げる機能を持っています。ミネラルについては、第8章でも触れていますので、参照してください（251ページ以下）。次ぎのミネラルは16種類の必須ミネラルのうちでも放射能の害を防いでくれる重要なミネラルです。

［亜　鉛］

亜鉛は生体において100近くの酵素とかかわっているとされています。特に細胞新生の酵素にかかわり、亜鉛が欠乏すると新陳代謝に影響を与え、舌の味蕾や前立腺、精巣に機能障害が起きます。穀類や肉類、魚介類、豆類、野菜などに多く含まれています。

［カルシウム］

ストロンチウム90から生体を防御する機能があります。カルシウムとストロンチウム90は、物質としての性質が似ているので、体内にカルシウムが十分に蓄積されているとストロンチウム90は骨などに溜まりにくくなります。カルシウムは牛乳や乳製品、海藻類、小魚類に豊富に含まれています。

［カリウム］

カリウムはセシウムの吸収を阻止してくれます。両者の物質としての性質がよく似ているので、筋肉に十分なカリウムが蓄積されているとセシウムは吸収されにくくなり、排泄されやすくなるのです。これはストロンチウム90とカルシウムの関係に似ています。カリウムはニンジン、バナナ、アボガド、納豆、海藻、ホウレンソウなどに多く含まれます。

(4)セシウムを排出させる食物繊維

既に体内に取り込まれてしまったセシウムに対して、食物繊維はセシウムを吸着させ、その排出を促します。『自分と子どもを放射能から守るには』（ウラジミール・バベンコ他著）によれば、経口摂取されたセシウムは消化管から吸収された後、排泄作用によって、尿と便とともに体内から出て行くとされています。食物繊維には、ペクチンやセルロース、アルギン酸ナトリウム、リグニンその他があります。

食物繊維は穀類や豆類、野菜などに多く含まれています。

野菜　ニンジン、パプリカ、ナス、カボチャ

果物　リンゴ、レモン、ミカン、オレンジの皮、モモ、アンズ、スイカ、スグリ（カシス）、洋梨

ドライフルーツ　干しブドウ、干しプルーン、干しイチジク、ハードゼリー（ベリー系の果肉を固めたもの）

(5) ファイトケミカルの役割

ファイトケミカル＊（フィトケミカルともいいます）は、抗酸化性、抗ガン性、抗菌性、抗炎症性、抗ウィルス性、抗変異原性（ガン化するのを抑える力）を持つので、健康維持には欠かせません。

＊ファイトケミカルは、主に果物や野菜の色素や辛味成分です。赤ワイン等に含まれるポリフェノール類（アントシアニン、イソフラボン等）、トマトなどに含まれるカロチノイド類（リコペン等）、ニンニクなどに含まれる有機硫黄化合物系（システインスルホキシド等）、とうがらしに含まれる辛味成分（カプサイシン等）などがあります。必須栄養素ではないので通常の代謝・身体機能維持に必要なく、摂取しなくても欠乏症が起こることはありませんが、健康維持のため摂取が望まれます。

いくつかのファイトケミカルとこれらを含む植物とその抑制作用は次ぎのとおりです。

アントシアニン　ブドウ、黒米、ブルーベリー（抗酸化作用）
イソフラボン　大豆など（更年期障害改善、骨粗鬆症予防）
セサミノール　ゴマなど（骨折、動脈硬化予防）
クルクミン　ウコンなど（抗酸化作用、抗炎症作用、ガン予防）
メチルシステインスルホキシド　ニンニクなど（解毒作用、免疫力向上）
アリシン　ニンニクなど（抗酸化作用、動脈硬化予防）
βグルカン　キノコ類（免疫力向上）
サポニン　豆類、穀物、ハーブ（動脈硬化の予防）

以上のように、私たちの体内には活性酸素を消去する防御機能がありますが、同時に放射能を速やかにより多く体外へ排泄することが大事です。そのためには常日頃からビタミン、ミネラル、ファイトケミカルなどの抗酸化成分を豊かに含んだ食事を摂ることが大事です。ガンを抑える食材には放射線に対する抵抗力もあると考えられるのです。

3　免疫力を高め抗ガン作用を持つ食べ物

大豆や未精白の穀物など古来日本人が摂取してきた食べ物は、健康維持に大きな役割を果たしてきましたが、放射能の障害に強い身体をつくるためにも効果的です。また、緑黄色野菜や果物も抗酸化作用を持っています。家庭の料理に意識的に取り入れてください。

(1) 大豆加工食品やふすま、天然塩の効果

［大　豆］

タンパク質の素となる豊かなアミノ酸類、脂質、微量栄養素であるビタミン類、鉄分、カルシウムなどのミネラルが多く含まれています。大豆サポニンは体脂肪を減らす抗酸化酵素の1つで、過酸化脂肪の生成も抑えてくれます。大豆に含まれるイソフラボンは更年期障害や乳ガンなどに効き目があります。また大豆を原料とした食品は、大豆をそのまま食べるよりも消化吸収がしやすく、全てのガンに対し抑制効果がある抗酸化物質を豊かに含んでいます。豆腐や納豆、味噌などです。

［天然の塩］

各種のミネラルがバランスよく含まれています。人間の細胞の中の体液のミネラル比に近い構成です。細胞に必要なミネラル群をたやすく補給できるようになり、細胞本来の機能が強化され、

細胞分裂がスムーズになる、と私は考えています。

［味　噌］

大豆のタンパク質や脂質、ビタミン、ミネラルなどの豊富な栄養素が微生物によって複雑に変化して消化吸収しやすくなり、さらに栄養価も高まります。高血圧、脳卒中、糖尿病、脂肪肝、認知症などに予防効果があり、コレステロールや生活習慣病対策にも効果があります。味噌が放射能の障害にいかに有効であるかは、「4　秋月医師が証明した玄米おにぎりと味噌汁の効果」（68ページ以下参照）をご覧になってください。

［未精白の穀類］

玄米や全粒粉パンには、糠や胚芽にミネラルやビタミン等の栄養素が豊富です。玄米にはフィチン酸＊やイノシトールが含まれていますが、これは抗酸化力と免疫力を高め、ガン抑制の効果があります。

＊フィチン酸は、未精製の穀物や豆類に多く含まれ、ガンの予防に効果があると期待されています。１９６０年代頃から食物繊維が大腸ガンを予防するのではないかと考えられてきましたが、80年代にガンを予防しているのは食物繊維ではなく、食物繊維に含まれるフィチン酸の摂取量が多い場合に、大腸ガンの発生率が低いことが報告されました。尿路結石や腎結石の予防、大腸ガンなど各種ガンの予防に役立つ可能性があるとされ、抗ガン作用や抗腫瘍作用による治療への応用が期待されています。

(2) 野菜と果物で放射能の防御態勢を強くする

活性酸素を抑えるビタミンやミネラル等の抗酸化物質（ビタミンＡ・Ｃ・Ｅ、それに亜鉛、クロム等のミネラル）やファイトケミカルを豊富に含んでいます。これらは体内で生成されないので食物から摂らなければなりません。

また旬のものが、当然に1番栄養価が高く抗酸化物質もより豊かです（表②）。

以下に具体的に効果の大きい野菜・果物類をみていきます。

［緑黄色野菜］

野菜の中でもホウレンソウやニンジン、トマト、カブの葉、カボチャなどの緑黄色野菜には、ビタミンＡの素となるβカロテン（抗酸化物質）が豊かに含まれています。

［キャベツ］

抗ガン作用のあるイソチオシアネートやベルオキシターゼが含まれていてビタミンＣも多く含まれます。

表②　ほうれん草の栄養素含有料の違い（ビタミンC）

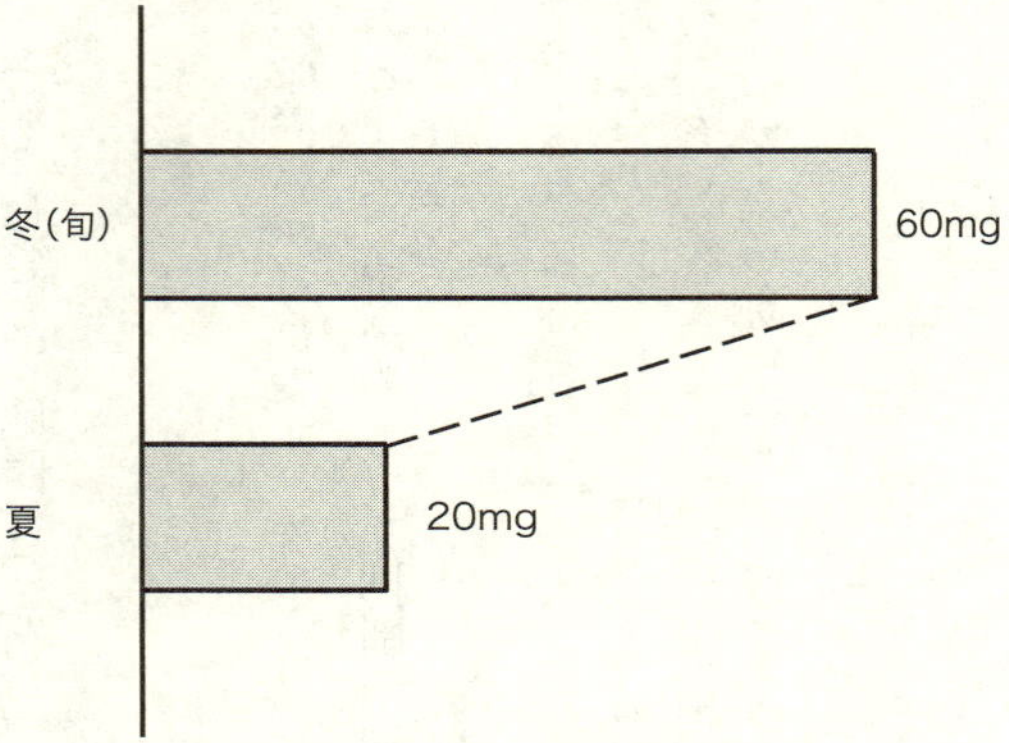

出典：食品標準成分表五訂増補版 2010 より

［リンゴ］
ポリフェノール、ペクチンも多く、放射能障害やガン予防にも効果的です。
［レモン］
ビタミンCについては「⑵身体を守るビタミン」（58ページ以下参照）でも触れましたが、レモンはビタミンCが豊かで、抗ガン作用があります。
［オレンジ、グレープフルーツ］
ビタミンCが豊か。免疫力強化、疲労回復にも効果的です。
［ミカン］
βクリプトキサンチン＊がオレンジ色の色素に含まれています。皮膚ガンや大腸ガンに抑制効果があります。活性酸素などが細胞を攻撃した際に、βクリプトキサンチンが防御してくれます。

＊βクリプトキサンチンは、体内ではビタミンAに変換されます。抗酸化物質として作用し、フリーラジカルから細胞やＤＮＡを保護するものとみられています。

以上の野菜や果物類を日々十分に摂取している人は、放射線療法や抗ガン剤の副作用が少ないことが確認されています。

広島・長崎の被爆者3万８０００人の生存者追跡によって、週に１日以下しか果物、緑黄色野菜を摂らない人は、白血病など血液のガンを除く固形ガンの発症が50％増加し、両方を毎日摂っている人は死亡率が37%低かったという調査結果があります。放射線に被曝した場合、果物や緑黄色野菜を十分に摂取することが、将来起きるかもしれないガンによる障害のリスクを低下させると考えることができるでしょう。

4　秋月医師が証明した玄米おにぎりと味噌汁の効果

私はここで、どうしても驚くべき味噌汁の効果について触れずにはおられません。1945年8月9日の長崎原爆投下後、半壊した浦上第一病院で様々の症状の被爆者の治療に当たった故秋月辰一郎医師＊は、海塩をきかせた玄米のおにぎりと味噌汁を与え続けることによって、同病院から1人の死亡者も出しませんでした。これは大きな驚きとしか言いようがありません。

＊秋月辰一郎医師は1916年（大正5年）、長崎市生まれ。京都帝大医学部卒業後、長崎医科大学（現・長崎大学医学部）放射線科で研究。1944年長崎浦上第一病院（現・聖フランシスコ病院）医長として勤務。1945年8月9日の長崎原爆に被爆しながら被爆者の治療に従事。1953年同病院院長。被爆者問題に取り組み、平和運動家として行動した。2005年（平成17年）没。著書に『体質と食物』『長崎原爆記』など。

(1) 食べ物を生命の根源とする深い洞察と、驚くべき味噌の力

秋月医師は2人の姉妹も結核で亡くしました。自らも幼少のころから虚弱で幾多の病気そして

結核を患い、20歳まで生きることはないだろうと言われ、自分の身体を何とか変えるべく医師の道を選んだと著書で述べています。そして、長崎浦上第一病院に勤務時に、8月9日の原子爆弾で被爆しました。

あまりにも多くの人々が瞬時に命を失い、そして8月9日以後も重度のやけどなどの重い傷をおった多くの人が死んでいき、さらにその後、無傷と思われた人々も強度の放射能による原爆症によって、次々と亡くなっていきました。そのような状況の中で、激しく破壊延焼した浦上第一病院の入院患者70名と医療従事者たちは、自ら原爆症の症状に苦しみながらも命を落とさずに生き延びることができました。

多くの人の命をとりとめさせたのは、秋月医師が強い信念をもって全員に食べさせた海塩を多めにつけた玄米おにぎりと、カボチャやワカメ等の入った味噌汁でした。氏の著書『長崎原爆記』には体験したことのない私たちには想像もできない地獄絵図の中で「からい、濃い味噌汁を、毎食食べるんだ。砂糖は絶対にいかんぞ」と叫ぶ様子が描かれています。海塩は造血細胞を助け、砂糖は造血細胞を破壊するという経験的な考えからでした。

また同じく氏の著書『体質と食物』の中で、味噌の持つ偉大な効用と力について、深く考察をめぐらされています。大豆のタンパク質にはある種のアミノ酸が不足しているのではないか、という疑問には、日本人は味噌汁にカツオ節や煮干、ネギを入れてきたとし、このような具を加えれば、鶏卵などに劣ると考えるのは早合点であると喝破しています。

秋月医師によれば人間には持って生まれた「遺伝的体質」と「日々作り上げていく体質」とがあります。医学の本来の姿はこの後者において病気にかからなくてすむ体質、また病気にかかっても軽くて治る身体にすることであり、また薬を否定するのではなく、やむなく薬を服用する時にはそれが効きやすい身体をつくることと述べています。体質を変えていくのは食物であり、それは生命の根源であるとしています。そして日本の食で決して欠かすことのできないのは味噌汁である、と確信をもって説いているのです。

(2) 味噌は体内細菌の最適環境をつくりだす

殊に日本人は米、ムギ、キビ、アワ、豆の五種類の穀物を主食としていました。特に大豆は様々の栄養素を豊かに含み、その要であると言われます。

味噌に含まれる多種多数の乳酸菌、酵母菌が、大豆に含まれる多種多数の成分を変化させ、栄養素の幅を広げると同時に消化吸収しやすいものに変えていったものであるとされています。私たちの腸内には様々な細菌が生息し、中には糖、脂肪類、タンパク質を分解する能力を持った有用な細菌がいます。味噌に含まれる乳酸菌類は、私たちに有益な腸内の細菌類の生息に最適な環境をつくりだして、さらに消化吸収を効率よくできるように支えてくれているのだ、というのです。

さらに、味噌そのものおよび味噌の中の乳酸菌については醸造上の研究はなされているが、医学的にまだあまり研究されていないのは、明治期においてドイツの医学と栄養学がそのまま日本に持ち込まれ、バター、牛乳などが人間の身体を健康にすると思い込み、日本古来の食を深く研究してこなかったことに原因がある、とされています。これは医師や栄養学者の責任であり、日本固有の優れた食に対する研究と啓蒙が足りなかったから、と反省されているのです。

(3) 味噌は調味料でなく「調和料」であり健康の基礎である

しかし秋月医師は味噌も科学し得るものであると言います。確かに西洋では腸内の腐敗を防ぐためにはヨーグルトの乳酸菌が有効ですが、日本人にとって最も有効な乳酸菌は、古来日本人が摂ってきた味噌に含まれているものであると言います。

また当時の日本の食事には、脂肪過小、タンパク質、ビタミンB、ミネラルの不足がありますが、大豆にはタンパク質36％、脂肪17％が含まれていて、それが生化学的にもう1段階変化して人間に消化しやすいタンパク、脂肪に変わるのが味噌、納豆、豆腐などである、としています。

味噌の中には、これらの主要な栄養素の他に、化学的に計量できるものとできないものが含まれているとしています。むしろ計量できる成分より、刻々に変化する計量できない微小部分こそが、人間を健康にし、生命にとってもより重要であるかもしれない、と述べています。

味噌は調味料というより、「調和料」といった方が適切であり、すべての食品が持つ栄養素を無駄にすることなく、相互の反応をスムーズに効率よく進め、消化吸収させる力を持った食品である、と言われるのです。これまでの経験から私もまったく同感であり、当時、すでに確固として味噌の正しい役割と力を理解されていたことに、深い畏敬の念を禁じ得ません。

そして何よりも秋月医師は、ずっと長い間、患者との対応の中で、日々味噌汁を摂る人たちは総じて健康であり、これを日々摂らない人たちには疾病を持つ人が多いことを確認してきました。「味噌が健康の基礎」であるという秋月医師の考えは、動かし難い誰もが認めざるを得ない決定的な真実である、と私は思います。正に、味噌汁を中心として栄養素を補給し、強い体質をつくっておけば免疫力も強化され、病気にもかかりにくく、かかっても軽くすんで回復が早く、さらに放射線の障害に対しても抵抗力が増す、と言われているのだと思います。

(4) 広島大学原爆放射能医学研究所による研究結果

広島大学原爆放射能医学研究所の伊藤明弘教授のグループは、味噌が放射線障害に対してどのような効果を発揮するかについて、異なった餌を与えた4つのグループのマウスを使った実験結果をまとめました。それは、①乾燥赤味噌を10％混合した餌、②醤油を10％混合した餌、③味噌と同じ塩分となるように食塩を混合した餌、④普通の餌、以上の4群です。これらの餌が与えられたマウスにX線を照射し、小腸粘膜幹細胞の生存率を調べました。その結果は味噌を混合した餌を与えられたグループのマウスの小腸粘膜幹細胞の生存率が最も高かったのです（図⑨）。

また、放射性同位元素のヨウ素131とセシウム134を投与して、体内からどれくらい排出されるかという研究でも、あらかじめ味噌の餌を与えられていたマウスが、通常の餌を与えられていたマウスに比べヨウ素の排泄がより多くみられました。またセシウムについても、味噌投与群のマウスで筋肉内の放射性物質が減少していたのです。

味噌には活性酸素を除去し、放射性物質の排泄を促すと同時に、ガンの予防効果についても明らかにされてきているのです。

図⑨　X線照射後の小腸粘膜幹細胞の生存率比率

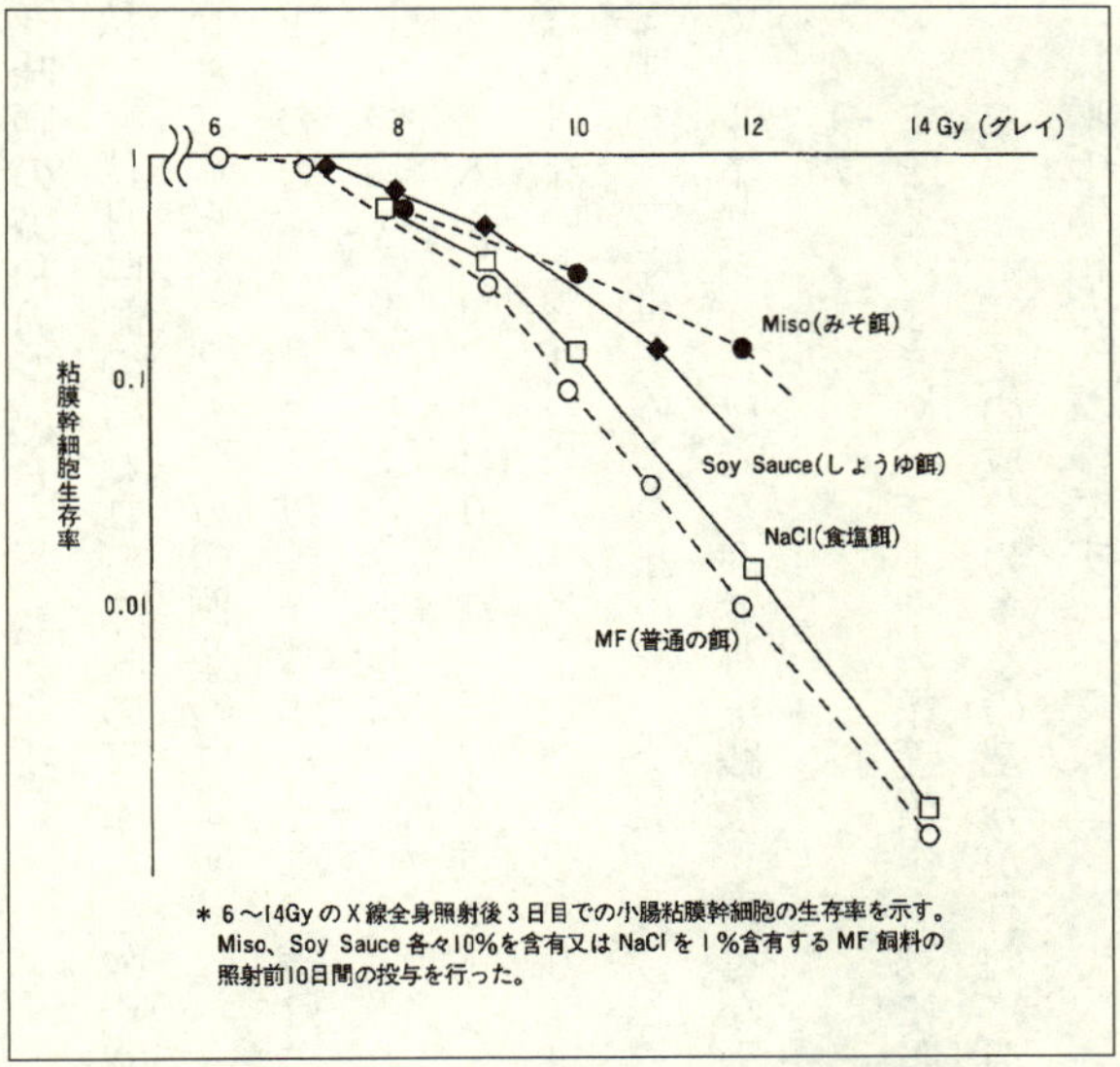

＊ 6〜14Gy のX線全身照射後３日目での小腸粘膜幹細胞の生存率を示す。
Miso、Soy Sauce 各々10%を含有又は NaCl を１%含有する MF 飼料の
照射前10日間の投与を行った。

出典：「みそサイエンス最前線　MISO NEWS LETTER」
みそ健康づくり委員会　平成11年改訂版より

(5)味噌の調和力を感じた〝ある体験〟

私にも秋月医師の言われる味噌の調和力を強く認識し始めた1つのキッカケがあります。子宮内膜症になられた2人の方の例をあげます。

1人の方は、いりこを以前からずっと食べ続けていましたが、長い間病状が改善することなく少しずつ病状が進行していきました。

もう1人の方は、やはり子宮内膜症が重篤化していき、医者に行った時はすぐに手術をしなければいけないと診断をくだされました。その方はワラにもすがる思いで「ルネサンスごはんで治りますか?」と椎名のもとに来られました。椎名は「必ず改善します」と彼女を激励しました。そして、ルネサンスごはんを3ヵ月実践後、重篤な子宮内膜症は手術の必要がないほどに改善されていました。

いりこをそのまま食べてもその栄養素を有効に吸収することができないけれど、味噌汁としていりこを摂ると、その成分の多くの部分が有効に消化吸収されるということを示しています。正に「味噌の調和力」なのです。

秋月医師の著書『体質と改善』の中で味噌の調和力という考えを読んだ時、私も自らの経験に対する考えは正しかったのだと確信したのでした。正に驚くべき深い洞察であると思います。

5　冷静に行動しよう、日本の食材は激しくは汚染されなかった

もうおわかりでしょう。秋月医師の言われたように「食」は命の根源であり、「食」に含まれる極めて多種多様な栄養素が人間の健康をつくりあげると同時に、放射能に強い身体をつくりあげることを。

しかし、第2章で述べたように、原発事故を受けてベラルーシでは食べる前の徹底した食材からの放射能の除去が今でも行われています。しかしこの除去は同時に食べ物から栄養素を取り除くことも述べました。タンパク質、ビタミン、ミネラル、ファイトケミカル、酵素、様々のものがことごとく失われるということなのです。

そうなれば体調は極めて重篤な状態に陥り、様々の疾病が現れてきます。食によって放射能に対する抵抗力をつけることは、おぼつきません。しかし、国土の広い部分が極めて高濃度に汚染されたベラルーシの人々にとっては、汚染された食材しか食べることができなかった中での、それは正しく唯一の選択肢だったのです。

冷静に行動しましょう。日本の食材は、ウクライナやベラルーシの人々が選択肢のない食物の摂取を迫られたほどの状況にはありません。食材の汚染については、極めて低いものもあれば、ゼロのものも少なからずあります。

(1) あわてふためいて栄養素が欠落する食材の放射能除去に走ってはいけない

日本の食材の汚染は予想されたものよりかなり低いものでした。当然、福島原発に近い東北・関東では高濃度に汚染された農産物も見られましたが、その他の地域は、極めて低い値の地域が国土の半分ほどを占めています。もちろん今後どのように放射能汚染状況が推移していくかを予想することは困難でしょうが、極めて深刻な状況であったベラルーシなどとはかなり異なった状況で推移していくことは間違いないと思われます。つまりこれから先も国民の全てが高濃度の農産物を食べなければならない事態が来る恐れはないと思います。

2011年10月に来日したベラルド研究所のウラジミール・バベンコ氏が、日本の食料品に対する（暫定）基準値（81ページ以下参照）が高すぎるとして除染食の必要性を説いたとしても、これをそのまま反射的に日本で受け入れる必要はないのです。あわてふためいて、栄養素を欠落させる食材の放射能除去に走ってはいけません。

また福島にいる私の友人から、放射能に汚染されている作物でも、しっかりした食品の除去のための下ごしらえをすれば、かなり放射能が除去されて希望が見えてきたことも考慮して本を書いてほしいというメールが届きました。

しかしいままで述べてきたことすべてを考慮すれば、放射能除去のための食材からの下ごしらえに対し、残念ながら私は肯定することはできません。高齢者はオーケー、妊婦は駄目ではありません。結論として誰もがすべきではないのです。これを続けた人は福島の人も福島以外の人も必ず将来に不幸が待っていることを確信できるからです。

(2)内部被曝より栄養素を捨て去る料理法の方が怖い

実は、この食材から放射能を除去する方法と同じ料理法が、この日本ではずっと行われてきているのです。書店に多くの著書が並ぶ、辰巳芳子氏が日本の正しい料理法としているアク抜き・下茹での料理法です。

辰巳氏の徹底したアク抜き・下茹ではベラルーシで行われているものとそう変わらないのです。戦後、大幅に栄養素の欠落してきた日本の野菜類を、放射能を除去するという目的でアク抜き・下茹ですれば、細胞が必要としている栄養素のよくみても20~30%、あるいはそれ以下しか補給されないことは容易に想像されます。

私が心配するのは、この日本では低線量の内部被曝よりも、放射能除去のための下ごしらえによって食材から栄養素が欠落するダメージの方が、むしろガンや様々な病気を発症させる確率はずっと高いと思われることです。食品から放射能を除去するために行われる調理により、人体にもたらされる結果がどうなるかは、もう十分に理解していただいていると思います。現在以上に深刻な身体と精神の荒廃が待っていることは明らかです。

放射能の怖さにばかり目をやり、安易にこのような料理法に走ると、栄養素は極限にまで欠落し、細胞の本来の機能を果たせなくなり、現在不調な人はさらに不調に陥り、また現在健康な人も次第に体調を崩し、様々な疾病とともに発ガンの危険も現在以上に急増すると思われます。

アク抜き・下茹でなどせずに豊かな栄養素によって本来の機能を持った細胞によってつくられる身体は、ある一定の低線量の放射線まではかなり強固な防御力を発揮することを私たちは知っています。つまりある一定線量までは除去しないで、低線量の放射線とともに食材の栄養素を全て摂った方が、食品からの除去を行った場合よりも、様々の病気や発ガン率は低くなるのではないか、というのが、私の中でほぼ確信と思えるようになったのです。

(3) 最も怖いのは食品の過度な放射能除去対策によって、不調になった細胞が被曝すること

また、放射能を低減させるために徹底して食材に手を加えたとしても、完全に除去されることはなく、少量の内部被曝は起こり得ます。過度に下茹でなどして栄養素の欠乏による細胞の不調がこれに重なれば、免疫機能の低下はさらに著しくなり、ガン発症率の上昇など、低線量であっても受けるダメージはより大きくなると思われます。

内部被曝と栄養素が激しく欠落した食材の摂取。この2つは重なってはいけないのです。食品の放射能除去に走った場合の結末を暗示する例があります。

私の身近には、パティシエの宿命を背負ったかのような人たちがたくさんいます。菓子屋は普通、独立開店の時にはお金の余裕もなく、したがって人を雇う余裕もなく、奥さんと2人だけで開業することが多いのです。朝早くから夜遅くまで働き続けます。もちろん、きちんとしたご飯をつくる余裕は少しもありません。出来合いの弁当、出前、冷凍、レトルト食品が日常になり、冷凍と電子レンジも多用します。そして既に子どもがいる場合でも、やはり同じような食事内容となり、子どもはアトピー性皮膚炎などになることがとても多いのです。アトピー性皮膚炎の子どもがいる、私の知っていたパティシエ3人は脳溢血で倒れ、1人は亡くなりました。また2人のパティシエはガンで亡くなり、他の2人のパティシエはそれぞれまだ40歳前後という奥さんをガンで亡くしました。私のパティシエ仲間はとても高い確率で重篤な病気に襲われています。

これらの原因は、私の知る限りにおいて、乏しい栄養素の食にあることはほぼ間違いありません。栄養素の欠落した食を摂り続ける夫婦が40歳から50歳の初め頃に大きな危機を迎える確率は、とても大きいのです。そしてその家庭で育ったアトピー性皮膚炎の子どもたちも、将来、親たちと同じ不幸に襲われる確率もずっと高くなるはずです。そしてこれは放射能除去に走った場合の状況とそのまま重なるのです。

彼らはやむなく栄養素の欠落した食を摂り続けました。放射能という言葉にあわてふためき、自ら進んで食品から放射能の除去を行い、大きく栄養素の欠落した食事を続ければ、10年後、20年後にどのような結果が待っているか、既に皆さんは十分に理解されていると思います。

冷静に考えなくてはいけません。20歳以上の大人が、50ベクレルで汚染された野菜を皮をむかずにそのまま食べる場合よりも、食品から放射性物質を過度に除去した場合の方が、ガン発生の危険や様々の疾病に陥る可能性はかなり高いと思います。何故なら食品の放射能除去に走るということは、読者のみなさんが私のパティシエ仲間と同じ宿命に身を置くことにほかならないのです。もちろん可能な限り、低レベルの食品を食べるようにします。

(4) ルネサンスごはんを食べる私の細胞

私自身のことに関していえば、たとえある程度の放射性物質によって身体の内外が被曝したとしても影響はとても少ないと確信しています。ルネサンスごはんといりこサプリメント（第8章参照）で栄養素のつまった私の細胞は、十分に放射能への対応力があると考えているからです。2年前のことですが、1年に4回もCTスキャンを受けるということがありました。1回10ミリシーベルトで、累計40ミリシーベルトの外部被曝です。これからも半年に1回のCTスキャンの検査があります。2012年には65歳になり、細胞分裂が不活発ですから、比較的に危険性は高くないのかもしれませんが、本当はやはり怖いです。幸いに昨年の人間ドックでは悪性の腫瘍はありませんでした。しかし何よりも、私はルネサンスごはんを食べているから、自分は大丈夫だと考えています。X線という外部被曝に対しても、食品による内部被曝に対しても普通の人以上に抵抗力はあると思っています。

Y・Kさん（199ページ）、陽子さん（280ページ）の書き込みを見てください。驚くほどの速さで皮膚の火傷がきれいに、後も残らず治っていきます。これは私も実際に経験しています。もちろんこれは肌だけのことではないでしょう。全ての細胞について、それが傷つき、ダメージを受けた場合、より早く、よりきれいに修復されることを示しています。

6　国の都合で一方的に策定された原発事故直後の高すぎる基準値　そして現在の食品汚染状況を反映したより厳しい規制値

(1) ようやく設定された食品の基準値

でも原発事故直後の日本の食品の暫定基準値は、専門家でない私が見ても明らかに高すぎました。その点では前述（76ページ）のバベンコ氏がこの基準値を見て強く食品からの放射能除去の必要性を説いたのは当然かもしれません。水、乳製品などは一律200ベクレル、野菜などの食品は500ベクレルでした。200あるいは500ベクレルという値は、これ以下であれば安全というのではありません。「もうこうなった以上、諦めてこれくらいの放射能は口に入れてしまえよ」という、国が一方的に決めた強制的な数値なのです。

数値を厳しくすると、政府にとって対策が極めて難しくなって、様々の軋轢が深刻になると予想されます。そんなことは面倒だから、とりあえず高めにしておけという政府の都合で決められた数値です。

そして第2段階の措置として、より厳しい基準値が設定され、一部の食品を除き2012年4月1日から施行されました。一般食品は100ベクレル、牛乳・乳幼児食品は50ベクレル、水は

10ベクレルと変わりました。この変更は当初危惧された状況よりも食品の放射能汚染は全体的にはずっと小さく、より厳しい規制値をクリアする食品が十分に供給され得るだろうという見通しが反映されていると思います。幸いなことに日本の国土、食材に関しては、ウクライナやベラルーシの状況よりはずっとよい状態にあると思われます。

(2) 線量明示を義務化し、子どもたちや若い女性、妊婦などには汚染ゼロか極めて低濃度の食品を与えましょう

しかし一般食品についていえば、基準値内であれば、ぎりぎりの100ベクレルなのかあるいは殆ど汚染されていない1ベクレルなのか、消費者には認識する術がありません。これまで述べてきたように大人の10倍も放射能に対する感受性の強い赤ちゃんや子どもたち、妊娠中の女性、胎児にとっては、基準値以内の放射能汚染レベルであっても極めて危険な数値だと思います。すべての食品に測定結果を表示することを義務づけない限り、放射能に対する弱者は自身で選ぶ判断基準がないのです。すべての食品に放射線測定を義務付け、消費者が自分の意志で選べるようにしなければなりません。

今すぐすべての食品に放射線量を表示することは不可能かもしれません。でも毎日放射能を計測している店も現れています。そういうところだけを選んで買っていけば、やがて他の店もそうしなければならなくなります。自分で積極的に汚染していないものを探すことも必要です。

前述のようにユーリ・I・バンダジェフスキー氏によれば、20～30ベクレルと比較的低い濃度でも、放射性セシウムが体内に持続的に取り込まれれば、様々な疾病を引き起こす原因となります（34ページ）。放射能の影響を受けやすい20歳以下の子どもたちと妊婦、そしてこれから子どもを産む若い女性たちには、できる限り汚染ゼロか、極めて低濃度の食品を国や自治体が優先して供給し、放射性物質を除去するための下ごしらえなどせずに安心してルネサンスごはんを食べて、強い細胞をつくってほしいと思います。

私にとって内部被曝よりも怖いのは、栄養素が欠落して細胞が本来の機能を失い、様々の疾病を発症することです。

表③　2012年４月より採用の食品の放射性セシウムの新基準値

食品群	暫定規制値
野菜類	500
穀　類	500
肉・卵・魚・その他	500
牛乳・乳製品	200
飲料水	200

→

食品群	新基準値
一般食品	100
牛乳	50
乳幼児食品	50
飲料水	10

（単位はベクレル/kg）

表④　1999年にベラルーシが定めたセシウム137の許容水準

食品群	規制値
子ども用食品	37
きのこ（乾燥）	2500
きのこ（生）	370
小麦、穀類、砂糖	60
パン	40
じゃがいも以外の野菜	100
じゃがいも	80
豚肉・鶏肉とその加工品	180
牛肉・羊肉とその加工品	500
チーズ	50
バター	100
濃縮乳・練乳	200
牛乳・全乳製品	100
飲料水	10

（単位はベクレル/kg）
※きのこは伝統食のため規制値が高く設定されています。

(3) 下ごしらえせずに、そのまま食材を食べるためにはどうすればよいのか

私の考えは次ぎの通りです。福島県に住む人も、その他の地域に住む人も、内部被曝の影響を大きく受けやすい子どもや妊婦には汚染ゼロのものを与えることを制度で義務化します。放射能に対する弱者がしかも日本の未来を背負う赤ちゃんや子どもが、地元の食べ物を食べずに他県からの安全な食材を食べたとしても、福島の人も決して不快になることはないと思います。弱者には常に最も大きな配慮がなされなければなりません。弱者の範囲に入らない人たちは新基準値をクリアしている食品を、除去のための下ごしらえなどせずに、「ルネサンスごはん」の料理法で調理して日々の食事をつくります。「ルネサンスごはん」は体内に入る放射能に対し、強い防御力を築いてくれます。

私についていえば、福島産のものであれどこのものであれ、新しい規制値以下のものをたとえギリギリの100ベクレル/kgであっても、野菜などの皮もむかず、下ごしらえ等をせずに食べます。そして元気を保ちます。

もちろん、自らの手で育ててきた農家の方々は、それが人の口に入らずに廃棄処分にされることは言いようのない悔しさと憤りを感じられるでしょう。でも福島の人もその近辺の人も、皆が元気になるためにはこの選択しかないと私は思います。

第４章

栄養素が欠落した産物と
栄養素を捨て去る料理法

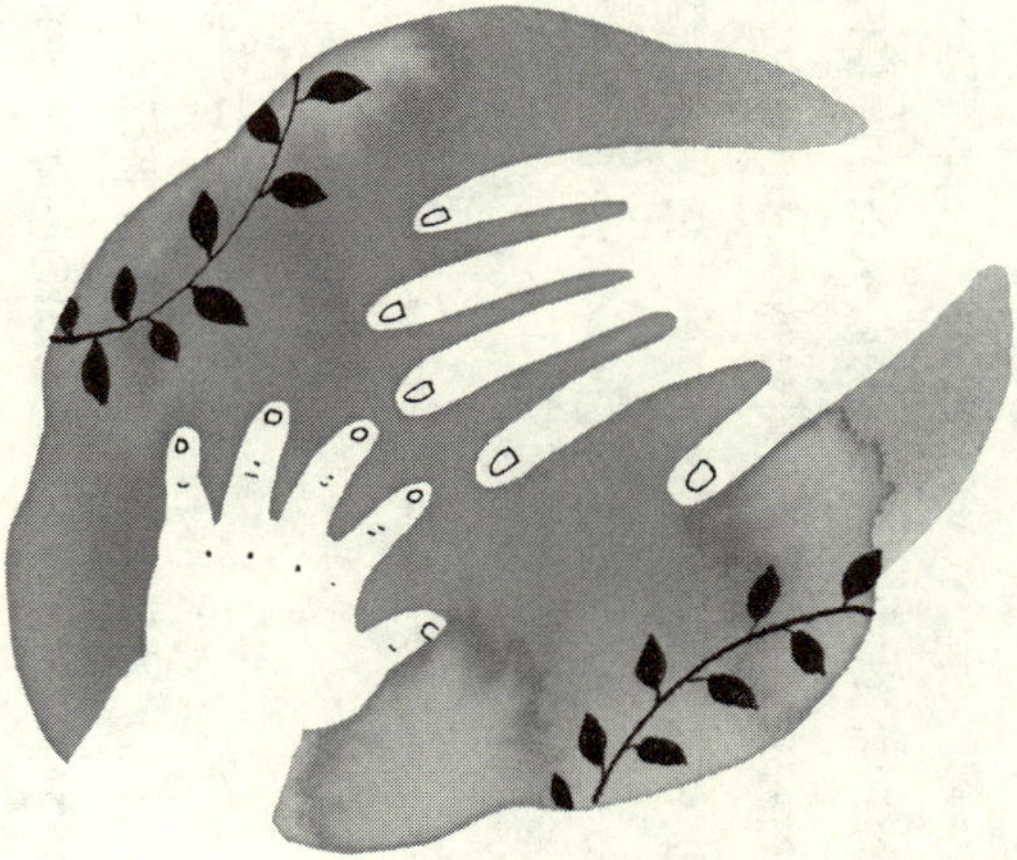

放射線透過によって傷ついたＤＮＡを修復し、体内の放射性物質を取り除く機能を強化し、同時に抗酸化物質の産生を促し、放射能によってつくられる活性酸素を除去する防御システムを強化することの大事さが、これまでのお話でお分かりになったと思います。

それにはまず第1に細胞が必要としている豊かな幅の広い栄養素を細胞に送り込み、細胞の持つ本来の機能をより確実なものにし、放射能を有効に体外に排泄することが大事です。また、体内では生成されない成分を食材から十分に摂り入れなければなりません。

1　戦後一貫して日本の産物から栄養素は失われてきた

(1)この日本で放射能を防御する体内システムをつくることの難しさ

しかし、細胞が必要とする栄養素を細胞に送り届けるには、2つの大きな困難があります。1つは、日本の野菜や果物には、戦後急速に拡大してきた農薬、化成肥料による化学農業その他様々な理由によって、以前はあった幅の広い豊かな栄養素が現在では致命的なまでにも欠落していることです（拙著『失われし食と日本人の尊厳』ではこのことを詳しく論じていますので、是非ご覧ください）。

米や味噌についても同様です。長崎原爆被爆者の救助にあたった秋月医師が、被災者に味噌汁を飲ませて命を救った当時ほど、いまの米や味噌に幅の広い豊かな栄養素は含まれておりません。

現在、当時と同じような重度の放射能被爆が起こり、玄米のおにぎりや味噌汁を与えても同じような結果は得られないのではないか、ということを憂えます。

食糧難時代の1951年に新しく「日本食品標準成分表」が公表されました（以下では成分表といいます）。これは私が3歳の時のことです。この成分表が正しい分析に基づくものであるのかどうかは、化学的分析の専門家でない私には分かりませんが、この表のとおりであれば、私の身体をつくる栄養素は十全に得られた時代であったといえます。

表⑤　約60年前と今の米の栄養価比較（可食部100ｇあたり）

		精白米		玄米	
		1951（初版）	2010（5訂増補）	1951（初版）	2010（5訂増補）
タンパク質　g		6.4	6.1	7.5	6.8
ミネラル mg	リン	186	94	332	290
	鉄	1	0.8	2	2.1
ビタミン mg	B1	0.1	0.08	0.4	0.41
	B2	0.04	0.02	0.1	0.04
	C	0	0	0	0

出典：食品標準成分表　初版1951年と5訂増補版2010年より

表⑥　約60年前と今の野菜の栄養価比較（可食部100ｇあたり）

		ダイコン		ニンジン		カボチャ	
		1951（初版）	2010（5訂増補）	1951（初版）	2010（5訂増補）	1951（初版）	2010（5訂増補）
タンパク質　g		1.1	0.5	1.9	0.6	1.6	1.6
ミネラル mg	リン	71	18	86	25	56	42
	鉄	1	0.2	2	0.2	4	0.5
ビタミン mg	B1	0.03	0.02	0.1	0.05	0.03	0.07
	B2	0.02	0.01	0.05	0.04	0.03	0.06
	C	20	12	10	4	20	16

出典：食品標準成分表　初版1951年と5訂増補版2010年より
＊2010年の数値は2000年のものと変わらない数値が使われています。

ひとついえることは、私の身体を形づくってきた私の記憶の底にある産物の味わいと、現在の特に日本の産物との間の栄養価のあまりの違いです（表⑤、表⑥）。その違いに、私は殆ど絶望してしまいます。私はこれまでこの2つの異なる時代の産物の違いを感覚的にできるだけ詳しく述べてきたつもりです。この味わいの欠落は、栄養素の欠落と軌を一にしているのです。

以下に、現在手にすることができる1951年当時の限られた分析結果である成分表と、2000年の成分表とを比較してみます。

(2) 1951年と2000年の限られた数値にみえる傾向

2つの時代の成分表を比べてみると、まず目につくのが野菜に含まれるタンパク質の素となるアミノ酸の減少です。30~50%減と低下が目立ちます。私が子どもの頃、肉などはほとんどありませんでしたが、魚介類と大豆類などの野菜に含まれるアミノ酸で必要量はそれなりに補給できたのだと思います。

しかし現在は大豆にも野菜にもタンパク質は著しく欠落しているので、魚介類や肉類からのアミノ酸の補給は欠かせないのです。

また脂質も減少しています。ですから栄養素を十分含んだ植物性の油脂をオリーブオイルなどで補給しなければなりません。マクロビオティックのような、五穀や野菜のみの食では、十分な種類と量の栄養素を補うことはできません。

次に鉄分とリンの大幅な減少があげられます。半分から8分の1ほどまでに低下しています。また化学肥料の影響でしょうか、カルシウムだけが2~3倍と大幅に上昇しています。ビタミンAも半分ほどまで、種類によってはもっと大幅に減少しています。その他のビタミンとともに、ビタミンCは3分の2から2分の1ほどまで低下しています。

私は20年ほど前から白菜やカブ、キャベツなど多くの野菜の香りと味わいが極めて薄くなってきていることを感じています。私の舌は、現在ではこれらの数値に示された以上の栄養素の減少を推測しているのです。そしてもっと大事なことは、これらの数値の裏にある計測されていない栄養素の大幅な欠落が考えられることです。

(3) 2000年五訂成分表から10年間の空白への疑問

当時の栄養学の認識や技術の制約などからすればやむをえないのかもしれませんが、1951年の成分表はあまりにも成分項目が少なく、当時の食材の成分を全体的に的確に把握することができないのは残念です。成分項目は、全部で14のみで、その中でミネラルはカルシウム、リン、鉄のみ。ビタミン類はA、B1、B2、Cの4項目のみです。

その後、1963年の三訂成分表では成分項目は19に増えているのですが、1951年成分表では限られた成分しか把握できないのは残念です。

2000年に五訂成分表が、2005年には五訂増補成分表が公表され、ここで成分項目数は43となりました。2010年版では、食品数は1878と五訂増補成分表と変わりませんが、成分項目数が7つ追加され50となりました。しかし、2010年版では、野菜の数値は10年前の五訂成分表の数値がそのまま使われ、新しい成分値は示されていません。

日本人の身体と心の土台となり、国民の健康の維持と増進を図るとする食品成分の分析値が11

年も前のものがそのまま使われていることは信じがたいことです。この成分表は、学校給食や病院給食さらに家庭での栄養摂取の参考とするための基礎データとなるものです。少なくとも代表的なものについては、3年ごとにその数値は計測し直すべきです。

なぜなら現在進行している味わいの消失は、栄養素の欠落と同一歩調をとっていると思われるからです。当然のことながら私は邪推してしまいます。あまりに大幅過ぎる栄養素の欠落の事実が怖くなって明らかにするのをためらっているのではないか、と。

もし10年間もあっけらかんと放りっぱなしになっているとしたら、国民の健康の土台となる食への認識があまりにも能天気でお粗末であるとしか言えません。いずれにしてもこの日本には、国のトップからして食を重要視する視点は少しも見られません。

本書では当然のことながら野菜については２０００年の五訂成分表の分析値を用いています。この数値は既に妥当性を失っていると思われますが、個々の野菜に含まれる基本的な傾向を示してくれていると思います。

(4) この10年間でさらに栄養素の欠落は進んでいる

成分表によれば、１９５０年と２０００年の間における食品からの著しい栄養素の欠落は一目瞭然です。そして私の舌による感覚では、最近20年、特にこの10年間に、日本の食材からはさらに致命的に幅広い栄養素の欠落が進行していると考えています。

たとえば野菜では、形だけつくりあげるために、化学肥料、農薬、ハウス水耕栽培、野菜工場など様々のものが駆使されています。最たるものは5毛作などという短期間につくられるサラダ菜などの野菜です。本来の濃い緑ではありません。光合成の不十分な薄っぺらな葉っぱ、薄青い色の入った緑の葉、弱々しくあるかなしかの香りと味。これらはもう人間の食べるものではありません。

日本においては野菜に含まれる栄養素が考慮されることはなくなってしまいました。どうにかして、できるだけ手間と時間と費用をかけないで効率よく、中身はどうでもよい、形だけの野菜をつくるかということが、すべてとなってしまいました。

1951年から2000年までの半世紀にわたる栄養素の欠落以上の欠落が、この10年間に起きているのでは、と思います。野菜の種類によっては、さらに30%~50%も低下しているのではないでしょうか。ということは、現在私たちが食べている野菜類には私が子どもの頃（1950年代）の10~30%ほどしか栄養素が含まれていないことになります。私の舌がそう告げています。ルネサンスごはんはまさにこの致命的に栄養素の欠落してしまった食材を克服するための料理法なのです。

そして、これに輪を掛けて、さらに次ページ以下に述べる栄養素を抜き去る料理法がもてはやされているのです。私は拙著『失われし食と日本人の尊厳』の中でこうした料理法を「悪魔に心を売った料理法」であると指弾しました。

2　栄養素不足に拍車をかける誤った料理法

(1)辰巳芳子氏の「アク抜き・下茹で」多用の形式的な料理法

辰巳芳子氏を旗頭とするアク抜き・下茹で連続の料理法は、自らの料理法に「かっこつけ」優位性を誇るために「私はこんなに手をかけてつくるのよ」と、本来は家庭料理にはあってはならない、意味のない工程をきそって持ちこんだ形式的な料理法なのです。決して日々の健康のための料理法ではありません。彼らがアクと称して捨て去るものは、実は私たちの身体が必要としている大事な栄養素なのです。自らの料理法をひけらかすために、手間と時間をかけてわざわざこれを捨てているのです。

この料理法をしっかり実践してきた家庭では、子どもたちは総じて身体が弱く、アトピー性皮膚炎、はては潰瘍性大腸炎まで、様々の病気に襲われます。今すぐにでも日々の家庭の料理から、追い払わなければなりません（拙著『失われし食と日本人の尊厳』137ページ以下をご覧ください）。

(2)日本に不幸をまきちらすマクロビオティックの理に反した料理法

またマクロビオティックは何の根拠もない、幼稚な神秘性を持たせるための言葉を羅列して、愚かな大衆をたぶらかし、利益を得ている集団にすぎません。彼らがいう「身土不二」「一物全体」

「食物における陰と陽」など、様々のテーゼは何の意味もありません。要するに大衆なんて愚かであり、ほらこんなにちょろいもんだとたかをくくり、子供だましのカルトじみた語彙を並べたてたものにすぎません。彼らのテーゼと実際の料理法はまったく相反することばかりです。

たとえば「一物全体」というテーゼです。これは1つの素材の栄養素は逃さずすべて吸収するという意味であり、私たちのルネサンスごはんの最も大事な考え方の1つです。しかし実際は、アク抜き・下茹でをし、売っている袋売り野菜スープは、単なるシロップであり、繊維質その他のものはすべて捨て去られています。

玄米ごはんは圧力釜で炊き、栄養素を破壊しています。まったく理に反した料理法であり、当然、人の食べられるような代物でないものができあがります。あまりにもまずすぎます。まずいものには身体が必要としている栄養素は十分に含まれていません。このようなものを食べて、決して健康になるはずはありません。マクロビオティックの料理を食べだすとやせ細り、顔色はつやがなく黒ずみ、あっという間に体調を崩し、栄養失調となり、女性は生理が止まったり、そして入院。こんな人が少なからず私の周りにいます。つい最近、マクロビオティックの食事を長年続け、白血球が減少する病気に陥り、回復するまで大変だったという本人からの話も聞きました。もう他愛もない嘘に騙されてはいけません。

でも、体調の悪い状態はよくなるための前段階であると信じ込まされ、あまりにもクソまずい料理を食べ続ける苦行をする人も多いとのこと。さらに不幸は大きくなっていきます。彼らのいうことはすべて嘘ですよ。金もうけのために人間生活の根幹である「食」と人々の「健康」がもてあそばれているのです。もう目を覚まさなければなりません（マクロビオティックに関しては拙著『失われし食と日本人の尊厳』１４４ページ以下をご覧ください）。

(3)真の健康はもたらさない。時代錯誤の日本食回帰を主張する「粗食のすすめ」

次に『粗食のすすめ』の幕内秀夫氏の考え方です。

幕内氏とマクロビオティック、さらに多くの方々は洋風化した食が日本人の健康を崩壊させてきたと主張します。そして以前の日本の食に回帰しなければならないと説きます。しかし彼らは、この日本の産物からいかに栄養素が著しく欠落してきたかということを認識していません。

先ほど述べたように、日本の特に野菜等の食材に含まれる様々の栄養素は、私が子どもの頃から比べれば1割から3割程度に激減してしまっているのです。機械的に形だけ以前の料理に戻っても、私たち日本人は以前のように健康になれないことは明らかです。しかし幕内氏は救いようのないバカのひとつ覚えで米を食べればよいと叫び続けます。

氏のいう健康とは、ポテトチップやコーラなどのジャンクフード漬けの極めて不健康な状態から比べれば、少しは改善された状態でしょう。確かにその程度であれば、氏の料理法によっても可能でしょう。しかし、ルネサンスごはんが目指す、細胞が本来の機能を持った最上の身体と心の健康ではありません。

他の食材と同様に、米にも以前の栄養素はないのです（87ページ表⑤参照）。米だけ食べても以前のような健康を得られないことは火を見るよりも明らかです。また氏のいくつかの主張、たとえば全く他愛ない思い付きによる「カタカナ食品を食べない」には、氏の食べ物に対する知識と食の世界の狭隘さと無知を感じさせます。とにかくカタカナの名前の食品はよくない、食べるなということなのです。最大の問題は、氏のまったく狭すぎる食の経験の中で断定していることです（拙著『失われし食と日本人の尊厳』157ページ以下を参照してください）。カタカナ食品の中には、多くの日本の食に根付いたものがありますし、日本の産物から著しく栄養素が欠落した現代では、外国産のものであれ、様々の栄養素豊かなものを選んで食べなければなりません。これらの事については、後に詳しく触れたいと思います。

3　断ち切られた栄養素の循環

(1) 現代では生涯にわたり栄養素欠落の圧力にさらされる

現代の日本においては、母胎内で生をうけ出生し死亡するまで生涯にわたり食べ物から栄養素が欠落する圧力を強く受けています。96～97ページの図⑩「生涯にわたり栄養素が欠落する食の圧力を受ける現代人」はその様相を示すものです。これらによる栄養素欠落の影響は生まれてから死亡するまで続きます。

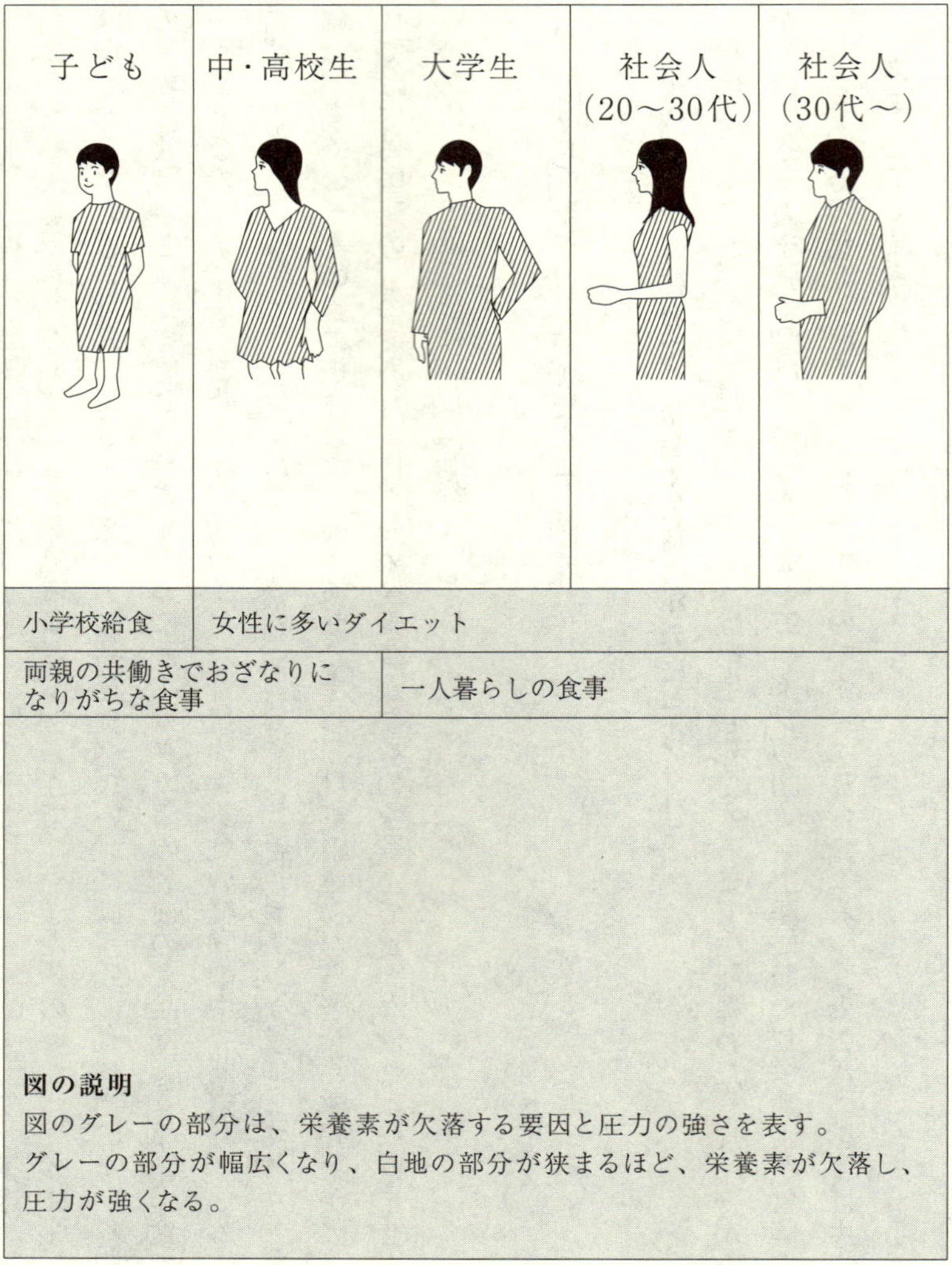

図の説明

図のグレーの部分は、栄養素が欠落する要因と圧力の強さを表す。

グレーの部分が幅広くなり、白地の部分が狭まるほど、栄養素が欠落し、圧力が強くなる。

図⑩　生涯にわたり栄養素が欠落する食の圧力を受ける現代人

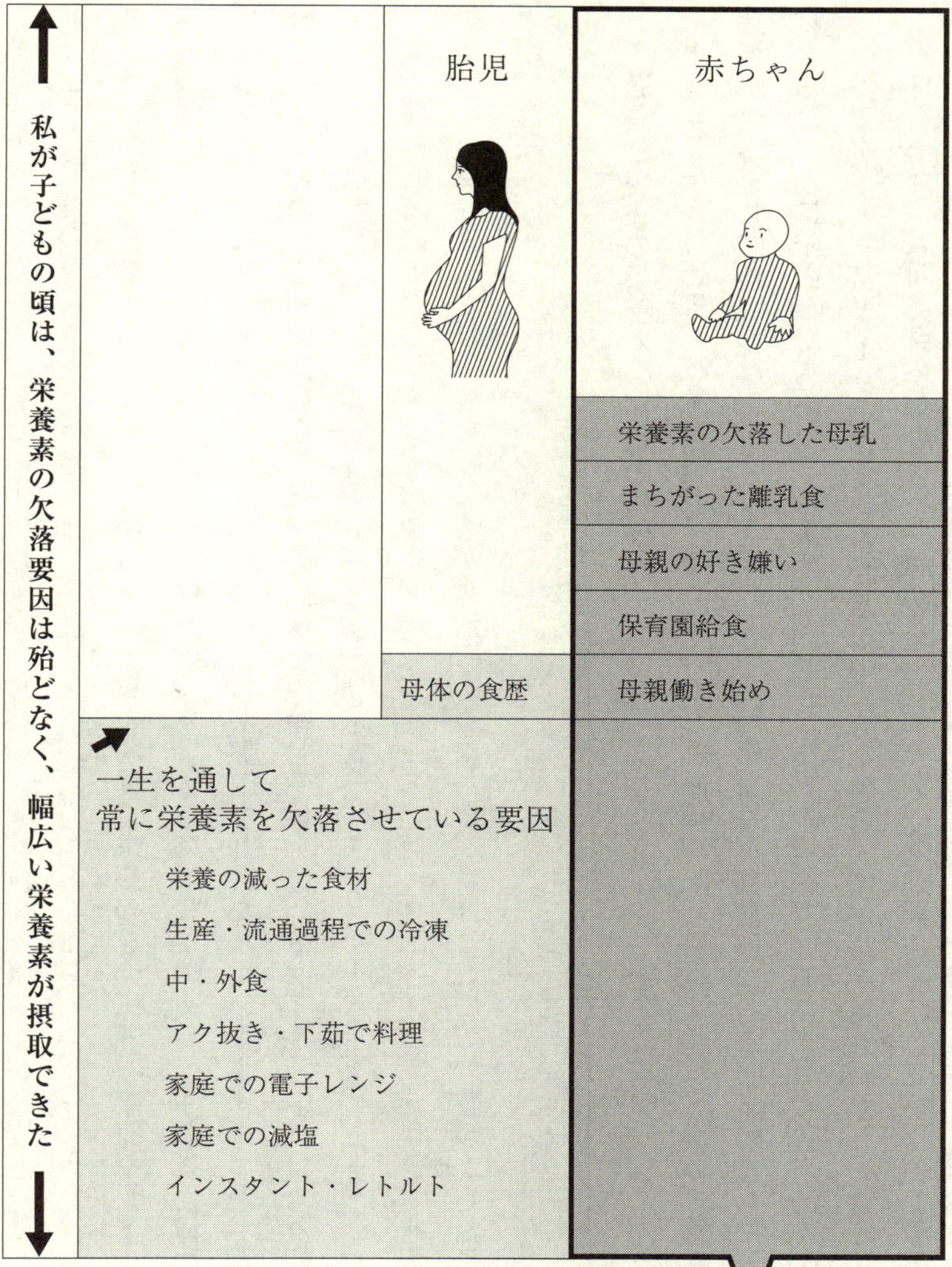
家庭での電子レンジ
家庭での減塩
インスタント・レトルト

赤ちゃん時代が一番栄養素が行き届かない食生活になっている

また、生まれてくる子は、その出生以前から母体の栄養状況の影響を受けながら、この世に誕生します。栄養素の欠落した食事をしてきた母体は、生命を本来あるべき状態にまで育む力を持っていないかもしれません。出生してから1、2歳の間は、栄養のない母乳、冷凍やレトルトなどの誤った離乳食が子どもに追い討ちをかけるのです。そして学校でのカロリー計算だけの給食を摂り、そのうち母親が働き始め、多忙により食事がおざなりになっていきます。また、女性の場合、一定年齢のある期間に自ら栄養素の摂取を拒絶し身体を傷めるダイエットにはしりがちです（くわしくは拙著『失われし食と日本人の尊厳』210～216ページを参照してください）。

現在蔓延しているアトピー性皮膚炎や諸アレルギーの症状、アスペルガー症候群、小児糖尿病など様々の病気は、この栄養素の欠落が背景にあることを、私はこれまでの経験から断言することができます。

(2) 過去と現在の栄養素の循環の構図

1945年8月15日、戦争は終わりました。そして戦後のある時期を境に、日本の産物から栄養素が欠落をし始め、形は同じでも本来のものとは異なった食材になってしまいました。陸の産物からは急速に栄養素が欠落しています。これは自然界の現象ではありません。人間の営為によるものです。100～101ページの図⑪と図⑫の栄養素の循環図からおわかりのように、かつての日本では、人間と自然がよりしっかりと結ばれながら栄養素が循環していたのです。しかし、現在の日本では拝金主義のもと、栄養素が循環する環は断ち切られて産物から栄養素は欠落し、その循環の流れの中にいる私たちの細胞からも栄養素が脱落しているのです。

このような状態を考慮することなく、ただ野菜や果物をいくらか多く食べ、以前のように玄米や味噌汁を摂ったとしても、私たちの細胞が活性化し本来の機能を取り戻すことはないでしょう。そうであれば、さらに激甚なダメージをもたらす放射能への対応などおぼつかないことです。

現在の致命的なまでに広い範囲にわたって栄養素が欠落した食品であっても、豊かな幅の広い栄養素を補給できる方法論に基づく調理法によって、十分な栄養素を整えることがまず考えられなければなりません。そして、それは同時にこれまで述べてきた放射能に対する抵抗力をもたらす唯一の方法なのです。

そしてこれを可能にするただ1つの考え方は次章に紹介するルネサンスごはんです。

図⑪　かつての日本の栄養素の循環

地表、土中にあるミネラルなどは雨で流され続けたが、下肥え（人糞）などにより田畑へのミネラルの補給は望ましい形で行われていた。

そのため今と比較すると循環する全般的な栄養群の脱落は小さかった。

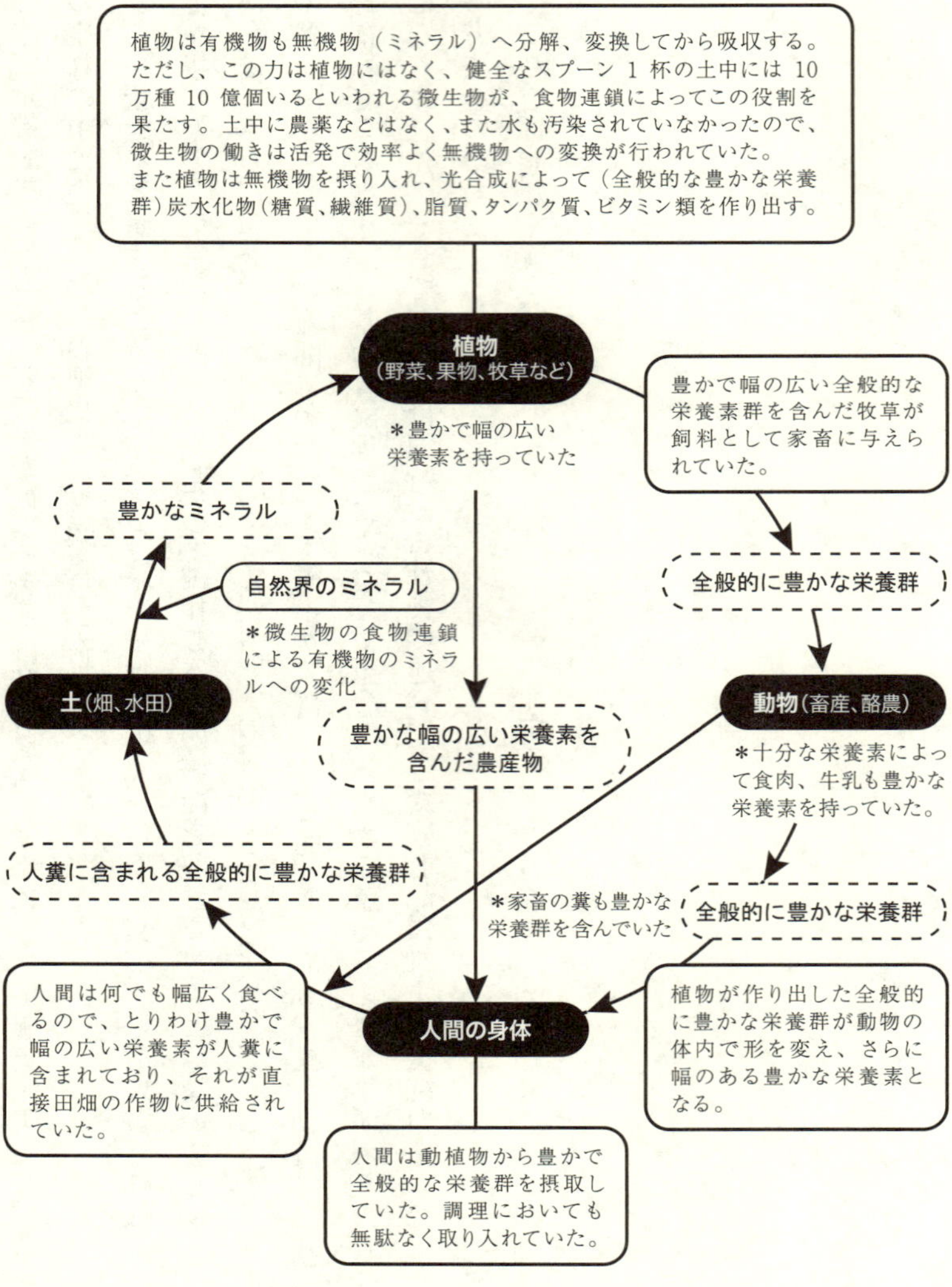
植物は有機物も無機物（ミネラル）へ分解、変換してから吸収する。ただし、この力は植物にはなく、健全なスプーン 1 杯の土中には 10 万種 10 億個いるといわれる微生物が、食物連鎖によってこの役割を果たす。土中に農薬などはなく、また水も汚染されていなかったので、微生物の働きは活発で効率よく無機物への変換が行われていた。
また植物は無機物を摂り入れ、光合成によって（全般的な豊かな栄養群）炭水化物（糖質、繊維質）、脂質、タンパク質、ビタミン類を作り出す。
植物
（野菜、果物、牧草など）
＊豊かで幅の広い栄養素を持っていた
豊かで幅の広い全般的な栄養素群を含んだ牧草が飼料として家畜に与えられていた。
豊かなミネラル
全般的に豊かな栄養群
自然界のミネラル
＊微生物の食物連鎖による有機物のミネラルへの変化
土（畑、水田）
動物（畜産、酪農）
豊かな幅の広い栄養素を含んだ農産物
＊十分な栄養素によって食肉、牛乳も豊かな栄養素を持っていた。
人糞に含まれる全般的に豊かな栄養群
＊家畜の糞も豊かな栄養群を含んでいた
全般的に豊かな栄養群
人間は何でも幅広く食べるので、とりわけ豊かで幅の広い栄養素が人糞に含まれており、それが直接田畑の作物に供給されていた。
人間の身体
植物が作り出した全般的に豊かな栄養群が動物の体内で形を変え、さらに幅のある豊かな栄養素となる。
人間は動植物から豊かで全般的な栄養群を摂取していた。調理においても無駄なく取り入れていた。

図⑫　現在の日本の栄養素の循環

過度の農薬、化学肥料、間違った嗜好などのさまざまな理由によって、
循環を重ねるために栄養素が著しく脱落するシステムが完全に固定化している。

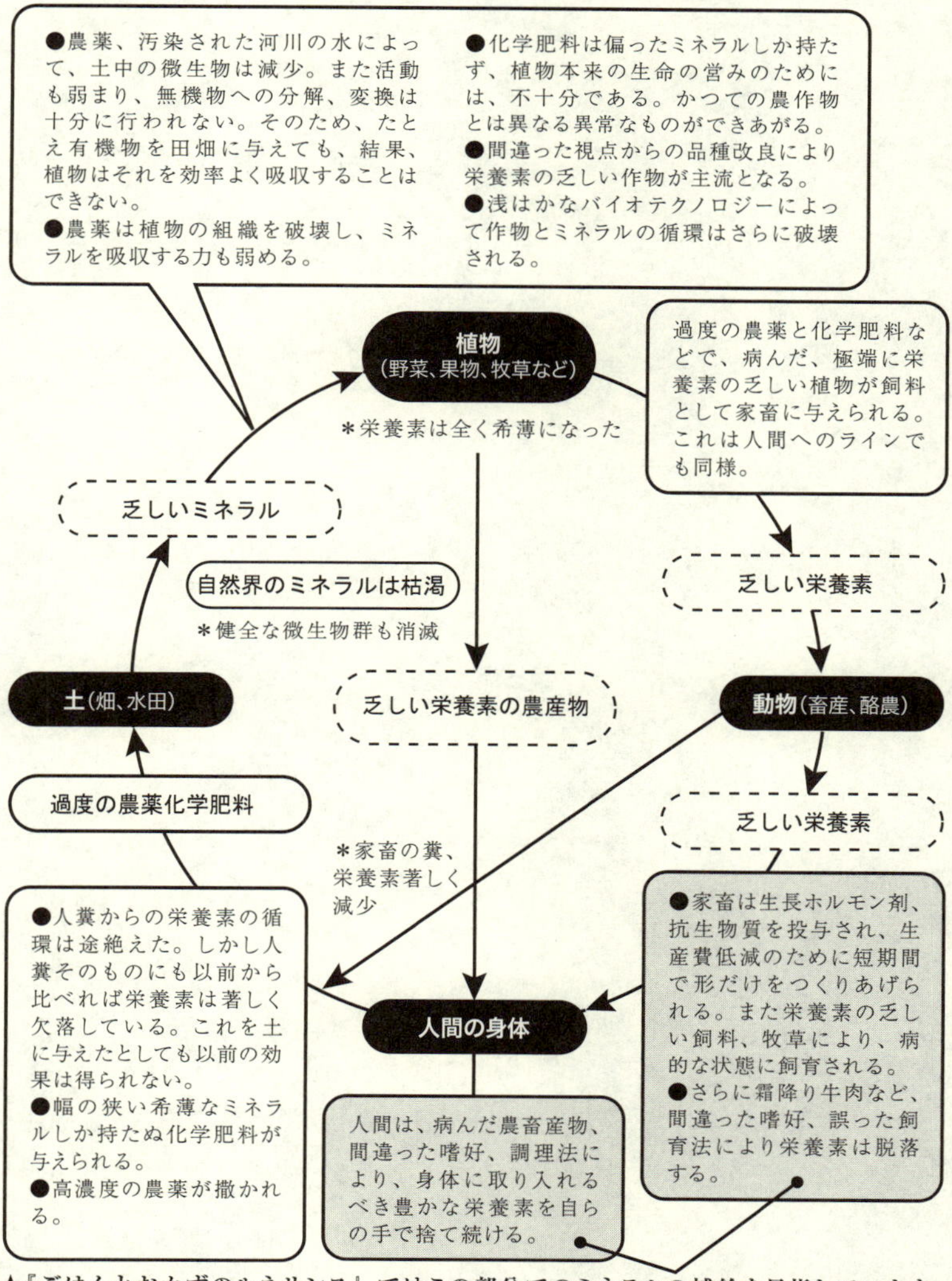
●農薬、汚染された河川の水によって、土中の微生物は減少。また活動も弱まり、無機物への分解、変換は十分に行われない。そのため、たとえ有機物を田畑に与えても、結果、植物はそれを効率よく吸収することはできない。
●農薬は植物の組織を破壊し、ミネラルを吸収する力も弱める。
●化学肥料は偏ったミネラルしか持たず、植物本来の生命の営みのためには、不十分である。かつての農作物とは異なる異常なものができあがる。
●間違った視点からの品種改良により栄養素の乏しい作物が主流となる。
●浅はかなバイオテクノロジーによって作物とミネラルの循環はさらに破壊される。
植物
(野菜、果物、牧草など)
＊栄養素は全く希薄になった
過度の農薬と化学肥料などで、病んだ、極端に栄養素の乏しい植物が飼料として家畜に与えられる。これは人間へのラインでも同様。
乏しいミネラル
自然界のミネラルは枯渇
＊健全な微生物群も消滅
乏しい栄養素
土(畑、水田)
乏しい栄養素の農産物
動物(畜産、酪農)
乏しい栄養素
過度の農薬化学肥料
＊家畜の糞、栄養素著しく減少
●人糞からの栄養素の循環は途絶えた。しかし人糞そのものにも以前から比べれば栄養素は著しく欠落している。これを土に与えたとしても以前の効果は得られない。
●幅の狭い希薄なミネラルしか持たぬ化学肥料が与えられる。
●高濃度の農薬が撒かれる。
人間の身体
●家畜は生長ホルモン剤、抗生物質を投与され、生産費低減のために短期間で形だけをつくりあげられる。また栄養素の乏しい飼料、牧草により、病的な状態に飼育される。
●さらに霜降り牛肉など、間違った嗜好、誤った飼育法により栄養素は脱落する。
人間は、病んだ農畜産物、間違った嗜好、調理法により、身体に取り入れるべき豊かな栄養素を自らの手で捨て続ける。

★『ごはんとおかずのルネサンス』ではこの部分でのミネラルの補給を目指しています。

第5章

欠落した栄養素を回復する
ルネサンスごはん

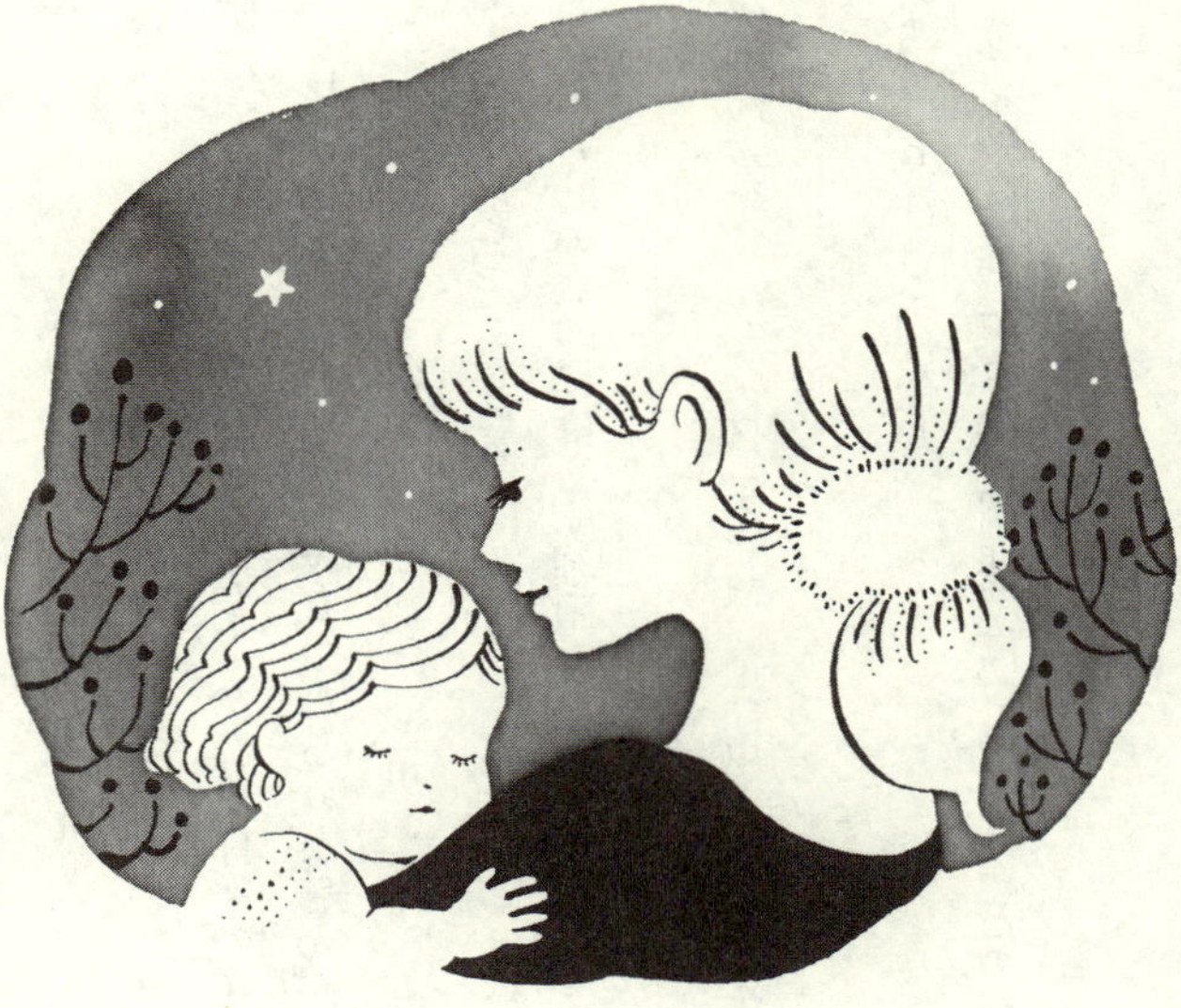

1　ルネサンスごはんの基本となる考え方

日本人から欠落している栄養素を補い、いかに細胞にその本来の機能を果たさせるか。私たちが10年前につくりあげた「ルネサンスごはん」は、その料理法を確立するために辛苦を重ねてきたものです。そしてこれまで現代の医療では手のほどこしようがなかった様々の疾病を治癒あるいは大幅改善に導いています。それは日々ルネサンスごはんを食されるみなさんが証明しています。この章ではルネサンスごはんの基本となる考え方をお伝えしたいと思います。

ルネサンスごはんの考えは、次の7本の柱に要約されます。

① 食はおいしくなければいけない。おいしいものには必ず細胞が必要としている豊かな栄養素がある。

② 様々の基本的な幅の広い豊かな栄養素を含んだ食材を探し、選び出し、これをできる限り摂る。

③ 食材に含まれる栄養素を逃さない。煮汁も全部飲む。

④ 食材に含まれる栄養素を壊さない（**栄養素を壊さない調理法については、どの料理書を見てもまったく理解されていません**）。

⑤ 砂糖を使わない。

⑥ 海塩の重要性を認識する。

⑦　日本の味噌といりこ入り味噌汁の重要性を認識する。その偉大な力。
以下、1つひとつ説明していきます。

2　食はおいしくなければいけない
―真実のおいしさと偽りのおいしさ―

私たちのDNAにはこれまで人類が経験した膨大な食の情報が蓄積されています。おいしさとは、蓄積された食の情報の中のよい食の情報に合致したものを摂り込んだ時の安心と満足の感覚なのです。まずさとは悪い情報に当てはまった場合の感覚です。本当に心と身体が満足するおいしさには必ず豊かな栄養素が含まれているということは私の確信です。おいしいものは身体に満足を与えますが、まずいものは身体を不調にします。

「ルネサンスごはん」は、私の記憶にある子どもの頃の「おいしさ」にたずねながら何度も試作を繰り返し組み立てた料理です。そして、ルネサンスごはんのおいしさを身体に摂り入れることによって、多くの方が今の医療では治らない体調不良や病気を改善されてきたのです。

おいしさには真実のおいしさと偽りのおいしさがあります。真実のおいしさは、身体が必要としている栄養素を十分に含んだ食べ物を摂った時の感覚です。偽りのおいしさは、その食べ物の中に身体が必要としている栄養素が乏しいのに、おいしさを感じる場合です。しかし偽りのおいしさは身体を蝕んでいきます。

この偽りのおいしさは時代の雰囲気やテレビ、ラジオなどのコマーシャリズムやマスコミによってつくられます。少しもおいしくもなく身体にもよくない食品を、スポンサーのより大量に「売りたい」という意向に沿って、テレビ画面の中でこれがとてもおいしく美容にもよいなどと、真実とは異なるイメージが撒き散らされます。

そして一般大衆はそれをおいしさと錯覚してしまいます。またテレビの話を面白くして視聴率をあげるために、たいしてうまくもないものをテレビはオーバーにおいしいと言って、日々嘘をつくりあげ、画面に流します。とにかくこの国には偽りのおいしさが洪水のように氾濫しています。

再度申し上げますが、辰巳芳子氏の「アク抜き・下茹で」の悪魔の料理は、真っ赤な嘘に塗り込められた偽りの、日本にしか存在しない異常な味わいです。氏の料理を食べ続ければ身体は次第に蝕まれていきます。

でもルネサンスごはんを1週間も食べ続けてごらんなさい。辰巳氏が「日本のハレの日の料理」とするアク抜き・下茹での連続の後につくる甘ったるい〝アマアマ〟の煮〆などの味わいはもう身体が受け付けなくなります。そんな異常なものを、私たちは日本が誇るべきおいしい食文化と思い込んでいるのです。

マクロビオティックの料理の味わいは人間が食べるものではありませんし、「うまい・まずい」

を通りこしています。大衆の心理を逆手にとっています。これだけまずければ、逆に何か常識を超えた力がこの料理にあるのではないかと愚かにも思ってしまうのです。まずいものは「まずい」と感じればよいのです。既に述べたようにあの極め付きのまずさは必ず身体を破壊します。ジャンクフードばかりを食べていて身体がブヨブヨになった人たちが、マクロビオティックの致命的なまでに栄養素の欠落した断食同然の食で、無駄な脂肪が取れて、一時的に具合がよくなったように思えるだけです。その後もマクロビオティックの食を摂り続ければ、身体はあっという間に破壊されていきます。私の知っている限りでは、マクロビオティックの料理を食べて健康になった人は1人もいません。そんなことは当たり前なのです。

3　基本的な幅の広い栄養素を含んだ食材を選ぶ
―先人の残した食材に立ち返る―

(1) いりこを中心として栄養素を組み立てる

いりこは韓国から伝わり、長い間この日本で広範な地域にわたって摂取されてきたことを忘れてはなりません。まさしくいりこは日本人の健康を支えてきた、最も大事で欠かしてはならない、生命にとって基本的な栄養源であり続けました。

私がそう考える理由は、人間もかつては魚の段階があり、そこから現在へ進化してきたと考えるからです。今でも人間と魚のDNAの70％は重なり合うといわれます。つまり必要とする栄養素も同じように重なり、日常にいりこを摂ることにより、私たちの祖先は生命の維持再生にとって必要な基本的な栄養を調えてきた、と思うのです。理屈は分かるはずもないのですが、先人が長い命の営みの中で得てきた大事な知恵だったのです。しかし味噌汁離れとともに、いりこの頭と腸をとるというような、上品な味わいに仕上げるためと称して本来のいりこの役目を忘れた調理法が広まっています。それどころか化学調味料が主流になっているのです。**ルネサンスごはんでは、いりこの重要性を再認識し、味噌汁のみならず、ごはんをはじめ全ての料理にいりこを加え、1匹丸ごと食べることを考え方の中核としているのです。**

秋月医師の『体質と食物』では、いりこの重要性については殆ど述べられていませんが、私は味噌といりこの共同作用が最も大事なのではないかと考えます（140ページ以下参照）。

(2) おいしさを引き立たせる乾物

先人の残した食材、とりわけ様々の乾物には、細胞が必要とする豊かな栄養素が十分に含まれているからこそ、この日本の食卓に時代を越えてのぼり続けてきたのです（表⑦）。たとえば私の子どもの頃から比べれば、ダイコンも本当に無味乾燥な味わいで、おいしくもなく栄養素の乏しいものになってしまいました。しかし今のやせ衰えた大地でとれたものであっても、太陽の光や風を受けて成分は変化し、うま味と栄養素の幅は広くなり、また凝縮もされます。煮物にダイコ

表⑦　先人の残した食材の栄養価（可食部100ｇあたり）

		カタクチイワシ		ニシン		鰹節		ワカメ		シイタケ		ダイコン	
		煮干し	生	身欠きニシン	生	干し	生(春獲り)	干し	生	干し	生	切り干し	生
タンパク質　g		64.5	18.2	20.9	17.4	77.1	25.8	13.6	1.9	19.3	3	5.7	0.5
ミネラル mg	ナトリウム	1700	85	170	110	130	43	6600	610	6	2	270	19
	カリウム	1200	300	430	350	940	430	5200	730	2100	280	3200	230
	カルシウム	2200	60	66	27	28	11	780	100	10	3	540	24
	マグネシウム	230	32	38	33	70	42	1100	110	110	14	170	10
	リン	1500	240	290	240	790	280	350	36	310	73	210	18
	鉄	18	0.9	1.5	1.0	5.5	1.9	2.6	0.7	1.7	0.3	9.7	0.2
	亜鉛	7.2	1	1.3	1.1	2.8	0.8	0.9	0.3	2.3	0.4	2.1	0.2
	銅	0.39	0.17	0.1	0.09	0.27	0.11	0.08	0.02	0.5	0.05	0.14	0.02
	マンガン	0	0.13	0.04	0.02	0	0.01	0.32	0.05	0.87	0.23	0.69	0.04
ビタミン mg	B1	0.1	0.03	0.01	0.01	0.55	0.13	0.39	0.07	0.5	0.1	0.33	0.02
	B2	0.1	0.16	0.03	0.23	0.35	0.17	0.83	0.18	1.4	0.19	0.2	0.01
	C	0	1	0	Tr	0	Tr	27	15	0	10	3	12

		海苔(干し)	ヒジキ(干し)	昆布(干し)	大豆(干し)
タンパク質　g		39.4	10.6	8	35.3
ミネラル　mg	ナトリウム	610	1400	2700	1
	カリウム	3100	4400	5300	1900
	カルシウム	140	1400	760	240
	マグネシウム	340	620	540	220
	リン	690	100	240	580
	鉄	10.7	55	2.4	9.4
	亜鉛	3.7	1.8	1	3.2
	銅	0.62	0.18	0.05	0.98
	マンガン	2.51	1.72	0.22	1.9
ビタミン　mg	B1	1.21	0.36	0.8	0.83
	B2	2.68	1.1	0.35	0.3
	C	160	0	15	0

出典：食品標準成分表五訂増補版2010より

＊Trは検出限界値以下の微量

ンを加える時に、切干ダイコンも加えるとそのおいしさはひきたち、栄養素も増します。ルネサンスごはんでは、様々な乾物を常に豊富に加えます。

また、生シイタケを使う料理であっても干しシイタケを加えると、よりおいしくシイタケの味が引き立ちます。料理に豊かな栄養素を感じさせる力のある、身体に染みこむような深い味わいが出てきます。

(3) 海藻や魚類、豆類の重要性

［海藻類］

干し昆布、切り昆布、とろろ昆布、干しヒジキ、干しワカメ、海苔などは、味わいを深め、豊かな栄養を添えてくれます。塩漬けのワカメは塩抜きする時にかなり栄養素が流れ出るので、生か干したものの方がよいでしょう。海藻類は豊かなミネラル類を含んでいます。また日々これを摂り続ければ甲状腺に必要な天然のヨウ素は十分に取り込まれ、放射能のヨウ素対策にもなります。

今思い返すと、私の子どもの頃は1年中、1週間に1〜2回は必ず味噌汁にワカメが入っていました。それも本当にたっぷりでした。ジャガイモやタマネギが一緒に入っていました。本当においしかったし、大好きでした。切り昆布、ヒジキの煮つけもよく出ました。1度作ると3〜4回分はありました。たまには味噌汁の代わりに醤油味のとろろ昆布の汁もうれしかった。考えてみると海藻のおかずはうれしいイメージしか残っていません。うまかったし、豊かな栄養素が子どもたちの身体をしっかりつくってくれたのです。

［魚　類］

いりこ（煮干し）、鰹節、身欠きニシン、シラス、干しエビなど。いりこによって私たちの細胞が必要としている大事で基本的な栄養素の多くの部分が補給されます。いりこと同じ効果を持つシラスなど、1匹の魚のすべてを食べる機会を増やすようにしましょう。

身欠きニシンは当然ダシとしても飛びぬけて素晴らしいと思います。生のニシンと身欠きニシンでは成分に差がありますが、干したものには生のニシンの成分が変化して凝縮された豊かな栄養素が豊富であることは明らかです。また、数字に現れた以上に、様々の幅の広い濃厚な栄養素を料理に与えてくれるでしょう。1鍋の煮物に半身を幅2センチほどに切って加えれば、何ともいえないふっくらとした、心がほっとする温かい味わいがおいしさをとんでもなく高めてくれます。本当においしいんです。

［豆　類］

大豆、高野豆腐など。大豆にはイソフラボン、サポニンなど大事で豊かな栄養素が含まれています。大豆からつくられた豆腐を乾燥させた高野豆腐も豊かな栄養素を含んでいます。煮物に本当にふわっと温かいうまさが出てきます。今は大好きですが、子どもの頃、ざらっとした舌ざわりが嫌いでした。でも他に食べ物はありませんし、コワーイ父さんがいました。

［昆布、鰹節、干しシイタケ］

これらはルネサンスごはんで常にいりことともに加えられる3つの乾物です。グルタミン酸ソーダやイノシン酸等のうま味成分をとることだけを目的としたものではありません。１０９ページの表に示したようにそれらとともに、身体が必要としている豊かな様々な栄養素を含んでいるから料理はおいしくなるのです。

⑷日本産の食材だけでは十全な栄養は摂れない

幕内秀夫氏は『粗食のすすめ』の中で、「外国産のものはすべからく食べてはいけない」と言っていますが、それは全く根拠のない稚拙な思い込みにすぎません。再三述べますように、現在の産物には栄養素が致命的に欠落していて、おいしさも完全に失われています。国内の産物だけでは細胞が必要としている栄養素を十分に補給することはできません。ルネサンスごはんでは、積極的に外国の有機栽培の食材を取り入れています。

また、マクロビオティックは、日本人は外国の暑い国の産物を食べてはいけないなどといっていますが、これも何の根拠もありません。現在の人類はアフリカを起源とする説が支持されているようです。発生から20万年まではアフリカにあり、それから世界各地に拡散していき、現在まで10万年を経ているようです。長い時間の中でアフリカを出て、ジャワ原人や北京原人、ネアンデルタール人などに進化していったという説です。世界に拡散する以前に、人類には20万年という長い時間の中で共通の食べ物の経験が蓄積されてきました。そして他の土地に移り、その土地の風土の中で、既に得た経験に基づいて食を選んでいったのです。世界のどの土地であれ、人間の身体によいものはおいしくて、他の地域の人が食べてもやはりおいしく、身体にも良いのです。そして私の考えに基づいて実際に海外の産物を日々摂取している多くの方が、その効用を認めています。

(5) 豊かな栄養素を含む海外の産物

日本には何でもあります。でも本当に味わいを持ったものはありません。海外の産物には心が共鳴するようなおいしさを持ったものがあります。そしてそれらの素材は日本の素材に比べ多くの栄養素を持っています。

［オリーブオイル］

土地の豊かなスペインの中でも、雨が少なく豊かなミネラルを秘めた東部に位置するカタルーニャ地方の大地。その内陸のレリダの土地にはさらに豊かなミネラルが含まれています。雨が少ないために水を求めてオリーブの樹の根は地下深くまで伸び、さらに豊かなミネラルを取り込みます。とにかくこのスペイン・VEA社のオリーブオイルはうまい。日本の味わいの薄いトマトやレタスの味わいも生き返って本当においしすぎるほどに変身してしまいます。そのおいしさは成分にも表れています（114ページ表⑧）。

表⑧　VEA社オリーブオイルと他社との栄養素比較

	鉄	マグネシウム	亜鉛	銅
オリーブオイル (エキストラバージンオイル) 食品成分表五訂増補から	0	0	0	0
VEA社オリーブオイル 分析:社団法人埼玉県食品衛生協会検査センター	0.1	0	0.2	0.05

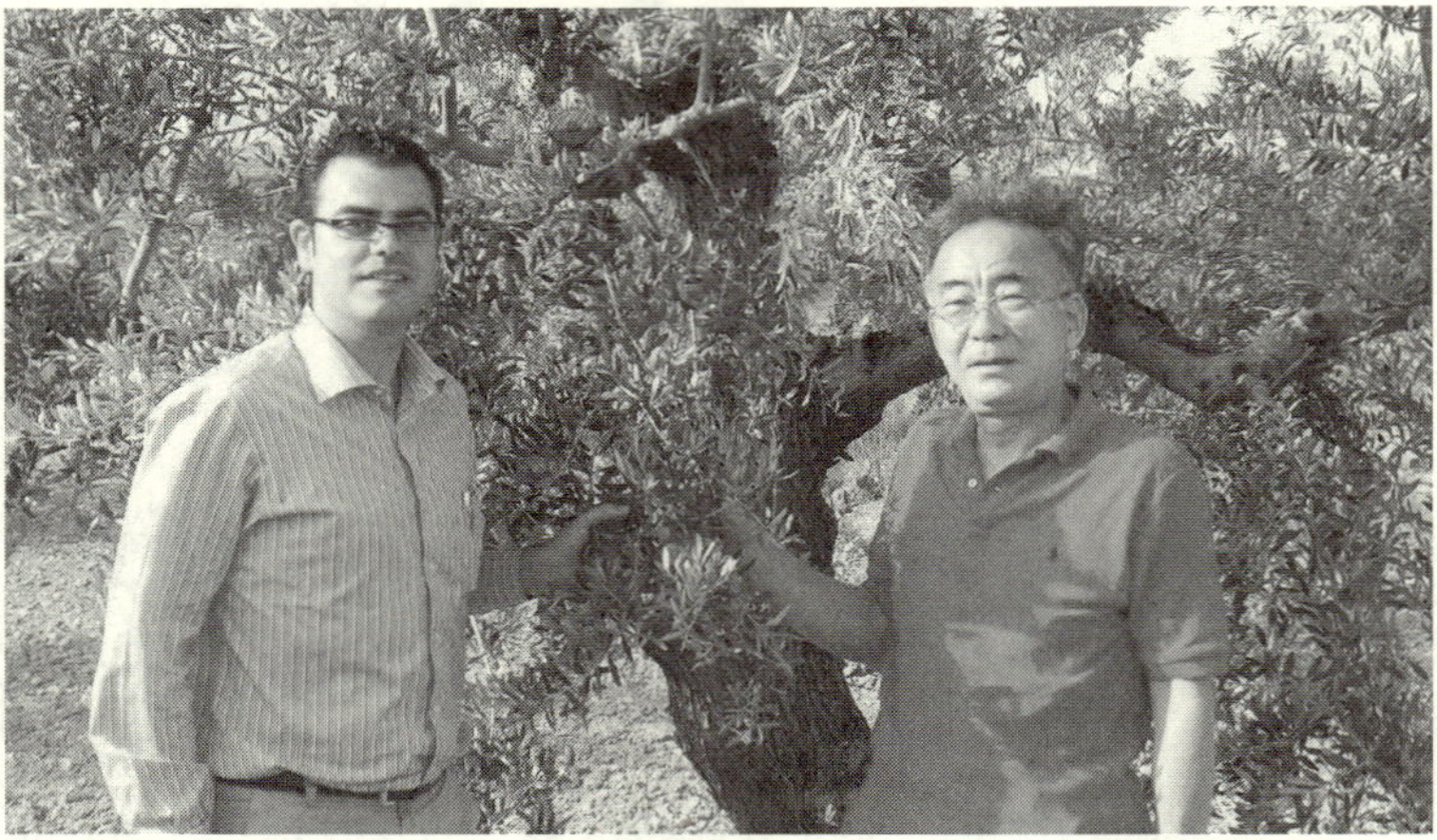

VEA社のオリーブ畑にて、VEA社ホセ・マリア氏（左）と

あるＮＰＯ団体が埼玉県食品衛生協会検査センターで、ＶＥＡ社のオリーブオイルと他の数種のものと成分検査をしましたが、ＶＥＡ社のものは他のメーカーのものには含まれていない成分が検出され、その素晴らしさが実証されました。

味わいの希薄なアメリカやカナダのコーンなどを原料として日本で極度に精製されたサラダオイルでは、乏しい栄養素しか残っていないうえに、身体に脂肪となって溜まりやすくなります。でも、栄養素が豊かなオリーブオイルの場合、少し多めに摂っても身体には溜まりません。

脂肪やオイルは確かにカロリーが高いのですが、やはり適量は摂らなければならないのです。脂質は生命のエネルギー源なのです。1グラムで12カロリーと、タンパク質の2倍のカロリーを持っています。エネルギー源以外に、ホルモン、細胞膜、消化に必要な胆汁の原料となり、細胞の機能を向上させます。また脂溶性ビタミンA、ビタミンD、ビタミンE、ビタミンKの吸収に役立っています。不足すると発育障害、皮膚炎の原因となります。体内で生成することのできないリノール酸、トリノレン酸、アラキドン酸、エイコサペンタン酸（EPA）、ドコサヘキサエン酸（DHA）などの不飽和脂肪酸は食べ物から補給しなければなりません。

［ワインビネガーとシェリー酒ビネガー］

フニャフニャの匂いだけの間の抜けた日本の酢。栄養関係の本などでは、様々な効能が掲げられ、たくさん摂ればすべての病気が治ってしまいそうですが、日本の酢ではたとえ小さな効果でも無理です。でもスペインのワインビネガーやシェリー酒ビネガーは、あり得ないようなおいしさで、とにかく深く豊かな味わい、本当に身体が生き返るような感覚が得られます。

表⑨　スペイン産ワインビネガーと日本産米酢の栄養価比較（100g中）

		スペイン産ワインビネガー	米酢
タンパク質　g		0.4	0.2
ミネラル mg	ナトリウム	20	12
	カリウム	89	16
	カルシウム	15	2
	マグネシウム	22	6
	リン	32	15
	鉄	0.5	0.1
	亜鉛	0.1	0.2
	銅	0.04	Tr
	マンガン	0.24	-
ビタミン mg	B1	0	0.01
	B2	0	0.01
	C	0	0

出典：食品標準成分表五訂増補版2010／スペインの食品成分表2009年度（http://alimentos.org.es/）

日本のいまの米酢とスペイン産ワインビネガーの成分比較をしてみました（115ページ表⑨）。両者の間にはあきれるほどの開きがあります。米酢が大幅に勝っているのは甘い味わいからくるカロリーだけです。米酢の栄養素は、ワインビネガーに比べ、タンパク質は50％、鉄20％、カルシウムに至っては13％に過ぎません。アク抜き・下茹でして「うす味の上品な味わい」の和食に合わせて、どんどんうま味と栄養素が抜かれてきたのです。もちろん、私の子どもの頃の味わいの酢ではありません。当時の酢は、香りはもっとしっかりと厚く深く、舌全体に広がる暖かい力のある味わいでした。

［ナッツ］

アーモンド（スペイン）、クルミ（フランス）、松の実（スペイン）。いずれも推奨できる産地です。種子には次代に生命をつなぐため最も大事で基本的な栄養素を含んでいます。ことに大地に豊かなミネラルを蔵しているスペインの種子類には、生けるものの生命をほぼ満足させるに十分なミネラルを含んでおり、豊かな味わいと栄養素がぎっしりと詰まっています。アーモンドはいりこや昆布などとともに、ご飯や煮物にも加えます。クルミ、松の実はサラダやフライの衣に加えます。種子を加えることで、サラダがとても楽しくなり、おいしさが際立ってきます。

［ドライフルーツ］

アンズ（トルコ）、ブドウ（スペイン）、イチジク（トルコ）、プルーン（フランス）。これらのドライフルーツにはビタミンやミネラルがきわめて豊富で、特に子どものおやつとしてこれほどに理想的なものはありません。食事では補えない基本的な栄養素を確実に補給してくれます。前述したように、ドライフルーツには放射性物質を有効に排泄するペクチン等の食物繊維が豊かに含まれています。特に種まで食べるブドウとイチジクの栄養素は十分すぎるほど豊富です。

(6) おいしさと栄養が希薄になった米

いまの日本の米からは、以前のようなおいしさと栄養素は失われてしまいました（87ページ表⑤）。たとえ玄米を食べても以前のように十分な栄養素を摂ることはできません。そこで私は玄米においしさ十分なタイ米を混ぜてご飯を炊きます。玄米1に対しタイ米1です。しかし、放射能に対抗するためには、玄米2対タイ米1の組み合わせが、より十分な栄養を補給できるのではないかと考えます。かつて2011年のことですが、香川県の三豊市で、玄米と七分つき米を1対1で炊いたごはんをいただいたことがありましたが、とてもおいしいものでした。こういう方法も良いと思います。

(7) 冷凍のものはできるだけ買わない

冷凍はそれほど栄養素を壊さないと多くの人が考えていますが、これは大きな間違いです。スーパーなどにいきますと、殆ど匂いのしないイカや魚を手にすることが多いのではないでしょうか。大きいスーパーほど、大量入荷した鮮魚などが必ずその日のうちに売れるということはなく、2

〜3日おかれることもしばしばでしょう。そして何回となく冷凍・解凍が繰り返されます。そのつど栄養素は破壊され、匂いも味わいも薄く水っぽくなっていきます。

冷凍はその期間が長いほど、また冷凍と解凍が繰り返されるほど、栄養素は次第に破壊されていきます。現在では魚屋さんでさえ、自分が扱っている魚が冷凍かそうでないか分からない時代です。生といっても実は冷凍してあったものが殆どです。まずスーパーなどで冷凍していないものを見つけることは不可能でしょう。匂い、味わいができるだけ失われていないものを選ぶには、頻繁に店を変えてみて冷凍の度合いを観察するより方法はないでしょう。

冷凍食品の流通は世界の大勢であり、もう後戻りはできないでしょう。むなしいばかりですが、意志を持ってできる限り良い状態にあるものを自分で探すことが必要です。

(8) 出来合いのものは買わず、外食もできるだけ控える

カップ麺等のインスタント食品、レトルト食品、そして出来合いのおかず、弁当、外での食事、これらを多く摂れば摂るほど私たちの細胞は栄養素の欠乏に喘ぐことになります。これらはできるだけ安い原材料、食材を集めてつくられます。極めて安い冷凍のものがさらに他の国を経由して日本に来ることもあります。その素性や安全性は分かりませんし、さらにかなり長期間の冷凍により栄養素、うま味はことごとく破壊されています。そしてこのような食材を使い、長期の常温保存流通を可能とするため高温高圧で調理し殺菌されます。栄養素は激しく破壊され、極めて

偏ったものになります。

中食で売っている惣菜もほぼ同様です。少しは食材の吟味がなされているかもしれませんが、やはり冷凍そして電子レンジによって多くが調理されます。もちろん、味わいも栄養素も希薄です。東京では料理屋さんでもよほど高いお金を払わないと、冷凍していない刺身なんて食べられません。店構えは何となくよさそうなところでも、出てくる刺身は冷凍の味のしないものが殆どです。魚を専門に食べさせる店でも、刺身のうちのいくつかは生、他は冷凍です。天ぷらや焼き魚、煮魚は冷凍の安い魚が材料です。

値段も安くおまけもついて子どもが喜ぶマクドナルドは、お母さんも好きかもしれませんが、それも年に2~3回にしておきましょう。ちゃんと肉の味がするなんて言っていますが、私にはおいしくも何ともありません。宅配ピザと全く同じ味わいです。かなり食べても少しも満足感が得られない。何かむなしい。ビックマック、パンにレタス、チーズ、パテをどかっとはさんで口にカッと1度に詰め込む。そのワァーッという感覚だけが全て、そういう食べ物です。それにごまかされているだけで、本当のおいしさは少しもありません。

(9)ファミレスは子どもと家族の健康を破壊する

ファミリーレストランも、やむをえず年に2~3回なら、まあ仕方ないでしょう。でもそれ以上は絶対ダメです。これらのレストランでも料理の栄養素が考慮されることは、決してありません。できる限り食材と人手を安く抑え、そして短時間でお客様に出すことだけしか考えていません。それには冷凍してあるものを手際よく電子レンジにかけてサッと出すのが1番です。ファミレスばかりでなく居酒屋なども全く同じです。栄養素は乏しく、著しく破壊されています。頻繁に通えば必ず将来に大きな悔恨をもたらすと断言します。

フランスでも食材はやはり少しずつ農薬などでその味わいが壊されてきていますが、まだ日本のものよりはずっとおいしく栄養素も豊かです。しかしフランスでも50代くらいから下の年代のお母さん方は料理をちゃんとつくろうとしなくなりました。パリに住むある日本人の娘さんの話では、親しいフランス人の家庭の冷凍庫には出来合いの冷凍食品がギッシリだそうです。また、フランス人と結婚しリヨンに何十年と住んでいる日本人女性の話では、やはりお母さんたちは自分の手でちゃんとした料理をつくろうとせず、その結果、未だ日本ほどではありませんが、肥満とアレルギーの子どもが増えてきていると嘆いておられました。

出来合いの、栄養素の破壊されたものを食べ続けると栄養素が極めて狭く偏り、子どもの頃から新陳代謝は不活性化して、脂肪として身体にたまってしまいます。その結果、肥満が進行し、様々の疾病が子どもたちにも増え続けています。やはりお母さんがつくりお父さんが手伝って、家庭でニンジン1本、ダイコン1本から料理をつくるべきです。外食は本当にまずいのです。

栄養素豊かな食の場合、細胞の新陳代謝が活発になり、少し多めに食べたとしても効率よく脂肪、糖質などが消費され、脂肪として体内に蓄積しません。また比較的に少量の食で十分満足感が得られます。第7章で紹介するｋａｔｕさんは、ルネサンスごはんは「食べても食べても太らない」と言っています（２０８ページ、08年5月11日書き込み）。「ルネサンスごはん」を食べ始めると、皆さん、そのおいしさにビックリされます。そして外食がいかに味気ないものか、身にしみて分かります。外食はどうしようもない時だけにして、家でご飯を食べることが増えると、多くの方が言われます。

4　食材に含まれる栄養素を逃さない

(1)アク抜き・下茹でをしない

私が子供の頃はアク抜き・下茹でなどという七面倒くさい料理法は存在しませんでした。テレビが料理研究家の腕の見せ所として、本来の家庭料理には必要のない形式的な工程を競ってひけらかし合ったのです。そしていま、辰巳氏はこの料理法を束ねる者として多くの知性のないマスコミにもてはやされています。しかし、彼らがアクとみなすものは実は私たちの細胞が必要としている大事な栄養素なのです。

そして大事な栄養素をことごとく抜かれた素材は何の味もしません。仕方なくたっぷりの砂糖でごまかすしかありません。不自然な甘さだけのまずい料理ができあがります。

アク抜き・下茹でをしっかりとなさっている家庭ではおしなべてアトピー性皮膚炎やアレルギー、

花粉症、低体温（冷え症）、肌荒れその他を患う人が多いのを、私は普段見聞きしています。時には潰瘍性大腸炎など不治の病とされる病気にも進行していきます。長期的にみれば、アク抜き・下茹での料理法はアトピー性皮膚炎の子のみならず、家族全員の健康に重大な悪影響を与えます。正に辰巳氏らは、悪魔の料理法を広めているといっても過言ではありません。

(2)一番ダシ、二番ダシは無意味に栄養素とうま味を捨て去る工程

一番ダシ、二番ダシは、辰巳氏をはじめ和食の世界で基本中の基本とされています。しかし鰹節をたっぷり使って、その栄養素の一部分だけをとって後は捨て去るというダシの使い方をしてはいけません。このようなダシでとった料理がつくりだす味は、私たちの細胞が必要としている真のおいしさではありません。でもそんな味しか知らなければ、それがおいしさと思ってしまいます。捨てる鰹節の方に、むしろまだ多くの栄養素が残っています。全く形式的な健康を損ねる健康法です。いりこであっても鰹節であっても、鍋に入れたものは必ず全部食べて栄養素を逃さないようにしなければなりません。しかし鰹節から十分に栄養とうま味をじっくりと取り出し、最後まで食べれば、もっともっと身体が満足感にひたる心からのおいしさが得られます。

(3)できるだけ未精製のものを食べる

私が大学生時代の19歳～23歳までの東京での生活はお金が無くて、1週間のうち3～4日は米だけということもしばしばありましたし、普段のおかずはせいぜいタクアンの他に1品、それも少量で、白い米だけは1日に平均して4合ぐらいは食べていました。それでも人の倍は元気だったと思います。今の米から比べればずっとうまかったし、栄養素も豊かだったと思います。栄養素が著しく欠落した現在、玄米の重要性が増していると思います。米には胚乳部分よりも周囲のふすまの部分に、ビタミンやミネラル、抗酸化物質などの栄養素が集まっています。117ページでも述べましたが、よりおいしくするためにできればタイ米を混ぜて炊きましょう。

(4) 野菜の皮はむかないで食べる、ピーマンの種も食べる

次ページの写真を見てください。一目瞭然です。これはある特殊な光を当ててニンジンの断面を撮影したものです。ビタミンやミネラルが集中しているところが光るようになっています。右側の写真を見ると、皮の部分が光っているのが分かります。皮の部分にはその内側の部分をまもるために、様々な栄養素が集結して防護の膜をつくっているのです。

ルネサンスごはんではダイコンやニンジン、ジャガイモなどの皮はできるだけむかないで食べるようにしています。また、何となく食べてはいけないと思っている、ピーマンの種も全部食べてしまいます。種には次代に命をつなぐ大事な栄養素が詰まっています。

でも皮についた農薬は大丈夫か、という疑問をもたれるのではないでしょうか。では私から尋ねます。キャベツや小松菜の葉も皮をむいて食べるのでしょうか。誰もむくことはできないでしょ

図⑬　ニンジンの抗酸化物質の分布を発光現象を利用して見た画像

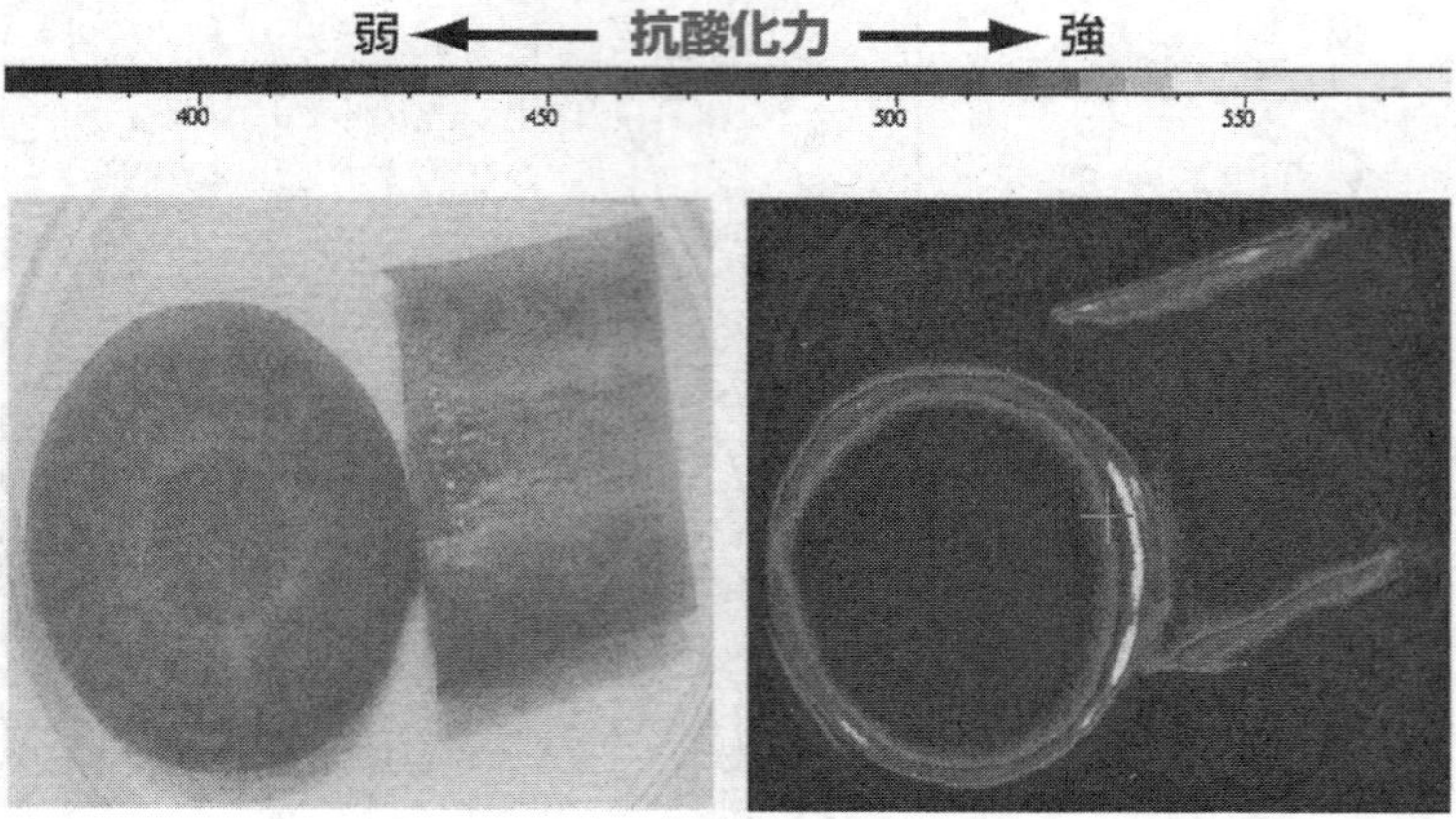

出典：「現代農業」平成20年11月号80ページより

う。農薬は残っていても、少なくとも国の基準で認められた濃度でしょうから、良く洗ったうえでできるだけ幅の広い栄養素を細胞に送り込み、農薬などを排泄する機能を強くした方がよいと思います。

ルネサンスごはんはどこのスーパーでも売っている普通に栽培された野菜を基本としています。ですから農薬が付着しているでしょう。余裕があれば無農薬のものがよいのですが、実際、多くの方が普通の野菜を使ったルネサンスごはんで元気になっています。

しかしこと放射能となれば話は別です。少量の内部被曝であっても、時間の経過とともに身体に重大な結果をもたらすのであれば、さらに深く考えなければなりません。食による放射能被害の防御については、第3章を参照してください。

熊本県玉名市でルネサンスごはんを広めていただいている方に近松さんという同市の市議会議員がおられます。この方に60歳の主婦の方から寄せられた手紙があります。Aさんは、誰もがそうであるように、野菜の皮をむき、水にさらし、茹でこぼしなどをしていましたが、これらをやめてできる限り丸ごと食べるようにしたところ、1ヵ月もしないうちに体調がよくなった、とおっしゃっています。食材の栄養素は僅かでも逃さないという考え方が、ますます重要になっているのです。お手紙の一部を紹介します。

食べるとは命をまるごといただくこと
玉名市　Aさん（60代女性）

料理とはただつくればよい、煮炊きすればよい、味さえよければよい、家族がおいしいと喜んでくれればそれで十分、と満足して何十年も調理してきました。それが、ルネサンス料理教室の案内を見て参加し、野菜の皮をむかない、アクを取らない、水にさらすと栄養が抜けてしまうなどを学ぶ中で、家族の健康をになっている自分の無知を思い知らされました。食べるということは、命を丸ごといただくことだと学びまして、それからは、魚もできるだけ小魚を買い、丸ごと食べるようにしています。

先日は、小魚をミンチにして魚肉ソーセージを作ったところ大好評でした。塩や醤油など調味料も自然のものに変えましたが、旬の野菜を食べるようになり、野菜を無駄なく食べるようにしたので、食費はかえって浮くようになりました。レンコンも皮を剥きませんし、ジャガイモも今では皮を剥きません。

それで野菜くずが驚くほど減りました。カボチャの種も食べるために干しています。また、ルネサンス料理の金平ゴボウを習って、家でも作ってみたところ、大好評で何回も作っています。

今まで調味料でごまかしていたのですが、食材が持っている味を楽しめるようになりました。そしてこれが本当のおいしさなんだなあ、と思いました。今まで、ミネラルを補うためにダシを使うことは実践していましたが、野菜の調理の仕方を変えたことで、1ヵ月もしないうちに、主人の体調がよくなってきたのには驚きました。朝の目覚めがよいし、冷たい外気を吸っても、咳が出なくなりました。また、10日目くらいから便秘も解消してきました。恒例の風邪もひかなくなりました。自分の代はこれでよいのですが、次世代にも食の大切さを伝えなければと思います。食は病気を予防するものだとつくづく思いました。

(5) 豆腐が浸かっていた水も鍋に入れる

秋月医師も言われているように(71ページ)、日本人の大事なタンパク源であり、様々な栄養素を持つ大豆から作られた豆腐ももちろん多く食べるべき食品です。私が子どもの頃は、その日つくられた豆腐が水槽に浮かべられて売られていました。豆腐の中の栄養素は未だ水に溶け出してはいません。しかし今のパック入りの豆腐はかなり前からパック詰めにされ、豆腐の大事な栄養素は浸かっている水にかなり溶け込んでいます。ゆえにこの水も捨てずに鍋に入れます。この水がアクというのであれば、豆腐そのものも身体によくないことになります。

(6)煮汁も飲む ― 具より煮汁に多くの栄養がある ―

まだ多くの人が煮物などで残った汁は捨てるものだと思っておられると思います。つまり具の方が大事で、汁は大事ではないというわけです。でも、具よりも汁の方に、より多くの栄養素が含まれている場合が多いのです。普通、15分もフツフツ煮れば、野菜などの栄養素の半分は煮汁に出ます。煮汁も具も両方大事なんです。両方ともにすべてを食べなければなりません。煮汁を捨てるのは、それがうまくないからです。いりこを中心としたダシで煮れば味わいは豊かで本当においしいし、汁もおいしくて飲んでしまいます。

砂糖が入っていれば、甘さが舌について飲むのは苦痛です。器には具だけではなく、汁もたっぷりよそって全部いただきます。それでも残ったら決して捨てずに冷蔵庫にとっておき、次の煮物に加えます。さらに味わいが深い煮物になります。あるいはこれで雑炊を作っても本当においしいんです。

本来のフランス料理では、野菜や肉を煮た汁は決して捨てずに、最後にすべて集めて、これを煮詰めてソースを作ります。肉や野菜から出た栄養素は決して捨てずに、すべてを食べるのです。あるいはグラッサージュと言って、オリーブオイルで肉をいためたフライパンにこびりついた褐色の焦げも水や煮汁を加えて溶かし、鍋に戻します。グラッサージュをちゃんとやる、やらないでは、最後の味わいにとても大きな差が出てしまいます。日本人にしてみれば、ただの汚れのように見える焦げも、実は大事な栄養素の凝縮したものなのです。素材の栄養素は逃がさない。これが本来のフランス料理、ひいては健康のための料理法です。

5　食材に含まれる栄養素を壊さない

実際に料理をしていく中で、栄養素をいかに壊さないようにするかは、とても大事なことです。せっかく栄養素豊かな食材を集めても、栄養素を破壊する料理法であっては何の意味もありません。このことに関しても、今の世の中にある常識は間違いだらけです。当たり前のように嘘が積み重ねられています。

料理のなんたるかを知る必要のないマクロビオティック、包丁など握ったことがないだろうと思われる幕内氏や、料理に含まれる栄養素やそれを食べる人の健康のことなどまったく関心がなく、形式的なつくり方しか眼中にない辰巳氏らに、煮たり焼いたりする加熱の意味など理解できるわけがありません。調理の仕方で食材に含まれる栄養素は活かされもし、致命的に破壊されたりもします。

本を沢山出して、テレビに顔を出す有名な料理人や料理研究家もこのことは少しも分かっていません。第9章で取り上げる離乳食の本の3人の著者とて、自分がつくる料理の栄養素の状態についてまったく意に介していません。

たとえ、栄養素豊かな野菜や食材でも、調理の仕方次第で、栄養素は大きく破壊されてしまうということを忘れないでください。

(1)高温・高圧は栄養素を破壊する

高温・高圧はビタミンやタンパク質の素となるアミノ酸や様々の酵素を激しく破壊します。味噌汁や煮物などは決してグツグツ煮ません。軽くフツフツと本当に弱い火でできる限り短時間で煮上げます。

味噌汁などでは火の通りにくいダイコンやニンジンなどは小さく薄めに切り、フツフツと5分ほど煮て、あとはフタをして10分ほど余熱で煮え上がるようにすれば、栄養素の破壊はより少なくてすみます。また時間がある時はおでんや煮物などの鍋の中に温度計をさして、90~95度の間を保ちながら弱火で沸騰させないように2~3時間煮れば、栄養素の破壊はかなり抑えられ、おいしさも格別にぐんと増します。

このような考え方で煮炊きをしている人は、この日本には私の他にはただの1人もいません。

(2)圧力釜・圧力鍋は使わない

圧力釜や圧力鍋は高い圧力のもとで加熱しますから、短時間で煮上がりますし、また玄米などのふすまも柔らかくなりますが、栄養素は激しく破壊されます。考え方を変えてみましょう。何も玄米のふすまはグチャグチャに柔らかくなければならないことはまったくありません。食材を分解する強い力を持ったオリーブオイルを加え、数時間水に漬けておけばふすまは分解されて少し柔らかくなると同時に、アクセントのある楽しい歯ざわりになり、香ばしい匂いが立ちます。圧力釜で炊いたご飯は、匂いも味も、グニャー、グチャー、少しもおいしくありません。マクロビオティックのショップで売られている玄米ごはん、あれは本当にまずすぎます。1口、口に入れました。「グエッ。なんだこりゃ」それまでです。あれを身体に良いものと思い込み食べている人、おかしいです。犬だって食わないですよ。

(3)最近の電気炊飯器にも注意が必要

電気炊飯器にも高い値段をつけるために、本当は必要のない機能がどんどんつけられています。米の炊き上がりの歯ざわりだけを大事にした圧力釜まがいのものが売られています。やはり大きく栄養素を破壊します。以前の炊飯器は沸騰してくるとフタがプカプカ浮いていました。そんな単純な仕組みの安いもので十分なのです。

また時間に余裕のある方は鍋やご飯用の釜でガスの火で炊けば、栄養素はより壊されないでおいしく炊き上がります。でも働いているお母さんなどにはそれは無理です。やはり忙しい家には電気炊飯器は助かります。タイマーを入れておけば炊けているごはん、これはやはり便利でしょう。それまでやめるべきとはいいません。味噌汁、煮物などをちゃんとつくれば、少しも問題はありません。私も電気炊飯器を使っています。

(4) 作った料理、残った食材は決して冷凍しない

すでに述べました（117ページ以下）が、冷凍はやはり著しく栄養素を破壊します。決して冷凍はしないようにしましょう。残ったご飯や煮物、味噌汁も冷凍せず、タッパーなどに入れて冷蔵で保存します。1週間とかで腐ることはありません。食べる時に味噌汁は小さな鍋で温め、ご飯は食べる分だけを電気炊飯器に入れ、時間があれば「保温」でゆっくり温め、急ぐ時は「炊飯」でほどよい温めができます。温めるだけなら栄養素は壊れません。毎日ごはんをつくる時間がない場合は何日分も1度につくって、冷蔵庫で保存すれば大丈夫です。

(5) 自然界に存在しない強烈なエネルギーを持つ電子レンジは決して使わない

私は3冊ほど電子レンジを使った調理法についての本を読みましたが、どの本にも電子レンジによって栄養素が壊されることはないし、食材によっては他の加熱法よりもおいしくなる、などと書いてあります。これはまったくのデタラメです。これらの本の著者は大手電機メーカーのお先棒をかつぐ御用学者か、マスコミの要求があればそれにたやすく心が動き、深く物事を考えようとしない愚かな動機を持った人たちです。もちろん、第9章で取り上げる電子レンジによる料理の多数の本の著者、村上祥子氏も同類です。こういう人たちのいうことを真に受けている方は、とても気の毒、と私は思います。24・5キロヘルツという表示の意味は、1秒間に24億5千万回

水の分子を振動させて発熱させるということで、自然界には存在しない強烈なエネルギーなのです。ビタミン、タンパク質類、酵素類などが破壊されないわけがありません。

食材は電子レンジにかける前の元々の匂い、味わいとは全くかけ離れたものに変化してしまいます。本当にまずくなります。そして胸につかえる不快な匂いが出ます。間違いなく大きな変化が起こっているのです。いつもこればかり使っている人にはこの変化は分かりにくいでしょう。冷凍してあったものを電子レンジで解凍すれば、これはもう最悪です。甚だしく栄養素は破壊されてしまいます。ある説によれば、電子レンジの電磁波は活性酸素や発がん性物質をも生成するとありますが、激しい味わいの変化を見れば、私はこの説は極めて妥当だと思います。

具の沢山入った炊き込みご飯、おにぎりにして冷凍、そしてこれをチンして食べます。前とは全然違った胸につかえるムワーッとした匂いが立ち上り、舌に感じるのは、ぼけた濁った味。1センチほどあったニンジンは半分ほどに縮み、ゴリゴリ、変に甘い味だけが残る。元々の栄養素は激しく変化しています。

(6)電子レンジを使用していた方からのお手紙

電子レンジといりこについて、大きな示唆を与える手紙が寄せられました。

この方はマクロビオティックの動物性タンパク質を摂らない料理を続けてきました。いりこを使った料理をつくり、電子レンジの使用をやめることで、息子さんのアトピーも改善してきたというお便りです。

オーガニックよりルネサンスごはん、電子レンジ使わず健康改善

H・Tさん

私は若いころから代謝が悪く、冷え症でしたが、体質とあきらめていました。11年前、息子がアレルギー体質で生まれたことを機に、食に対して気を使うようになりました。「安全な食材を使う」「必要がなければ野菜の皮はむかない」「アク抜きはしない」「砂糖は控える」「化学調味料など添加物はなるべく避ける」ということは既に実践していました。好き嫌いもありません。このような食生活をし、これ以上の改善はないものと思っていました。

ルネサンスごはんは、私がこれまで実践してきたこととの方向性が大きく異なるものではなく感じられたこともあり、まずはお味噌汁とごはんから、気負うことなく始めることにしました。２０１１年4月から開始。私は代謝をよくするためスポーツジムでのトレーニングも始めました。そして6月には冷え症の改善を自覚。７月には顔色がよくなったと言われました。

半信半疑で始めただけに、この言葉にはとても驚きました。トレーニングにより代謝があがったこととの相乗効果によるものだと思いますが、それまでのかたくなな体質だった身体が変わってきたのだとうれしくなりました。

また、同じ食事をしてきた息子にも良い変化が現れました。一進一退だったアトピー性皮膚炎が改善されつつあります。それまでは患部がジュクジュクし、包帯を巻いての生活が長かったのですが、今で

は包帯は必要なくなりました。患部の面積も狭くなり、深さも浅くなり、痒みが減ってきたと本人も喜んでいます。完治にはまだ時間がかかりそうですが、この調子で進んでくれればよいと思っています。ルネサンスごはんと今までの食事の大きな違いは、「いりこや昆布でしっかりダシを取り、すべてを食べること」「電子レンジを使わない」ということです。これまでも電子レンジを使うと素材の味わいが変わる気がして好んでは使っていませんでしたが、これをきっかけに使うことをやめました。どちらも慣れてしまえば難しいことではありませんでした。

この体験により、オーガニック（有機食品）に頼る生活から解放され、家計も助かっています。要は、少なくなってしまった食べ物の栄養をうまく補っていくことなのだと改めて勉強しました。今はレパートリーをもっと増やすことを目標に、毎日おいしくこのごはんを楽しんでいきたいと思います。

このH・Tさんの顔色の変化、くすみや老廃物がとれて肌が本当に白くなられたのは劇的でした。さらに二重の驚きはアク抜き・下茹ではしない、野菜の皮はむかない、砂糖は使わない料理を既にされてきたにもかかわらず不調だった健康が、今までの料理法にいりこを足し、電子レンジを使わないことをプラスすることによって、本人とお子さんの体調がずっとよくなったということです。いかにいりこの役割が大きいか。そして電子レンジはいかに致命的に栄養素を破壊するかということが、明らかです。そして電子レンジなんかなくても不自由でもなんでもないということを、また1人実感されたのはうれしいことです。それにしてもいりこさえも動物性タンパク質として否定するマクロビオティック、その結果は明らかなのに実に多くの人たちがたぶらかされています。**冷凍と電子レンジによる調理は必ず大きな悔恨を残します。**当然のことながら離乳食に冷凍・電子レンジを決して使ってはいけません。**離乳食は赤ちゃんの将来の健康を左右するとても大事なこと**なので、第9章で改めて詳しく考え方を述べます。

(7)電子レンジ調理のための、格好だけのトレンディな器具に騙されてはいけない

当然すぎることですが、電子レンジは絶対ダメなのですから、それ専用の「ルクエ」なんて買ってはいけません。食べ物は命と健康のためにあるのです。ライフスタイルを格好良く見せるための小道具として料理があるのではありません。何となくオシャレな気持ちになるためだけに身の破滅を招く愚かなものは、台所においてはいけません。

6　料理に砂糖を使ってはいけない

(1)砂糖は食材の息吹を埋もれさせ無感動な人間をつくる

既に述べたように料理研究家の方が勧める執拗なアク抜き・下茹での果てに、野菜などの素材から栄養素と味わいは極端に失われてしまいます。何の味も香りもありません。仕方なく砂糖でも加えて甘くしないと味が成り立ちません。このようにして、かつては料理との間に越えてはな

らない明確な一線があった砂糖の使用ですが、愚かなテレビ出演者によって、日本の家庭を侵食してきたのです。

私には秋月医師が言われたように砂糖は造血細胞を破壊するという認識はありません。しかし料理に砂糖は決して加えてはいけません。また、たとえアク抜き・下茹でをしなくても、砂糖を加えて甘い味付けにすれば、野菜や魚などの香り、味わいは甘さに埋もれ、素材の季節の表情・息吹は感じられず、それらを通した自然の恵みと人との結びつきを知ることはできません。こんな甘さに埋もれたものだけを食べ続ければ、人は無感動な存在に育ってしまいます。そして人への優しさも育むことはできません。

(2) 精製糖だけでなく砂糖はすべて使ってはいけない

マクロビオティックでは、身体に吸収されにくい多糖類であれば料理に加えても大丈夫であるなど、もっともらしいたわごとを言っています。あるいはみりんや黒糖、和三盆糖、蜂蜜など白く精製されていなければ大丈夫などと言っています。しかしいずれもダメです。素材の表情が埋もれてしまうと同時に甘味がつけば、なんとかそれで形だけ味が成り立つので、栄養素への配慮が忘れられてしまうのです。日々の3度の食事は、カロリーの元となる糖分や脂質などで空いたお腹を満たすためではなく、ビタミン、ミネラル等の栄養素を幅広く豊かに補給するためにあるのです。甘い味付けはこのことを忘れさせてしまいます。

一方、お菓子などでも精製された砂糖はよくないといわれますが、ご飯でしっかり栄養を摂れば、お菓子も常に未精製の黒砂糖を使わなければならない、ということではありません。

7　海塩の重要性を再認識する

(1) 海塩は最も基本的なミネラル源

世界中どこでも、そして日本でも、海水を濃縮した海塩がつくられてきました。しかし生産性が悪いということで、1971年に制定された塩業近代化臨時措置法により、日本では翌年から海水から食塩Naclだけを化学的に精製した化学塩が供給されることになりました。世界の人々は、日本人の健康は将来どうなってしまうのだろうかと危惧したとのことです。なぜなら海塩の約97%は食塩Naclですが、残る3%ほどの中に幅の広いミネラルが含まれています。それに対し、精製塩は99%以上が食塩Naclであり、他にはカリウム、マグネシウムなどの限られたミネラルしか含んでいません（138ページ表⑩）。生命は海で生まれました。だから動物は海水の影響をいまも色濃く受けています。細胞の中の体液は、海水のミネラル比ととてもよく似ているのです。海塩は人間にとって重要なミネラル源であったものが、この時点から完全に絶たれてしまったのですから大変です。ちょうど、この頃から農薬と化学肥料による化学農業により、農作物などから急速に栄養素が失われてきたこととあわせて、日本人の健康は大きく損なわれてきたのです。

２００2年にふたたび海塩の製造が許可されましたが、物事を一面的にしか見られぬ日本の官僚の愚かさにはあきれてしまいます。

⑵ 海塩は栄養素間の反応を促す触媒の役割を持つ

幅の広い栄養素が十分に体内に摂り入れられている時、海塩は一定量必要であり、減塩一辺倒は不合理です。今は盛んに減塩が叫ばれていますが、私はこれに異論を唱えます。確かに戦前そして戦後も、日本では脳卒中で死亡する人が多く、食塩の摂り過ぎによって血圧が高くなることに大きな原因があるとされてきました。既に述べたように、当時の野菜や米には豊かな栄養素がありましたが、日常的に食べるもの、食材の種類は少なく、また肉、魚等のタンパク質の量が極めて少なかったため、全体の栄養量に対してNacl（食塩）が相対的に多くなり、Naclが勝手な反応をし、血管その他が弱くなったからではないかと考えます。

しかし、ルネサンスごはんによって全体の栄養素がバランスよく十分に統合された場合、栄養素間の複雑な化学反応の触媒として食塩の十分な役割が必要に思えます。

表⑩　塩の成分比較（100g中）

		精製塩	並塩（海塩）
ミネラル mg	ナトリウム	39000	38000
	カリウム	2	160
	カルシウム	0	55
	マグネシウム	87	73
	リン	0	0
	鉄	0	Tr
	亜鉛	0	Tr
	銅	Tr	0.02
	マンガン	0	Tr

出典：食品標準成分表五訂増補版2010より

たとえば私のお菓子教室で、生徒さんが妊娠して出産に至るまでの過程に接する機会が何度かありましたが、医師の指示に従って塩を控えた人は全員、一様に肌に生気が無く、くすみ、そしてむくんでいるのです。

味噌汁を1日3杯十分に飲んでそれなりに食塩を摂っている人の方が元気でイキイキしているのです。またある方は毎日ルネサンスごはん流の味噌汁を2、3杯、いりこ入り玄米ご飯、そして塩味のしっかりしたいりこ入り煮物を毎日食べ、ほかに通常の塩味のものもいつも通り摂り、元気すぎるほど元気な赤ちゃんを産みました。この方はむしろ出産前、1週間入院して食事制限されてからむくみが始まったと言います。

(3) 細胞分裂が活性化している時はより多く海塩が必要

また前述したように、秋月医師は長崎の原爆被爆者へ塩のきいた玄米のおにぎりと味噌汁を供給することで原爆症を抑えたと言っています。放射線や火傷で傷ついた細胞を修復するために、細胞分裂は通常以上に活発に行われます。細胞をつくるために必要なミネラル群の補給が必要なのです。細胞の分裂が活発な15歳くらいまでは特に十分な海塩が必要だと思います。

また受精し細胞分裂を繰り返す出産までの過程においても、細胞内のミネラル比を良好に保つために十分な海塩、つまりNaclとミネラル類が必要なのではないかと思います。

食塩に対する感受性は人によって異なるのは十分理解できます。しかし常にできる限り少なくするということは、私には理解できません。

ルネサンスごはんで使う岩塩の量に、管理栄養士の方は一様に「とんでもなく塩が多い」と驚きます。しかし私の知る限り、多くの方がこの岩塩多めのご飯と味噌汁でまぎれもなくアトピー性皮膚炎やアレルギー、潰瘍性大腸炎、高血圧が快方に向かっているのです。

8　いりこ入り味噌汁の素晴らしい共同作用

(1) 味噌汁に不可欠な「いりこ」

第3章で秋月医師が示した味噌と味噌汁の著しい効用は少しの誇張もなく、まったくの真実であると思います。氏が書かれたように、もともと豊かな幅の広い栄養素を持っている大豆を発酵させた味噌には、大豆タンパクと豊かなビタミン類、ミネラルが含まれています。

ここにさらにいりこが加えられることに、味噌汁の素晴らしい共同の妙があると私は考えます。いりこ1匹には私たちの細胞に必要な基本的で必須な栄養素が豊かに含まれています。そしていりことともに、それ自身が豊かな栄養を持つ、秋月医師が言われる「味噌の調和力」によって、日本人はいりこのすべての栄養素を吸収し、日本人の健康に必要な基本的に必須な栄養素を摂取してきたのだと思います。しかし現在は、鰹節のダシのみや頭と腸を取り除いたいりこ入りの味噌汁、途中でいりこを取り除いてしまう味噌汁が当たり前となってきました。さらにインスタントダシまたはダシ入り味噌を使うことも多くなっているようです。これでは原爆症に対して発揮された味噌の力は得ることはできません。
いりこは1匹すべてを食べて、これに含まれる人間の細胞が必要とする基本的栄養素を摂り、さらに緑黄色野菜など他の食材に含まれる栄養素も摂ることに意味があります。そして様々の効果が得られるのです。そして味噌はそこに加えられたすべての食材の栄養素を消化吸収しやすくする力とともに、様々の基本的な栄養素間の複雑な相互反応をスムーズに行う力を持っているのです。

⑵ いまの味噌の殆どは昔の栄養素を含んでいない

前述のように、現在の味噌は、減塩、ダシ入りなど、以前のものとかなり違うものが殆どのように思えます。中に含まれる栄養素を考慮することなしに、ただ癖のない口当たりの良さだけを追い求めたものばかりです。また国産の大豆がもてはやされていますが、生産性だけを重視し人工的につくられる栄養素の極めて乏しい日本の大豆で、本来の味噌の効用は期待できないでしょう。イル・プルーでも取り扱っている「天外天味噌」は私の経験の範囲では、市販のものとしては1番おいしいです。モンゴルで無農薬栽培された大豆と米に岩塩そしてわき水で仕込み、これを木曽山中に運び赤杉樽で熟成させているそうですが、この味わいなら以前の味噌の偉大な効用を再現できると思います。味噌でも何でも、おいしいものはより身体にも良いのです。

第６章

やさしいルネサンスごはんの実践

― 今こそ豊かな栄養素を身体に送り届けなければならない ―

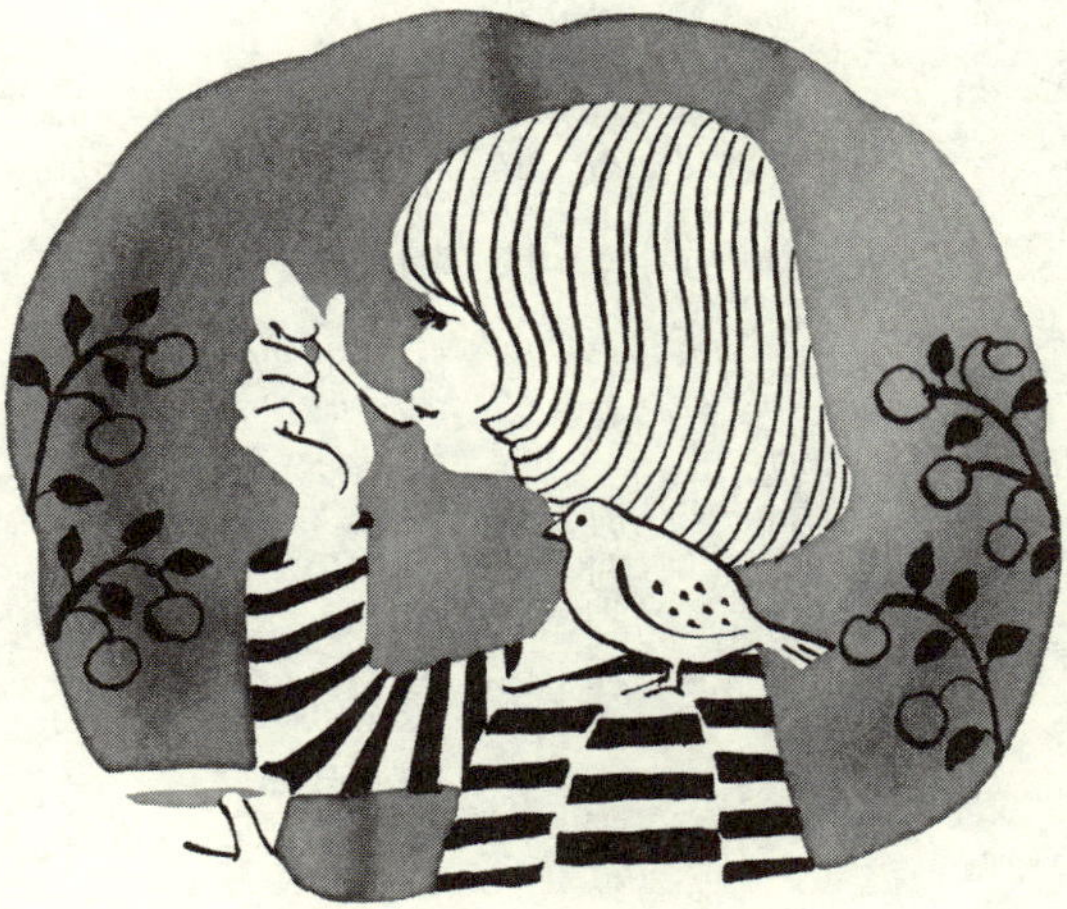

1　ルネサンスごはんのエッセンス

「ルネサンスごはん」をつくることの意味をもう1度確認します。

それは豊かな栄養素を細胞に補給し、細胞の本来の機能を回復させることでした。加えて現在では放射能への防御力を高めることも意図しています。

現在、かつてはなかったアトピー性皮膚炎や様々なアレルギーやその他実に多くの疾病、不調に、日本人は陥っています。まずすぐにしなければならないことは、栄養素の著しい欠落によって本来の機能を失ってしまった細胞に、豊かな幅の広い栄養素を再び補給し、細胞の機能を復活させることです。それぞれの細胞が元気を取り戻せば免疫機構も再生され、ウィルス等への抵抗力も増し、抗酸化酵素等も活発に産生されるようになり、放射線によって傷つけられた細胞内のDNAを修復する力や活性酸素を消去する力も強化されます。

また、豊かな栄養素を幅広く補給するようにすれば、放射性物質を体内に排泄するビタミンやミネラルも同時に豊かに摂取されていきます。私たちのルネサンスごはんには、細胞が必要としているアミノ酸、ビタミン、ミネラル、ファイトケミカルも十分に含まれているのです。

いりこを中心として昆布やワカメなどを入れて、味噌汁や煮物などを、日々、摂っていれば、セシウムやストロンチウムを吸収しにくくするカリウムやカルシウムなども十分に補給されます。51ページにも述べましたが、原発事故で放射能漏れが起きた場合に迅速にヨード剤を服用することは放射性ヨウ素に対しては効果的ですが、ヨード剤を飲むことはやはり不自然なことです。日頃から海藻類を多く摂るようにすればあわてることはありません。

そして食べ物には人知ではうかがい知れない凄い底力があるのです。

とても大事なことは、今の栄養生理学には分からないことの方がずっとずっと多いということです。何百、何千の栄養素同士の立体的で複雑きわまりない成分間の反応の仕組みなど分かるはずがありません。

何種類かの成分を抽出した薬剤では、1点においては強力な効き目があります。でも、もっと大事な複合的で底力のある効果は得られません。

しかし栄養素を豊かに含んだいりこや野菜や果物を摂れば、身体が必要としている極めて幅の広い様々な栄養素は無理なく自然に効率よく吸収され、さらに未だ人間が理解していない複雑な反応が期待できるのです。これが薬とは違った食べ物の底力なのです。秋月医師は『体質と食物』の中で、細胞にとってより大事な成分は、分析にかからない極めて微量な多種の成分ではないかと述べています。

2　日本人の食の基本であるごはん

既に述べたことですが（117ページ）、国産の精米された米だけでは、もはや十分な栄養を摂ることはできません。ごはんも、玄米といりこを中心にして栄養素を組み立てるのです。

私はこれまで『ごはんとおかずのルネサンス』の中で、できるだけ玄米も摂るようにと述べてきましたが、放射能に対応できる細胞をつくりあげるためには、さらに玄米をより多く食べることをお勧めします。

たとえば「国産玄米2対タイ米1」の組み合わせです。日本の米に欠落した栄養素を補うために、豊かな匂いとおいしさを持っているタイ米を一緒に炊くことを提案します。もちろん、私も実践しています。ここにいりこや昆布、オリーブオイル、スペイン産刻みアーモンド、モンゴルの塩などを加えます。こうして日本の米にビタミン、ミネラルなどの栄養素の幅と厚みを加えてやるのです。本当にご飯がおいしくなります。

もちろん圧力釜は決して使いません。せっかくの栄養素が大きく損傷されます。玄米を増やしてもオリーブオイルの豊かな成分がふすまを分解して歯ざわりが良くなります。スペインのオリーブオイルには秋月医師が味噌の力について述べた言葉、「他の素材との調和力」があります。こうしてうれしい匂いに溢れた、本当に暖かくふっくらとしたおいしいご飯が炊き上がります。

『ごはんとおかずのルネサンス　心嬉しい炊き込みご飯と味噌汁編』をご覧ください。心がウキウキするいろんなおいしい炊き込みご飯が載っています。

3 日本人の食の根幹、ルネサンス流味噌汁のつくり方

⑴ダシはいりこを中心に幾重にも、野菜も数種類加えて栄養の幅を広げる

それでは具体的にはルネサンス流味噌汁はどのようにしてつくるのか。ここで紹介しましょう。味噌汁のダシはいりこを中心として、昆布、鰹節も加えます。これらは単にグルタミンソーダやイノシン酸などのうま味を加えるためだけのものではありません。その他にも海のミネラル、ビタミン、アミノ酸、ヨウ素などの豊かな栄養素が含まれています。しかし鰹節はいりこのように魚1匹を丸ごと加工したものではなく、これだけでは栄養素の幅は極めて狭くなります。あくまでもいりこを中心として、栄養素の厚さを出すためのものです。これに岩塩でミネラルを厚くします。そして味噌が含むミネラル、ビタミンによってタンパク質の素となるアミノ酸が豊かになります。

表⑪　野菜、茸の主な成分表（可食部100gあたり）

		ニンジン（葉）	ニンジン（根）	ダイコン（葉）	ダイコン（根）	キノコ類（舞茸）
タンパク質 g		1.1	0.6	2.2	0.5	3.7
ミネラル mg	ナトリウム	31	24	48	19	1
	カリウム	510	280	400	230	330
	カルシウム	92	28	260	24	1
	マグネシウム	27	10	22	10	12
	リン	52	25	52	18	130
	鉄	0.9	0.2	3.1	0.2	0.5
	亜鉛	0.3	0.2	0.3	0.2	0.8
	銅	0.04	0.04	0.04	0.02	0.27
	マンガン	0.26	0.1	0.27	0.04	0.05
ビタミン mg	B1	0.06	0.05	0.09	0.02	0.25
	B2	0.12	0.04	0.16	0.01	0.49
	C	22	4	53	12	0

出典：食品標準成分表五訂増補版2010より

またニンジンやダイコンは幅の広い栄養素があるので、必ず加える基本の野菜とします。これに緑黄色野菜をはじめ季節の旬の野菜を加え、全体の栄養素の種類と量を厚く、豊かにします。生シイタケとマイタケは味を調えるために、秋以外の時期にも加えます。これらは放射性物質を排泄する食物繊維を多く含んでいます。またセシウムを細胞に吸収しにくくするカリウムを特に多く含み、その他のミネラルも豊かに含んでいます。免疫力を高めるβカロテンも含んでいます（147ページ表⑪）。

現在の日本の野菜には様々の栄養素が欠落しているので、かつてのように1、2種類でなく、毎回必ず最低数種の旬の野菜を加えて栄養素の幅と量を厚くします。

このようにして2重3重に栄養素を厚くすれば、たとえば今の栄養素の欠落した野菜その他の食材であっても、以前の日本人が摂っていた栄養素豊かな味噌汁よりもさらに栄養素を含んだ味噌汁になります。こうしてつくった味噌汁をできれば1日3杯、少なくとも2杯とれば、細胞が必要としている栄養素はかなり摂ることができます。

こうすれば抗酸化成分や放射能を体外に排泄するミネラル、ビタミン類、ヨウ素もかなり補給できると思います。

(2) さらにルネサンス流味噌汁に適宜加えるもの

大豆加工品の豆腐や油揚げ、高野豆腐、打ち豆、おからなど、そのままでは消化吸収しにくい栄養素豊かな大豆をより吸収しやすくした二次加工品を加えます。

ゴマは次世代に命をつなぐ基本的な栄養素が含まれています（表⑫）。ビタミン、ミネラルが豊かでポリフェノールの一種のセサミノールなども含まれています。『ごはんとおかずのルネサンス』の料理の中に記してあるすりゴマだけでなく、何にかけてもよいし、できるだけ多くかけるようにしたいものです。

海藻類である乾燥ワカメとトロロ昆布は、ビタミン、ミネラル、ヨウ素が豊富です。塩漬けのワカメは塩抜きする時にかなりうま味と栄養素が抜けるので、乾燥ワカメを使いましょう。

表⑫　ゴマの成分表

		ゴマ（乾燥）	ゴマ（煎り）
タンパク質　g		19.8	20.3
ミネラル mg	ナトリウム	2	2
	カリウム	400	410
	カルシウム	1200	1200
	マグネシウム	370	360
	リン	540	560
	鉄	9.6	9.9
	亜鉛	5.5	5.9
	銅	1.66	1.68
	マンガン	2.24	2.52
ビタミン mg	B1	0.95	0.49
	B2	0.25	0.23
	C	-	-

出典：食品標準成分表五訂増補版2010より

(3) 野菜は旬のものを加える

季節に応じて旬の野菜を色とりどりにできるだけ多く数種類加えます。季節外れの野菜は栄養素が半分から3分の1以下です。季節ごとのリストを参考にして旬のものを選んでください。冬の**ナスやトマト、ピーマン、サヤエンドウ、キュウリ、夏の白菜、カブ、小松菜といったものは買いません。**以下、旬の野菜をあげてみましょう。

［春］
菜の花、フキノトウ、ウド、セリ、ゴボウ、玉ネギ、キャベツ、サヤエンドウ、ジャガイモ、ニラ、ネギ、ニンニクの芽
［夏］
サヤエンドウ、キャベツ、ニンニクの芽、サヤインゲン、長ネギ、ゴボウ、ミョウガ、ピーマン、ゴーヤ、カリフラワー、ズッキーニ、ブロッコリー
［秋］
マイタケ、シメジ、生シイタケ、エリンギ、長ネギ、サツマイモ、サトイモ、ジャガイモ、カボチャ、ゴボウ、カブ、玉ネギ、ニラ。なお季節の魚（サンマ、鮭）もよいでしょう。
［冬］
白菜、カブ、小松菜、サトイモ、サツマイモ、ジャガイモ、カボチャ、ゴボウ、タマネギ、長ネギ。白子、酒粕なども暖かみを添えてくれます。

『ごはんとおかずのルネサンス　心嬉しい炊き込みご飯と味噌汁編』をご覧ください。何となく味噌汁には不向きと考えているズッキーニ、ピーマンなどの洋野菜やゴーヤでも、本当においしい味噌汁ができます。

4　とんでもなく手間いらずのルネサンス流煮物

とりあえずは、1日に味噌汁2～3杯とタイ米入りの玄米ご飯を2杯食べれば、かなり栄養素が補給され、体調はかなり改善されます。しかしさらに元気な身体になるためには、そろそろ様々な煮物も始めてください。味噌汁とご飯だけでは加える食材は限られ、栄養素の幅と厚みが十分でありません。アク抜き・下茹でオンパレード、砂糖漬けの辰巳芳子氏の料理法から比べれば、ルネサンス流煮物は工程が半分以下です。そのうえとてもおいしくて、健康はさらに確実なものになります。

(1)煮物も基本はいりこ

必ず加えるものは、もちろん、ここでもダシの基本であるいりこです。ここに昆布、鰹節、干しシイタケ、岩塩を加えます。さらにオリーブオイルを加えます。

オリーブオイルを入れることに怪訝な気持ちの方もおありでしょう。でも何でもかんでも油を抜けばヘルシーというのは子どもじみた考えです。体内で生成されない必須脂肪酸は体外から補給しなければなりません。脂肪は細胞間の伝達をするホルモンや細胞膜になりますし、緑黄色野菜に含まれる脂溶性のビタミンA、ビタミンDなどは、油脂とともに調理すると消化吸収が促進されます。良質な油脂も大事な栄養素であり、細胞の働きを活性化し、むくみの解消にももちろん貢献します。オイルを摂ることはイコール太ることである、と短絡的に考えてはいけません。過度に精製された国産のサラダオイルはやめて、脂肪酸だけでなくビタミン、ミネラルなどと共に様々の不飽和脂肪酸を幅広く豊かに含んでいるスペイン産のオリーブオイルは、十分に摂って大丈夫です。新陳代謝がより活発になります。

スペインのカタルーニャ産のオリーブオイルについては、113ページを参照してください。

(2) 次代に命をつなぐ栄養素を含む種子、豆類を加える

様々な料理や食材の本の全てに、大豆にはイソフラボンはじめ豊かな幅の広い栄養素が含まれていて、豆腐、納豆などの大豆製品は日本人の健康を支えてきたものであり、できるだけ頻繁にこれらの食品を摂るべきであるとあります。私もこれに異論はありませんが、今の大豆には以前の豊かな栄養素は欠落しているので、以前のようなふっくらとしたおいしさは感じられず、何かが欠けた淋しい味わいになります。大豆だけでなくうずら豆やひたし豆など他の数種類の豆を加えたりして栄養素の幅を広げなければなりません。

また国産の豆類だけでは補えない栄養素は外国産の豆類、とりわけフランス、スペインなどの本当にうまい豆や種子によって、補給しなければなりません。昔ながらの大豆の煮豆をつくっても、私には今一つおいしくない。これにカナダ産ひよこ豆、スペイン産アーモンド、フランス産レンズ豆などを1種類でも加えると、本当においしくなります。おいしくなったということは、そ

れだけ栄養素が豊かになったということに他なりません。

日本人には馴染みの深い白黒ゴマも消化しやすいようにすって加えるとホッとする安心感のあるおいしさが生まれます。何にかけても大丈夫。できるだけいっぱい加えます。

(3) 基本の野菜と乾物

1年を通して煮物に入れる基本の野菜は、味噌汁と同じくニンジンとダイコンです。できるだけ入れるようにします。味わいがふっくら豊かになります。さらにゴボウやキノコ類、ショウガなども1年を通して適宜入れてください。

また、切干ダイコンや身欠きニシン、干し貝柱、乾燥長ヒジキ、切り昆布など、先人の残した乾物をなるべく入れるようにしましょう。これらの乾物には、ビタミン、ミネラルが凝縮されて含まれています。何とも言えない厚みのある味わいになります。それぞれ何に加えてもかまいません。すべての煮物が何とも言えない暖かい、懐かしい味わいに仕上がります。

また海藻類なども日頃から摂っていれば、甲状腺にヨウ素が蓄積され、子どもが放射性ヨウ素を取り込むのを抑えることができることは以前に述べた通りです。

季節ごとの旬のものとしては、次ぎのようなものを加えます。旬の魚介類も加えます。

［春］
フキ、タケノコ、干しゼンマイ、ホウレンソウ、菜の花、サヤエンドウ、ゴボウ、長ネギ、ダイコン、生シイタケ、玉ネギ、ショウガ
［夏］
ゴーヤ、ナス、サヤエンドウ、ジャガイモ、玉ネギ、カボチャ、オクラ、インゲン、ショウガ、サバ、スルメイカ、シラス、ヤリイカ、なまりぶし
［秋］
キノコ（マイタケ、シメジ、シイタケ、エノキ）、白菜、ゴボウ、トマト、ジャガイモ、カボチャ、サトイモ、サヤインゲン、玉ネギ、イイダコ、イワシ、サンマなど
［冬］
小松菜、キノコ（マイタケ、シメジ、シイタケ、エノキ）、ダイコン、ゴボウ、カブ、レンコン、サトイモ、白菜、長ネギ、ショウガ、玉ネギ、ブリ、タラコ、アンコウ、カキ、タコ

ニンニクは、ビタミン、ミネラルを豊かに含んでいます（表⑬）。現在の日本のニンニクは、韓国、イタリア、フランスのものなどから比べれば匂い、味わいがあまりにも低下しています。匂いのしないニンニクなどという愚かさの極みの品種改良によって、本来の栄養素が著しく失われていることを、私の舌は鋭く感じます。韓国人がニンニクを多量に摂り続けるのには、やはり健

康を支えるという深い理由があるのです。本当に残念なことですが、国産の気の抜けたようなニンニクでも、抗酸化作用、動脈硬化防止力を持つアリシンを含んでいます。またニンニクを入れることで料理全体の味わいが著しくアップします。このことからニンニクには成分表に記載されている成分以外の微量成分を豊かに含み、これらが様々の食材の栄養素を消化吸収しやすくする力があるのではないかと、私の舌は直感します。フランス料理でもニンニクは多用されます。

表⑬　ニンニクの成分表

(可食部100gあたり)		ニンニク
タンパク質　g		6
ミネラル mg	ナトリウム	9
	カリウム	530
	カルシウム	14
	マグネシウム	25
	リン	150
	鉄	0.8
	亜鉛	0.7
	銅	0.18
	マンガン	0.27
ビタミン mg	B1	0.19
	B2	0.07
	C	10

出典：食品標準成分表五訂増補版2010より

⑷ 調味料

塩味の味付けの場合はもちろんですが、醤油、味噌、その他を加える場合にも、必ず岩塩か海塩を加え、ミネラルを厚くします。

醤油と味噌は、日本の基本的な調味料です。味噌には醤油よりも豊かな栄養素が含まれています。味噌味の煮物もとてもおいしいですよ。是非、たくさんつくりましょう。

たまには塩味ベースの煮物にカレー粉を加えると、とても新鮮な感じの食卓になります。子どもも大喜びです。こんな味付けには、ローリエの葉を入れると味わいはふっくらとします。

ワインビネガーは、イワシの酢煮などに国産の米酢に替えて使います。米酢では得られない五感が満たされる深い味わいになります。

また、ナンプラー＊は、それだけの味付けでもいいですし、カレー味、醤油、味噌味に加えてもとてもおいしく、ふっくらと心にしむ芯のある味わいになります。私はオムレツなど多くのものに加えています。私もナンプラーは大好きです。

＊ナンプラーは魚醤のことで、アジア、特に東南アジアの沿岸部を中心に日本、中国など含めていくつかの文化圏でつくられています。タイでは、近海で水揚げされるアンチョビ類の内臓に含まれるプロテアーゼのみで数ヵ月以上自然発酵させます。熟成が進むと魚の形が崩れ、全体が液化してきます。これを漉して用います。色は赤褐色や褐色であり、濃厚なうま味があり、ミネラル、ビタミン類を含んでいます。非常に多くの料理に使われ、これらの国の人々の健康を長く支えてきたものですから、必須で基本的な栄養素を含んでいると考えられます。日本の味噌と同様にそれ自身に豊かな栄養素を持つと同時に、他の素材の栄養素を吸収しやすくする力を持った優れた調味料であることを、私の舌も強く感じます。煮物だけでなく鍋物などもとてもおいしくなります。

5　立派な一品になる栄養素たっぷりのルネサンス流サラダ

(1) どのような食材でサラダをつくるか

野菜などの食材は加熱されると、ビタミンやアミノ酸、酵素などは簡単に破壊されてしまいます。野菜などを生で食べることの目的は2つ。まず食物繊維を摂ることです。そしてサラダの多くの食材は加熱しないので、素材そのままの栄養素や酵素を壊さないで食べることができます。しかし野菜の細胞膜は加熱しない場合は丈夫で簡単には壊れにくく、中の栄養素を消化吸収しにくいので、それらを分解する力の強いオリーブオイルや酢とともに摂るのだ、と私は考えています。

さらに、栄養素を豊かにするため、理想的なミネラル比となっている岩塩、1匹丸ごとの小魚、命をつなぐための基本的な栄養素を持つ種子類その他の季節の野菜とともに摂るのです。これは私がほぼ確信していることですが、多くの基本的な栄養素とともに野菜を摂ると、より一層野菜の栄養素も消化吸収されやすくなります。

(2) サラダに必ず加えるもの

調味料として、スペイン産のオリーブオイルはそのおいしさと栄養ともにすばらしく、サラダに用いれば生野菜を分解する力が強力です。また、スペイン産のワインビネガー、シェリー酒ビネガーは、極めて栄養素豊かなブドウから作られたワインをさらに発酵させたもので、豊かな栄養素とともに抗酸化物質ポリフェノール等のファイトケミカルが豊富に含まれていると私の舌は直感します。また消化吸収しにくい野菜に含まれる栄養素を、吸収しやすくしてくれます。さらにミネラル豊富な岩塩を加えます。

基本的な栄養素を豊かに含み、次代に命をつなぐ種子類では、クルミや松の実、白ゴマ、干しブドウなどを種類豊富に多く摂るようにします。

⑶その他サラダに最適な様々のもの

この他にサラダに最適な次ぎのような食材を加えます。

［チリメンジャコ、シラス］

1匹全体を食べることになる小魚類を加えます。

［切干ダイコン］

少量の水と岩塩をふって戻すだけ。コリッとしたリズム感のある歯ざわりと、甘い味わいが増してサラダに暖かい味わいが増します。本当においしくなります。

［油揚げ］

軽く岩塩をふり、オリーブオイルでカリカリに焼いて幅5センチの拍子切りにして加えます。

［薄焼き卵］

卵にオリーブオイル、岩塩、ナンプラー、胡椒などを加えてほぐし、薄めに焼いて縦5センチ、横1センチに切って加えるとサラダの味わいがぽっと暖かく、うれしいおいしさに仕上がります。

［チーズ類］

チーズは牛乳が乳酸菌によって変化し、うま味栄養素の幅を大きく広げてくれるものであり、またタンパク質が最も消化吸収しやすくなるペプチドという状態になっています。何にでも頻繁に加えてください。ミネラル類、ビタミン類も豊富に含まれています。すりおろしたもの、薄く切ったもの、小さく賽の目に切っても何でもオーケーです。

［コーンやツナの缶詰］

コーンやツナのうま味が溶け込んでいる缶詰の汁やオイルも捨てないで他の料理に使います。加えるととてもふっくらとおいしくなります。

［ハム、ソーセージ］

国産のものは肉に殆ど栄養もうま味もなく添加物だらけです。無理に食べる必要はありません。私はドイツから輸入されている「ハライコ社」のソーセージだけ食べています。本当に豊かな味わいがあります。国産のソーセージでは料理の味わいは雲泥の差となってしまいます。

(4) 生で加える様々の季節の野菜

それから四季折々、次ぎのようなものを入れてみてください。多くの人が「え、こんなものを生で食べるの？」とびっくりされるでしょう。白菜、ニンジン、ニラ、キノコ類、生で食べても本当においしいですよ。1度このおいしさを味わってしまえばもう何度でもつくってしまいます。できる限り、多種類のものを生で食べて、熱によって壊れやすいビタミン、アミノ酸、酵素などをそのまま取り込みます。

［春］

春には特にフレッシュな清々しい香りの山菜や季節の野菜があります。どんどん食べましょう。季節の息吹で心と身体が新鮮にシャキッと芯が通ります。生ウド、フキノトウ、ニラ、長ネギ、

ミョウガ、ニンジン、フキ、（軽く茹でて）菜の花、（栽培ものの）セリ、野セリ、ワケギ、サヤエンドウ、ソラ豆

〔夏〕

（生で）トマト、キュウリ、ナス、青ジソの葉、ミョウガ、ニラ、レタス、サニーレタス、玉ネギ、（千切りで）ニンジン、（薄く切った）シイタケ、ゴーヤ（厚さ2ミリほどに切り、塩もみせずそのままで）、（ふかして）サヤエンドウとトウキビ、香草類（スイートバジル、ミント、コリアンダーなど）、冷奴（大きめに、あるいは小さく賽の目に切って野菜の上に並べ、ドレッシングをかける）。んー、本当にうれしい夏の味ですね。

〔秋〕

キノコ（マイタケ、シメジ、シイタケ、エノキ）は生でも軽く茹でても、オリーブオイルで炒めてもサラダに合います。ダイコン、ニンジン（生で太さ2ミリの千切りでそのままで）、白菜（太さ5ミリほどの千切り）、長ネギ（厚さ2〜3ミリの輪切りにして他の野菜に混ぜれば辛さは紛れ、暖かい味わいに仕上がります）

〔冬〕

白菜、ダイコン、ニンジン、シイタケ、長ネギ。いずれも生で食べます。

私が季節ごとにつくるサラダは、春はキャベツ、夏と秋はレタス、冬は白菜をメインにして旬の野

菜を何でも加えます。これにどんなことがあっても、少しの水と塩を振って戻しただけの加熱しない切干ダイコン、フランス産くるみ、スペイン産松の実、スペイン産干しブドウ、チーズ、たまには薄焼き卵。その他あるものを加えます。なればたったの15分で幸せな、本当においしいサラダができてしまいます。1度食べてみなければこの幸せに満ちたおいしさは分かりません。

干しブドウは種も全て食べるところに意味があります。干しブドウもスペイン産のものは舌に吸いつくようなおいしさを持っています。ぜひ頻繁に食べたい食材です。『ごはんとおかずのルネサンス　四季の息吹・今昔おかず編』の中には、様々の野菜のサラダが載っています。

6　日本の食卓に欠かせない漬け物と干物

(1) 可能な限り毎食にでも摂るべき漬け物

しっかり乳酸発酵させた漬け物は、できれば朝夕に、少なくとも1日1回は必ず摂らなければなりません。キュウリやダイコン、ニンジン、カブなどの糠漬け、干して漬けた白菜漬けなどです。

私が小学生の頃までは、福島県会津の生家では日常の食卓に上る食材、料理は限られていました。おかずは少なく、主食は米であり、そして1年中必ず漬け物が出てきました。春は秋に漬けたタクワン、白菜漬け、夏はキュウリ、キャベツの一夜漬け、ナスの塩漬け、秋のはじめはしっかり熟した秋ナスの塩漬け。これはもうとんでもなくうまかった。あの豊穣の極みの味わいは今でもはっきりと覚えていますし、ああ、もう1度食べたいなあと、私の感覚がうずきます。秋冬には甘いタクワンとしょっぱいタクワン、白菜漬け、ダイコンを塩だけで漬けた切り漬けなど、夏以外は常に2~3種類の漬け物が出されました。私は漬け物が大好きで本当に毎日ドンブリいっぱい近く食べていました。私は健康に生まれ、健康に育ちました。本当にうまかった米、味噌汁、そしてこれらの漬け物によって私の身体の多くの部分ができあがったと言っても過言ではないと思います。

既に成分表の比較で明らかにしましたが、私の子どもの頃には未だ野菜には豊かなタンパク質、脂質、ミネラル、ビタミンが含まれていました。これらの栄養素には加熱に極めて弱いビタミン、アミノ酸、酵素などがあります。これらの栄養素を加熱せずに乳酸菌の力を借りて分解、変化させ、栄養素とうま味の幅を広げ、消化吸収しやすい状態にし、あますところなく取り入れていたのです。食材の種類が限られていた頃は特に野菜の栄養素を失うことなく、全てを吸収することが必要だったのです。

第3章（68ページ以下参照）で紹介した秋月医師は、味噌には西洋のヨーグルトのように腸内の細菌を調整する役目もあったとしていますが、私は味噌にはその力はあまりないと考えます。何故なら熱を加える味噌汁では、乳酸菌は死滅します。私の生まれた会津では薄く切った生の新ショウガやウド、長ネギなどに生味噌をつけて食べていましたが、これは本当にたまにでした。

しかし生きた乳酸菌のいる漬け物は1年中少なくとも朝晩たくさん食べました。漬け物は絶えず善玉の乳酸菌を届け、腸の調子を整えていたのだと思います。

(2)ルネサンス流糠漬けの力

精製した白米より玄米の方にビタミンやミネラルなどが豊かに含まれています。しかし外側のふすまの部分は消化されにくく、含まれる栄養素が効率よく吸収される訳ではありません。ですから玄米を炊く時などはオリーブオイルを少量加えてよく混ぜ、数時間おくとふすまは分解され、より消化されやすくなります。

ふすまの部分、つまり糠を乳酸菌の働きで分解すると、栄養素の幅を広げるとともに消化吸収しやすくなった糠床がつくれます。これにダイコン、キュウリなどを漬け、糠の栄養素を吸収させると同時にこれらも乳酸発酵させたものが糠漬けです。糠漬けは匂いが強く、手からなかなかその匂いが消えず、また腐りやすく毎日1度かきまぜてやらないといけないので旅行にも行けないといわれます。

でも私たちが開発した糠漬けは、糠床が安定してくれれば、1週間に1度混ぜれば大丈夫。匂いも腐敗臭も少しもなく、すっきりさわやか、糠床に手を入れても水洗いすれば30分で匂いは消えてしまいます。そして誰もが驚くおいしさです。

今の日本の米はふすまといえど、栄養素が薄くなってしまいました。これでは乳酸菌も活発になりません。そこで私たちは糠に栄養素豊かなスペイン産のアーモンドパウダー、いりこ、昆布、そして多めの海塩を加えます。糠床をつくる初めの頃は多めの塩を加えることによって腐敗菌を抑える必要があります。豊かな栄養素を加えると乳酸菌の働きは活発になり、乳酸発酵が十分に行われ、半月もするといりこは完全に溶けてなくなっています。

手を入れると、少しチクチクするほどに酸度はあがってきて、腐敗菌は生き残れません。そしてすっきりした匂い、味わいになります。皆さんの頭の中にあるイメージの糠漬けではありません。これを嫌いという人は殆どいないでしょう。とにかく身体が待っているおいしさです。魚を食べて骨が残ったら、捨てずに糠床に埋めておきます。やはり完全に分解され、さらに糠漬けのおいしさが増してきます。

極めて理想的な、幅の広い栄養素補給を可能にする漬け物です。できれば朝夕2回、少なくとも1回はとるようにしてください。

(3) 魚の干物はおいしく栄養豊かで便利

店で売っている干物はもう殆どが冷凍です。買ってきたら冷蔵保存します。冷凍を続けているとさらに味わいが劣化するからです。1週間~10日程度は腐ることはありません。生の魚は勿論冷凍されています。刺身にしても煮物にしても、あまりおいしくありません。しかし、干物は水分をある程度抜いてあるので、生ほど冷凍によるダメージは受けていないので、それなりに味わいも残っていておいしいものもあります。

勿論、朝食に出してもよいのですが、夕食などどうしても食事をつくる余裕がない時など、冷蔵庫に保存してある味噌汁やごはんを温めて、干物を焼けば十分に栄養素は補給されます。お子さんがいる家庭ではこれに簡単にできるオムレツでも添えれば皆大満足です。アジ、サバ、ホッケ、サンマの開き、私も大好きです。

また、最近は本当に食卓にのぼることのなくなったメザシやイワシの丸干しなどは朝食だけでなく夕食や外食が多く栄養素が不足しがちなお父さんの酒の肴にも最適です。これはとても大事なことです。幅の広いしかも量的にも十分な栄養が摂れます。苦手なご両親も多いと思いますが、子どもたちのためにも頑張って食卓にのせてこのおいしさを知ってほしいと思います。

7 毎日の朝・昼・晩の食事の大枠

朝・昼・晩の食事の献立や料理を考えると、うんざりする方もおられるかも知れません。でもそんなに複雑に考えなくても大丈夫。ごはんと味噌汁に1、2品。基本さえ守ればそんなに面倒なものではありません。

(1) 朝食のメニュー

ごはんと味噌汁、漬け物は必須です。まだ眠そうな子どもたちやお父さんなどに、できたてのご飯と味噌汁は格段に元気を与えます。ご飯と味噌汁。朝だけは頑張ってつくってください。朝は時間に追われます。毎日違うものを、と気を遣う必要はありません。ごはんと味噌汁以外は、常備のもの1、2品あれば十分です。

焼き海苔があると朝のご飯は本当にうれしいです。少し食欲がない時でも、海苔のホッとする香りが、「よし、ご飯を食べるぞ」という気持ちをわきたたせてくれます。アオサ（青のり）が味噌汁に入っていれば、眠り足りなさが気持ちよく洗われるようで、本当にホッとします。これらの海藻類は幅の広い栄養素、特にビタミン、ヨウ素が豊富です。

そして納豆。今の納豆は昔のものから比べれば本当に味わいが薄くなりました。でも優れた食材です。そして今どきたっぷりの栄養で本当に安い。お母さんが嫌いだからと言って、子どもがこのうまさを知らずにいたら、それはかわいそうです。ぜひ朝の食卓にのせましょう。時間に余裕のある休日は、これに目玉焼きなどを添えて楽しい朝食をつくりあげます。これはまったく典型的な日本の朝の食卓なのです。でも納豆は朝だけですよ。しっかり、ちゃんと食べなければならない昼や夜の食事、納豆がメインのおかずではいけません。

お父さんは仕事のために遅くなることが多く、夕食をみんなと一緒に食べることは難しい家が多いでしょう。となれば、朝、家族みんなで朝食を食べなくてはいけません。家族みんなが元気に1日頑張れるように、おいしい朝ご飯をつくりましょう。

(2)昼食のメニュー

昼は昨晩や朝の残り物で十分です。朝と晩にきちんと食べれば、昼は何を食べても栄養は十分に補給されます。お子さんが単純なカロリー計算によってつくられた栄養素の乏しい学校の給食を食べても、仕事のお父さんが昼食に外食しても大丈夫です。

ただ、お父さんは太らないようにカロリーだけは注意してください。でも朝と晩に栄養素豊かなルネサンスごはんを十分食べれば、お昼にはそれほど腹いっぱい食べなくても満足感は得られますし、そんなにすぐにおなかはすきません。また太りすぎることもないのです。(190ページ玉名市・Kさんのお手紙参照)

(3)夕食のメニュー

お母さんが専業主婦であれば、なるべくつくりたてのものが家族としてうれしいことはいうまでもありません。

しかし共働きの家庭では毎日は不可能です。ごはん、味噌汁などは朝つくったものにあとは煮物などを1つ、あるいはオムレツなどをつくれば、1日に必要な栄養素は十分まかなえます。あるいは煮物も何日分かつくっても少しも問題はありません。

8　子どものおやつに何を与えるか

(1) おやつでさらに栄養を整える

子供のおやつはとても大事です。心と身体を破壊するポテトチップスなどのスナック菓子など、決して与えてはいけません。空いたお腹をふくらませるだけでなく、常にさらに十分な栄養素を整えることを考えて下さい。ドライフルーツやナッツ類が最適です。私はドライフルーツが大好きです。干しプルーン、干しイチジクはいつも冷蔵庫にあり、ちょっとお腹が空いた時や食事の後によくデザートとして食べます。季節ごとの干し柿や干しイモなども以前ほどのおいしさはないとはいえ昔からの味わいでとてもおいしい。様々な栄養素がぎっしり詰まったおいしさに、心と身体はホッと癒されます。生のフルーツよりも干したものの方がミネラルを豊富に含んでいます（表⑭）。

また私はピーナッツや枝豆などの豆類も子どもの頃から大好きでした。周りを見ても、豆好きの人には年をとっても元気な人が多いのは確かです。子どもたちに沢山食べさせましょう。

表⑭　生と干したフルーツの栄養素比較（可食部100gあたり）

		プルーン		イチジク		ブドウ	
		干し	生	干し	生	干し	生
タンパク質　g		2.5	0.7	4	0.6	2.7	0.4
ミネラル mg	ナトリウム	1	1	9	2	12	1
	カリウム	480	220	840	170	740	130
	カルシウム	39	6	130	26	65	6
	マグネシウム	40	7	62	14	31	6
	リン	45	14	76	16	90	15
	鉄	1	0.2	1.4	0.3	2.3	0.1
	亜鉛	0.5	0.1	0.6	0.2	0.3	0.1
	銅	0.3	0.06	0.37	0.06	0.39	0.05
	マンガン	0.36	0.09	0.48	0.08	0.2	0.12
ビタミン mg	B1	0.07	0.03	0.05	0.03	0.12	0.04
	B2	0.07	0.03	0.05	0.03	0.03	0.01
	C	0	4	Tr	2	Tr	2

出典：食品標準成分表五訂増補版2010より

何もない時は、いりこをそのまま与えても最高のおやつになります。季節のおやつをあげてみました。

春　そら豆

夏　枝豆、トウモロコシ（ふかすか、焼いて醤油を付けたもの）

秋　茹でピーナッツ、干し柿、干しイモ

冬　焼きイモ、干しイモ

(2) 乳製品を摂り、清涼飲料水は与えない

清涼飲料水は決して与えてはいけません。ミネラルウォーターや麦茶を与えます。バランスのよい栄養素を幅広く含んでいる牛乳は、たくさん飲ませてください。ただし時間をかけてゆっくりと130度まで超高温加熱殺菌したロングライフ牛乳は決して飲ませてはいけません。栄養素はことごとく破壊され、身体によくない成分も生成されているかもしれません。できるだけ低温殺菌の成分無調整の牛乳を飲ませるようにします。こんな牛乳なら多く摂ってもアトピー性皮膚炎になるなんてことは決してありません。

また白石久二雄氏の『放射能と栄養』には次ぎのようにあります。牛乳や乳製品の少ない食事は特に子どもたちにとってタンパク質の不足を招き、消化機能（肝臓や膵臓）、内分泌、造血などの生体機能を低下させます。これによって感染、有害物質、放射性物質に対する抵抗力が低下し、様々の病気にかかりやすくなり、病気からの回復も遅れます。牛乳や乳製品は生体にとって重要なカルシウムの供給源であり、カゼインタンパク質と結合して体内で容易に消化吸収されます。カルシウムが不足するとストロンチウム90の体内蓄積率が20～30％から60～70％に高まり、骨格組織に蓄積され、放射線を照射し続けます。牛乳や乳製品を多く摂れば摂るほど、ストロンチウム90が骨に蓄積することを防止できるのです。

(3) 1日1回は新鮮な果物を与える

活性酸素に対する抗酸化作用を持つビタミンCやセシウムを排泄する作用を持つペクチンなどを含み、食べたものを分解し効率よく吸収しやすいようにする酵素を豊富に含んだ果実を、1日1回は食後などに摂るようにしたいものです。

春　イチゴ
夏　夏ミカン、キウイフルーツ、スイカ
秋　柿、ブドウ、ナシ、ミカン、キンカン
冬　ミカン、ネーブルオレンジ

国産の果物はどれをとっても本当においしくありません。もちろん、栄養素も希薄です。輸入されるものは、総じて日本の物よりおいしいと言えます。しかし長い船の輸送のために、防かび剤その他の薬剤に漬けられています。そして日本で私たちの手元に届くまでには表面に付着した薬剤の30％が実まで浸透していると言われます。使われている薬剤は人体にかなり強いダメージをもたらすものと思われます。私は地球の裏側からくるアボカド、バナナ、マンゴー、グレープフルーツ、アメリカ産のブラックチェリーなどはあまり食べないようにしています。栄養素は乏しくても果物は国産のものが無難でしょう。

これまで述べてきたように、家族を病気や放射能に強くしてあげたいのなら、ちゃんとした食べ物を、ちゃんと与え続けなければなりません。そして、これまで述べたように、ある程度徹底しようとするなら、当然より多くの食費がかかります。もちろん、これほど完璧にする必要はありません。しかし要は、今、目の前にあるお金で家族の一生の健康を買うのか、それを犠牲にして車やゴルフのクラブにお金をかけるかの選択なのです。

第７章

「ルネサンスごはん」の実践者から寄せられた声

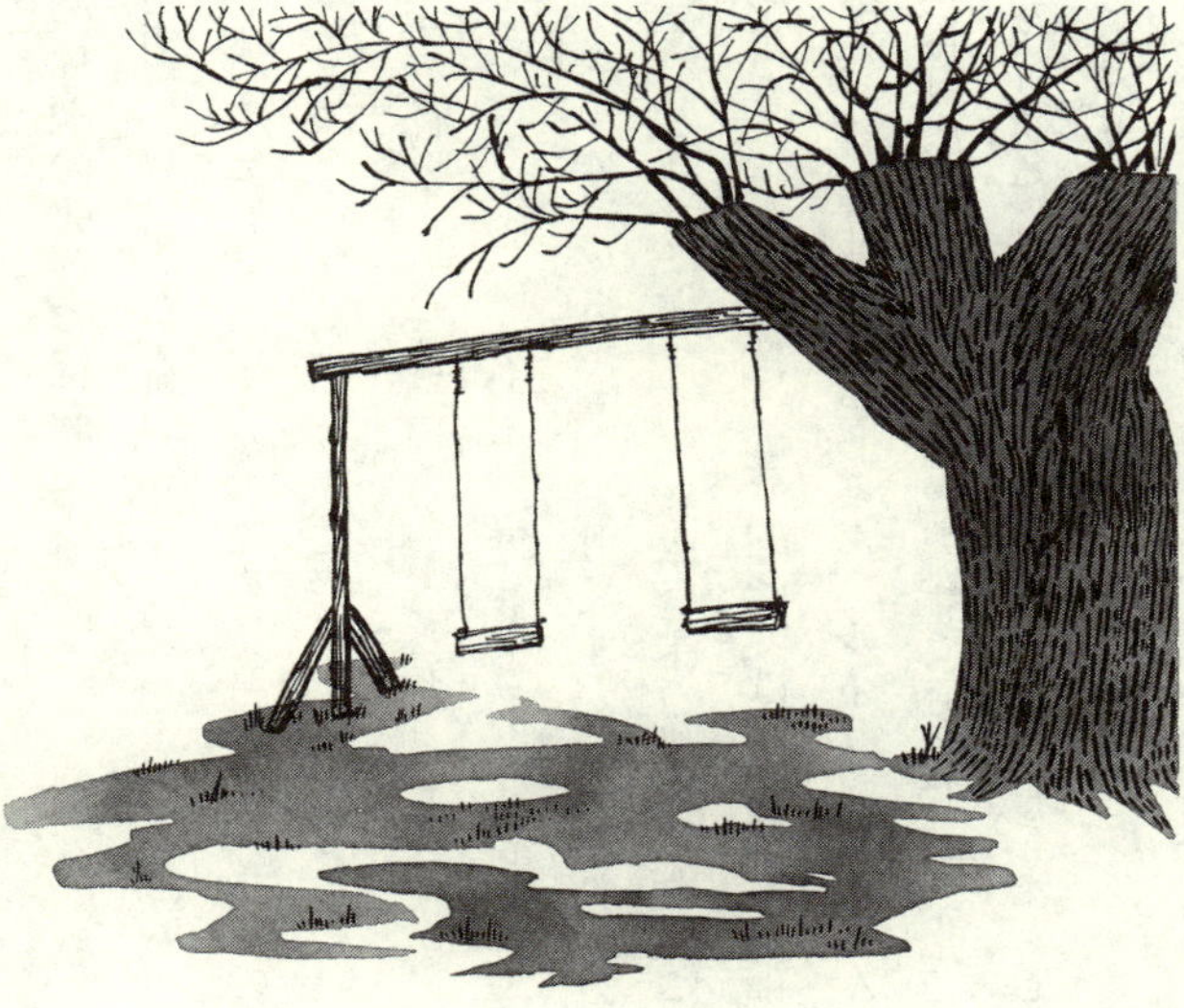

1　私もルネサンスごはんによって救われた

(1) 驚くほど似ている食べ初めからの体調の改善の経過

ルネサンスごはんを実践されている方からは、お手紙やイル・プルーのホームページへの投稿など様々な形で、お声が寄せられています。これらの方々のご意見と、これまでの私の経験から得られた考えを述べてみます。またルネサンスごはんの普及に努めていただいている熊本県玉名市の市議会議員・近松さんに寄せられた体験のいくつかもあわせて紹介します。

感想を寄せられた方々は、ルネサンスごはんのみ、あるいはこれといりこサプリメント（第8章参照）の双方、あるいはいりこサプリメントのみの3通りがありますが、いずれの方法であっても、これまで著しく欠如していた栄養素が補給されるに従って、身体全体の細胞が次第に活性化し、本来の機能を取り戻してきます。多くの場合、その影響は部分的にではなく全体の細胞・器官に及び、様々な部位がこの活性化で改善されていきます。もちろん、ルネサンスごはんの方が、いりこサプリメントより、ずっと栄養素の幅は広く力強いことは前述したとおりです。

イル・プルーのホームページへの書き込みはいりこサプリメントのモニターとしての投稿が多く、いりこサプリメントのみの方が3分の2、ルネサンスごはんといりこサプリメント双方の方が3分の1という割合です。ここではルネサンスごはんを中心に、いただいた声を紹介することにします。

またこれまでは特にルネサンスごはんの実践者の声を広く募ったことはなく、いずれも自発的にお寄せいただいたもので、イル・プルー・シュル・ラ・セーヌのフランス菓子教室に通われている生徒さんが多数おられます。

玉名市の方々は、殆どの方がルネサンスごはんだけ摂られています。便秘、肌荒れ、生理痛、生理不順などはいりこサプリメントで十分な効果があるようですが、糖尿病の高血糖値、潰瘍性大腸炎などの回復の難しいものにはルネサンスごはんが必要なように思えます。

まず私の体調が悪化し始めた40歳の頃から約20年間の体調の変化を記します。というのも体調が悪化してルネサンスごはん、いりこサプリメントを食べ始めてからの体調の改善などの状況が、他の方々の体験と驚くほど重なるからです。

(2) 私は健康に生まれ育ってきた

健康に関する自分史の概略を以下に書いてみます。私は生来身体が大きく、そして元気に育ってきました。中学の頃は野球、高校に進んでからは陸上の投てき競技（砲丸投げ、やり投げ、円盤投げ）を続け、身体を鍛えるのが生きがいのようなところがありました。大学に入ってからは何のスポーツもしていませんでしたが、体力だけはずっと自信がありました。卒業後、菓子屋に入社し、その後紆余曲折がありましたが、フランスでの2度のお菓子づくりの研修の後、39歳で初めて自分の店をオープンしました。

フランスに1度目の勉強に行って帰国した32歳頃から大酒を飲み始めました。帰国後15年ほどは日本におけるフランス菓子づくりという仕事が遅々として進まず、大きな不安感にさいなまれてのことでした。特に店を出してからその量は増え続け、40代はずっとビール2～3本と2合とっくり3～4本の日本酒を、毎夜、どんなに仕事が遅くなろうとあおり続けました。正にアルコールなしでは1日が終わらない精神・身体ともに異常な状態にありました。

50歳に入り急速に体調が悪化し始める

50歳になる頃には頭の真ん中は禿げあがり、白髪がどっと増え、肌はカサカサ。冬になると全身が痒くて痒くてたまりませんでした。

顔や手にシミが出始め、黒ずんできて、「あーあ、俺もとうとう爺さんなんだなあ」と溜め息が出るようになりました。さらに口内炎はしょっちゅうです。ちょっと食べると下痢の繰り返しでした。そして突然、花粉症を発症したのです。花粉症は自分には縁のないものと思っていたので、これにも打ちひしがれました。

血糖値は見事に糖尿病予備軍から正規軍に限りなく近づいていきました。その他にも多くの不調が現れました。50歳代の初めに一気に身体は不調に陥っていったのです。

なかでもショックだったのが、52～53歳頃、検査で十二指腸に憩室《けいしつ》という腸壁に袋状の突起が発見されたことです。悪性でないと分かっても、自分の身体に本来の身体とは異なるものができたことに、また打ちひしがれました。そして56～57歳頃に胃にポリープが見つかりました。良性でしたがこれもショックでした。

ルネサンスごはんといりこサプリメントに救われる

今から10年ほど前に様々な経緯の後にルネサンスごはんをつくることを思い立ち、試作を始めました。そのいきさつは拙著『失われし食と日本人の尊厳』の中に詳しく述べています。3年ほどしてようやく、不完全ながらその体系ができあがる頃から、その食事の影響もあり、花粉症、口内炎、下痢はおさまり始め、シミ、顔の黒ずみも取れ始めました。

少しずつ、最悪の状態の頃からは抜け出してきたようでした。しかし、この頃はまだかなりの酒量をとり続けたこともあって、全体的に改善された訳ではなく、更に悪化する部分もあったようです。

そして6年前、「いりこサプリメント」と呼ぶクッキーをつくりあげ、1日2～4枚食べ始めました。ルネサンスごはんとの相乗効果もあり、顔、手からはシミ、くすみが更にとれ、肌は全体が若い人と変わらないほどにしっとり、すべすべしてきました。また髪の毛も少しずつ増えてきました。「いりこサプリメント」を食べ始めて2ヵ月ほどでまず気がついたのは、血液の色が驚くほど鮮やかできれいな鮮紅色に変わってきたことでした。血液の赤い色はヘモグロビンの中の鉄分によるものだそうですが、鉄分その他のミネラルなどが十分に補給されてきたことによるものかなと考えています。

さらにポリープ発見、ウォーキングで健康はやや回復

しかし5年前、大腸にもポリープが見つかりました。2～3ミリと小さかったので経過観察ということになり、切除はしませんでした。そしてその年、とうとう糖尿病の正規軍となってしまったのです。でも私は薬を飲み始めればもう回復は望めなくなると考え、糖尿病の治療は受けず、日課の早歩きを1日4～5キロから7キロへと増やし、少しアルコールを控え、減量に努めました。そして正規軍の境界線上を行ったり来たりするようになりました。

翌年、さらに大腸に新たにポリープが2個見つかり、切除しました。それまでの大酒がたたって、自分の細胞再生能力はどんどん落ちてきていることを痛感しました。

筋トレで新しい細胞をつくるための刺激を細胞に与える

ここで偶然出会ったのが健康づくりのための雑誌「ターザン」でした。今まで歩くだけだった運動から全身に筋肉をつける運動にする。つまり新しい細胞をつくり続ければ、私の身体はもっと活性化するのではないかと考えました。そして早歩きの他にダンベルその他を取り入れた全身筋力トレーニングを1週間に3～4回、それぞれ1時間半ほど始めました。初めはかなりしんどかったのですが、すでにルネサンスごはんといりこサプリメントで細胞の建築資材は十分に補給

していたので、筋トレを始めて半年ほどで全身に筋肉がつくにつれ、明らかに血糖値は低下傾向になりました。

私は現在65歳、年齢が増すにつれ細胞分裂は次第に低下します。身体全体が小さくなり、費やされる糖の量も減少していき、余分な糖が多くなります。これに歯止めをかけるために、筋トレなどによって身体全体に筋肉をつけ、糖の消費量が低下しないようにしなければなりません。また常にこのような刺激を与え続ければ年齢とともに急激に細胞の再生能力が衰えていくことはないと考えています。しかし殆どの日本人は日々の栄養素の欠落と細胞への刺激不足から、フランス人などよりは10年は早く老化しているように、私には感じられるのです。人生に望まれることは力の失せた状態での長生きではなく、生きていることを力強く実感できる長生きだと、私は思います。

そしてその翌年、人間ドックでポリープは発見されませんでした

2011年は大震災の心痛もあり、恐らく新たなポリープができているのではないかと不安でしたが、本当にうれしいことに、できていませんでした。私は本当に小心者で精神的プレッシャーに弱く、何か心配事があると右の脇腹がすぐにかなり痛くなります。大震災の2011年という年は、脇腹痛が絶えることなく続いた特別の年でした。検査が終わった時に、「あーあ、俺の細胞は元気になっているんだ」と、心底うれしくなりました。この1年はようやく酒の量を控えるこ

とができるようになり、過去3ヵ月の血糖の状態を示すHbA1c（ヘモグロビン・エイ・ワン・シー）は5・9、血糖値は97まで下がってきました（基準値はHbA1c＝4・3〜5・8、血糖（グルコース）＝70〜109）。

筋トレで細胞の再生能力を維持・強化

筋肉運動をすると身体中の筋肉に酸素と栄養素を運ぶために、次第に毛細血管が張り巡らされ、顔や手の肌の色も赤みを増してきます。さらに血糖値が下がると、毛細血管が十分に形成され活性化してくるので、さらに身体が軽くなったような気がします。もちろん、38歳の時の心臓手術後に起きた心臓の不整脈やここ数年変化のない胆嚢の腺筋症（半悪性で胆嚢の内側にある粘膜が過剰になり筋肉の層が厚くなる状態。半年に1回の検査でここ3年変化していません）などの病気は抱えていますが、元気です。

顔の肌はくすみが完全に抜けてますますきれいなピンク色です。そしてとにかくしっとりすべすべ、さわるととても気持ちよいのです。無意識のうちによく触っています。20歳の娘さんにも負けません。15年前にはあれほどカサカサだった全身の肌もすべすべでとてもキメが細かくなっています。またお菓子その他の仕事の創作意欲は少しも衰えず、ますます元気です。私の実年齢65歳よりは10歳ほど若返ったように思えます。

身体は食べ物の幅の広い栄養素からつくられ、これが不足すれば細胞、身体は不調に陥り、老化は早まります。栄養素が十分に補給されて細胞本来の機能が回復できれば、老化はゆっくり進行します。そして筋肉運動などで細胞の再生力を刺激すればさらに老化は緩やかになります。つまりどうやって細胞の再生能力を維持するかが重要なのです。十分な栄養と全身に新しい細胞が必要となる負荷、つまり運動が必要と、私自身痛感しています。

私は不摂生と肥満とダイエットを繰り返してきましたが、いまにしてきちんとしたごはんを食べ、適度な運動をすることが最善である、と実感しています。

最近の私なりの大発見

いくら栄養素を補給しても血流が悪くては細胞に栄養素は補給できない

この3～4年のことだと思います。両足の膝から下に1～2ミリくらいの内出血があったような斑点が出てきました。そして足の裏が粉をふいたように白く硬くなってきました。また右足の土ふまずの反対側は割れてきて痛くて仕方がありませんでした。２０１１年の暮頃から膝から下が痒くてたまらなくなりました。今考えれば恥ずかしいのですが、これを40年来の水虫によるものだと思っていました。

また、左足の膝の下とふくらはぎのところに3センチほどがみみずばれのように血管が浮き上がってきました。当初はどこかにぶつけたものだと思っていましたが、両足はますます痒くなりました。そしてもしかしたら、下肢静脈瘤ではないか、と思いつきました。菓子屋や料理人は来る日も来る日も立ち仕事を続けるものですから、私の周りにも3人ほどがこの手術を受けました。

とうとう自分にも来たのか、とちょっとしょげてしまいました。そして以前、テレビで見た足を下から上にこすりあげて、よどんでいる血液を上の方へあげる治療法があることを思い出しました。とにかく、両足のくるぶしから膝まで、朝晩、50回ずつ力を入れてこすりあげました。1ヵ月ほどで痒みはだいぶ収まってきました。そして右足のうっ血のような肌はかなりきれいになってきました。2ヵ月ほどで両足の痒みは全く気にならないほどになり、右足の肌はくるぶしの周りが少し汚れている他は、本当にきれいな肌になりました。左足はまだ少し汚さが残っていますが、紫色でみみずばれのようだった血管は目立たなくなり、かなり薄い赤の混じった紫色に変わってきました。

象の足の裏と変わらないかと思うほど硬かった足の裏も、左はかかとが柔らかくなり、少し粉を吹いているような状態です。右は割れていた傷跡もかなり柔らかくなり、死んだ硬い皮が少し残っているくらいになりました。かかとから半分にはまだ白い粉がふいています。

でも2ヵ月ほどでこのようになったのは驚きでした。自分はちゃんとした栄養を補給しているのだから、血流が悪いために出たものだとは考えもしませんでした。どんなに栄養素を摂り入れても、年とともに部分的に血流が不活性化すればその部分の細胞に栄養は届かないのだということを痛感しました。しかし栄養素が十分に補給されているからこそでしょう。わずか2ヵ月の朝晩のマッサージでこんなにも肌の修復がなされていることにとても驚きました。

改めて筋肉トレーニングやマッサージによって身体の全ての部分に刺激を与え、血流をよくすることが大事なことだと痛感させられました。足の裏が硬くなって割れて痛みに苦しんでいる人が結構いると聞きます。その多くが私の場合のように細胞への栄養素の欠乏が招いた症状だと思います。ルネサンスごはんとマッサージで治りますよ。

(3)私自身の経験から得た結論。食による体質改善は病にかかりにくい身体をつくり、薬が効きやすくなる

長々と私の健康来歴を述べてきました。今にして私が確信を深めていることは、食は私たちをつくってくれるということです。そして病気から身体を守ってくれます。**薬は細胞本来の機能を回復させることはありません。殆どの場合、出た症状を「むりやり」抑え込むだけと考えた方が賢明です。**表面的に改善したように見えても根本的な快癒には至らず、またすぐ再発したりします。またその効果が及ぶのは一部分に限られます。

拙著『失われし食と日本人の尊厳』では薬を強く否定しているかのような記述をしましたが、**私は薬の役目を全面的に否定するつもりはありません。**秋月医師が述べられたように、**日頃から食により「体質を改善」し、細胞本来の機能を活性化させておけば、不調に陥った時も、一時的に薬の力を借りて短期間で不調から回復することができます。**

2　ルネサンスごはんの、心と身体が待っている本当のおいしさ

(1) ほっとするおいしさ、外食では物足りないという声

ルネサンスごはんの味噌汁、ご飯、漬け物、煮物そのほかの様々のおかずはとてもおいしいんです。食べているうちから、心と身体が暖かくなってきます。懐かしくて、うれしくて、安堵感にひたされるおいしさなんです。もうこのごはんの味わいを知ってしまったら、大方の一流料亭の料理も居酒屋の料理も宅配や持ち帰りの中食も、そんなに変わりはありません。大同小異、いかに味気なくてまずいものであるか分かります。まったく外で食べる楽しみもなくなってしまいます。でもルネサンスごはんのおいしさを知るまでは、いまの常識的な料理法との違いに驚き、誰もが違和感を抱きます。砂糖もミリンも入れないでおいしくできる訳がない。それにしてもいりこ臭いだろうなあ、と決めつけてしまいます。もし食べず嫌いで終わるなら、それは大きな不幸です。

寄せられた手紙とホームページへの書き込みで、2人の方の感想を聞きましょう。

肌荒れ、お通じを改善、おおまかな性格の私にぴったりのルネサンスごはん

Yさん

当時、私は朝から終電近くまでオフィスで働き、朝は食べず、お昼はコンビニか外食、夜は深夜に納豆だけといった生活をしていて、このままじゃ体に良くないな、ニキビも相変わらずできるし血色も悪

いし便秘気味だし、と思っていた頃で、雑誌で勧めている高価な化粧水、玄米食やオーガニック食材などを少し実践してみては続かず…、そんな生活をしていました。

ある日、ルネサンスごはんの講習会に出てみました。出てきたキンピラ、カキごはん、味噌汁を夢中で食べたのを覚えています。1口食べて、ああ、ほっとするし体に染み込むと感じ、おいしいおいしいと食べ続けました。ミリンや砂糖を使っていないということはもはや問題にならず、むしろこんなにもいりこなどからとったダシはおいしくて、化学調味料とはまったく違う味なんだということにびっくりしました。大胆にカットされダシがしっかり染みわたった野菜は、ひとつひとつの食感がしっかりしていてしっかり噛むからか、野菜ってこんなに生き生きしてきちんとした味したっけ？ と感じました。

翌朝、すぐにお通じがきたことにびっくりし、これを機に、まず毎日食べるごはんだけにでも加えようと、いりこ、昆布、オリーブオイルなどを購入。1度目だけきちんと計量し、あとは目分量で1度目と同じくらいの量をいれて炊飯器で予約。慣れてきたころ、お味噌汁、キンピラ。気が付けば和食やお鍋をつくる時は必ずいりこ、鰹節、昆布などを使うようになりました。手間がかかるようでかからず、いりこも昆布も干しシイタケも切ってお鍋に漬けておけばいいし、野菜は洗って切るだけなので、私のような大雑把な性格にあっていたのかもしれません。マイペースで続けていつのまにか3年経ちました。ルネサンスご飯を続けて、特にお通じと肌荒れは改善してきました。ニキビもたまにしかできないし、肌色もずいぶんよくなったと思います。血液の循環がよくなったのか、冷え性もひどくありません。また、コンビニのご飯や鍋のスープの素などの調味料をおいしくないと感じるようになりました。あんなに食べていたのに、ダシを使ったこのおいしさに目覚めたのか思い出したのか、いま自分が必要としているものがよくわかるようになりました。不思議ですね。

私は特に慢性的な病気はありませんが、いつか子供を授かりたいと思っているので、まずはこのまま続けて自分の体を整えたいです。雑誌や世間のオススメ化粧水より、目に見える効果があると思いますし、何よりおいしいです。

素材と調味料が活かし合う料理。vivaルネサンスごはん 09年5月5日、mariさん

ルネサンスごはんの講習会に参加しました。ジャガイモのグラタン、野菜いっぱいのお味噌汁、肉ジャガ、金平ゴボウ、豆ごはんと盛りだくさんなのでとても楽しみにしていました。

さぞかし味噌とダシの濃い味かと思いきや、素材の深いおいしさが口に広がるものでした。ダシを鰹節、いりこでとって、味噌や塩をしっかり入れているのに、素材と調味料が仲良くお互いを生かしている感じです。

砂糖もミリンも使わなくて、十分あまい肉ジャガ。山のようにお肉まで入っているのにほのかに甘く豆の香が高い豆ご飯。なんて栄養たっぷりなんだろう、と改めて感じました。

おなかが一杯になるまで試食したのに、全然胃が重くなったりしない、むしろ体に栄養がしみわたっているような感じでした。単なる舌の先の刺激ではなく、体も満足しているので「本当においしかったな」と思うんです。体が語りかけてくるような元気になるごはんって、本当においしい！

お菓子教室で習うイル・プルー・シュル・ラ・セーヌのお菓子ももちろんの事ながら、ルネサンスごはんはぜひこれからもずっと続けて、もっとたくさんの人に広めていきたいと思います。

(2) 熊本でのルネサンスごはんによる体調の改善

次ぎに熊本県玉名市でルネサンスごはんを実践されている方々の声を紹介します。いりこサプリメントとの併用でなく、ルネサンスごはんのみ実践されている方々の声です。

いりこパワーに驚く。手足のひきつり、首、足の不快感も味噌汁始めて2ヵ月で消える
玉名市　R・Tさん（60代女性）

私は今まで、添加物の入っていない自然な食品を選んで食事をつくってきましたので、食生活には自信がありました。しかし、いりこを中心としたダシを食べるようになったことで、身体の調子がどんどんよくなってきました。ということは、私がこれまでつくってきた今までの食事では栄養が足りなかったということだろうかと、最近ショックを受けています。

今までも、ずっと味噌汁はいりこ20匹でダシを取っていました。しかし、ダシを取ったあとのいりこは犬の餌になっていました。そのいりこを今年の3月からは積極的に食べるようにしました。ごはんにはもちろんのこと、煮物にもいりこや昆布、厚削りの鰹節を入れて食べるようになりました。1日平均10匹から15匹は食べていると思います。

それで変わったことといいますと

① 右手の指を動かしたときにぴりっとした痛みが走っていたのが、ルネサンスごはんと味噌汁を始めて2ヵ月でよくなりました。

② 首を動かしたときの、不快感、まるで血液が止まったかのような症状も消えました。

③　30代より続いていた膝の裏のだるさ、不快感、痙攣のような症状も2ヵ月で消えました。

④　手の指や、足の指、足の裏側の引きつりも頻繁にあったのが殆どなくなりました。

私の体験は受診するほどの症状でもありませんでしたが、このままにしていたら、いつか大病になったかもしれないと思うと、恐ろしく思いました。

ルネサンスごはんは、海のミネラルを含むいりこや昆布、カツオ節をごはんと味噌汁に入れる、という簡単で誰にでもできるおいしい料理です。幅広い栄養素を取り入れるルネサンスごはんを1人でも多くの方が実践され、健康で明るい生活を送っていただきたいと願っています。

孫を抱いても重さを感ぜず、不眠の悩みも解消。乏しかった食欲もわいてきて、玄米を食べても治らなかった便秘も改善。爪が伸びるのも早くなった

玉名市　Y・Hさん（70代女性）

私は、4～5年前よりなんとなく全身の筋力が低下してきたように感じていました。年のせいかな、と思っていました。

ルネサンスごはんと味噌汁を始めてから2週間して、久し振りに孫を抱いたときに、重さをあまり感じなかったので、「あれっ！」と思いました。筋力がついたのです。身体の中心がしっかりし、足腰がしっかりした感じが出てきました。

それから、おかずにも積極的にいりこを中心としたダシにしていりこを食べるようになって2ヵ月、便秘が解消されてきました。今まで、玄米を食べても便秘で5日から1週間も出なかったのが、毎日出

るようになりました。1日2回出ることもあります。そのせいか、寝つきがよく、夜間も目が覚めなくなりました。不眠には悩んでいましたので、とてもうれしいです。月に1～2回は、足がつっていましたが、いつの間にかなくなりました。爪が伸びるのも早くなりました。

今まで朝は食欲もなかったのですが、味噌汁がおいしいので、食べられるようになりました。ご飯は、白米2合、玄米1合にしていりこ、昆布、アーモンド、オリーブオイル、塩と、テキストどおりにして炊いていますが、おいしくて、おいしくておかわりして食べることがあります。今年の夏は暑くても夏ばてもせずに暮すことができました。

大根の味噌汁がおいしくて、おいしくて何回も食べます。娘は金平ゴボウが大好きで、我が家に来るたびにリクエストします。

おかずにダシを入れるので、砂糖はほとんど使わなくなりました。しかし、とってもおいしくできます。今までは、食べても食べても太らなかったのに、最近は1キロくらい太ったけど動きが楽になりました。

自分では手まめに料理していたつもりですが、やはり栄養素が欠落していたのかなあと思います。ルネサンスご飯の1番よいところは、乾物など保存がきく食材を基本に使うので、料理が楽であることです。これから年を重ねて買い物が多少不自由になっても、大丈夫。

アトピー性皮膚炎のような子どもの肌はすべすべに。咳も以前より軽くなる

玉名市　Mさん（30代女性）

私の7歳の子どもは、気管支が弱く、咳が出ると咳き込むような状態でした。また、治療するほどではありませんが、肌もかさかさでアトピー性皮膚炎みたいな肌でした。1年前から五分づき米を食べていましたが、4月にいりこ、昆布、アーモンド、オリーブオイル入りのご飯を1日2回、味噌汁を朝1回食べるようにしました。子どもは最初いりこを食べませんでしたが、最近では食べるようになり、自分のお椀にいりこが入ると「当たったあ」と喜ぶようになりました。そして、この食事に変えてから1ヵ月もしないうちにこどもの肌がしっとりしてきました。咳は時々出ますが、以前ほどひどくなりません。

筋肉のひきつりがなくなった、栄養をきちんと摂れば少量でも満足

玉名市　Kさん

私は慢性病を患っています。その薬の副作用で、足やお腹などがつることがありました。知り合いの人が、ダシのいりこを味噌汁と一緒に食べたら筋肉のつりが治った、と聞きました。私の場合、薬の副作用だから駄目かもと思いましたが、2週間くらい10〜20匹のいりこを味噌汁の中に入れて食べてみました。すると筋肉がつらないようになりました。そして大食漢だったのに小食で満足できるようになりました。いりこの他、黒豆、小豆、アーモンドを玄米に入れて食べています。ちゃんと栄養素を摂れば少量でも満足できるということは、その通りだと思います。

Kさんは、慢性病のために薬を常用しているわけですから、身体の様々の部分が不調になりやすい状態にあります。通常以上の栄養素が必要なのです。

2年間悩んだ舌のヒリヒリが2週間で改善

玉名市　Jさん

2年前から煮付けを続けて食べると舌がヒリヒリするようになってきました。酢や醤油がしみるので、耳鼻科を受診しましたが異常ないとのことでしたので、放置していました。ルネサンスごはんを知ってから、早速アーモンドやオリーブオイル、いりこ、昆布などをご飯に入れたり、味噌汁に入れて食べるようになりましたら、2週間たったころからいつの間にか舌のヒリヒリが良くなっていました。アーモンドが良かったのではないかと感じています。

病院では治らなかった口内のひりひり感がいりこと昆布の味噌汁で改善

玉名市　Nさん（50代女性）

5年前から口の中がひりひりしたり、舌の先や頬の内側に口内炎ができるようになりました。耳鼻科を受診して薬を2～3ヵ月飲みましたが効果がなく、血液検査の結果亜鉛が少し足りないといわれました。食事を注意するように言われましたが、亜鉛のサプリを呑んだところ、胃が気持ち悪くなり受け付けなかったので止めました。内科に行きましたら、胃が悪いからだろう、ということで、その後漢方薬を飲んでいます。しかし、痛みは変わらず、歯のせいだろう、ということで、歯科治療を受けたところ、舌の先の痛みは取れましたが、口の中のヒリヒリ感は取れないため、ストレスのせいだろうとあきらめていました。

ルネサンスごはんで舌のひりひりが治った人の話を聞いて、早速、味噌汁にたくさんのいりこと昆布を入れて食べることにしました。大体10匹近く食べますので、おわんにいりこが泳いでいるような状態です。でも、2ヵ月経ったころから、痛みが減り、最初の頃からすると4分の1くらいまで痛みがなくなったと感じています。忙しいとひりひりするので、ストレスのせいと思っていましたが、食べものの影響が大きいことに驚きました。

多くの日本人の細胞はJさんやNさんのように栄養不足で喘いでいます。根は同じです。全身が不調で、まず最初に舌に出たのです。いりこを中心として幅広く栄養素を摂り入れてはじめて体調は改善されるのです。

どんな薬も効かなかった花粉症。気が付いてみれば症状なし、口内炎も消える

玉名市　Lさん（50代女性）

22歳のときから花粉症に悩まされていました。涙、鼻水、くしゃみはもちろん、顔のむくみ、食欲不振、睡眠不足、注意力散漫、倦怠感等などの症状がでますので、春は憂鬱で恐ろしい季節でした。知人、友人も「大変だね。○○薬で治る、△△サプリが効く、お試しあれ」と毎年同情と呆れ顔であれやこれやとアドバイスしてくれます。今年もそのはずでした。花粉真っ盛りの時期を過ぎた頃、「あなた花粉

症はどうもないの」と不思議そうに問われ、「えっ、そんな時期」なんと症状がなく、花粉のことなど忘れていたのです。巷では大量の花粉飛散があったらしいのですが、平気だったのです。

何故症状がでなかったのか、思い当たるものがありました。それは「ダシ」。ルネサンスごはんを知って以来、いりこ、昆布、厚削りのカツオ節でダシをとり、味噌汁や煮物に使っていたのです。いりこ5匹、厚削りカツオ節2枚、昆布5センチを細切りにして容器へ入れ、水を注ぎ、1晩冷蔵庫へ入れておいたものを朝からの調理に使用。それだけでなんと花粉症にさよならできていたのです。三十余年間治らなかったものがわずか2ヵ月足らずの食事で改善されたのですから、驚きと感謝で一杯です。

イル・プルー・シュル・ラ・セーヌおすすめのアーモンドとオリーブオイルも使用しています。今までサラダオイルで調理していましたが、オリーブオイルに変えました。他のオリーブオイルのような癖がありませんので、素材の風味を損なうことなくおいしくいただけます。アーモンドは、鶏肉や魚にパン粉のようにしてまぶし、オリーブオイルで焼くと香ばしくて美味です。白米に入れたら家族に不評でしたので、カレーピラフやパエリアに入れて炊き込んだら、うま味倍増で好評でしたよ。皆さんもお試しください。

そして更に、花粉症とさよならしただけでなく、もう1つ変化がありました。持病のための薬で口内炎がたびたびできていたのですが、ミネラルたっぷりの食事を摂るようになってから、薬を服用しても口内炎ができなくなったのです。持病も影をひそめ治ったも同然、これもまた深く感謝です。この4月から、非常勤から常勤の仕事に変わったにも関わらず、疲れることなく、この猛暑もなんのその、元気に家事と仕事を両立しております。

花粉症は遺伝ではありません。栄養素の欠乏した細胞が本来の機能を持てなくなり、不調に陥り、免疫機構が崩れてしまったためです。栄養素を十分に細胞に送り込めば、細胞は元気になり、本来の機能を持ち始め、幾つもの細胞や器官の免疫機構もやがて回復します。口内炎も全く同じです。ルネサンスごはんで花粉症を封じ込めてください。

ルネサンスごはんのダシまで食べるようになって、白髪に変化

玉名市　Sさん

２０１０年の9月頃よりアーモンド入りご飯（いりこ、かつお、昆布）でダシをとり、ダシまで食べるようになってから白髪に色が付いてくるようになりました。このままでいけば、きっと黒髪になるのでは、と期待しています。以前はいりこでダシをとっていましたが、かつお、昆布を追加しただけなのに、おかわりしたくなるほどおいしいのです。おかげさまで肌もきれいになりました。

ルネサンス味噌汁で夫婦とも疲れにくくなる。

玉名市　Tさん（70代女性）

私は毎朝、食前の草取りを日課にしています。今までは草取りをした後は、身体がきつくて一休みしないと動けない状態でした。しかし、いりこ、鰹節、昆布を入れた味噌汁をいただくようになってから、「きつい」という感じがなくなりました。また、以前は何となく気力が出ない日もありましたが、そんな症状もなくなりました。

また、驚いたことに2～3ヵ月この味噌汁を続けていたら、夫も、「近頃味噌汁がおいしくなった。動いていても身体が疲れなくなった」と言います。今まで食事には関心を示さない夫だったので驚きました。夫の言葉に拍車がかかり、今後も安心して続けられることを喜んでいます。

いりこを食べて身体のひきつりがなくなり、骨密度も上昇

玉名市　Eさん（60代女性）

いりこを食べるようになって、身体の引きつりが改善してきたものの、他にどんな効果があるのか知りたくなって、持病の定期検診の際に骨密度の検査をしてもらいました。2年前に検査した時は96％だったのに、今回は104％に上がっていたからびっくり。いりこを食べてもカルシウムは体内に取り込みにくいと言われましたので、味噌汁に入れていりこを食べてきたことが良かったのかなと思いました。

骨密度が高くなった方は、この方以外にもおられます。妊娠してからルネサンスごはんを始められ、出産後しばらくして骨密度を図ったところ、独身当時に測った骨密度より高くなったのです。妊娠時は胎児に栄養を吸収され、母体の骨密度は低下するといわれますが、ルネサンスごはんにより、母子ともに十分な骨のための建築資材が補給されます。

いりこを食べてコレステロール、血糖値などが改善

玉名市　Mさん（63歳）

２０１０年8月の健康診断で悪玉コレステロールが１４９、糖尿病の検査であるヘモグロビンＡ１ｃは５・４でした。9月にルネサンスごはんをすすめられて即実行しました。いりこ、鰹節、昆布でダシをとり、味噌汁のダシまで食べるようにしました。すると11月の検査では悪玉コレステロールが79で、ヘモグロビンＡ１ｃは４・８まで下がり驚いています。以前はいりこや干しエビ、干しシイタケ、昆布を粉砕して味噌汁に入れていましたが、いりこの頭は犬に与えていました。１番おいしいところを捨てていたわけですね。

血糖降下剤を呑んでも下がらなかった血糖値がルネサンスごはんで下がる

玉名市　Ｏさん（70代女性）

8年前に糖尿病と診断され、1日3回の血糖降下剤の処方と甘いものを控えるように、との指導を受けました。しかし、大好きな甘いものをやめても血糖値は下がりませんでした。その後、6ヵ月間、体育館で運動の指導を受けに通い、また食事指導も受けました。１５００カロリーの指導を受けましたが、農作業をする身には無理があり、少しオーバー気味に食べていました。運動のため週1回、体育館に通いましたが、それでも効果がありませんでした。昨年の9月からは不整脈で別の内科を受診し、週１回検査と食事指導を受けています。しかし、何をしても検査の結果は変わらず、糖尿病の検査のＨbＡ１ｃの値は、いつも６・５くらいでした。

今年の1月には玄米がよいと聞いて食べ始め、小豆と昆布もよいと聞いて食べるようになりましたら体調がよくなりました。4月からは、玄米に小豆、昆布、いりこ、塩を入れて1日3回食べています。すると、5~6年間、何をしても変わらなかった検査の値が、低下してきました。HbA1cがなんと8月は5・8でした。これには、主治医もびっくりしています(ルネサンスごはんのことは話していませんので)。

今まで我慢していた甘いものも食べるようになり少し太りましたが、体は軽く、検査結果もよいので、気持ちが楽になりました。また、今まで農作業で無理をすると休まなければならなかったのが、今では疲れにくくなりました。甘いものもたくさん食べると胸焼けするので、たくさんは食べませんが、食べてはいけないといわれていた頃に比べると、ストレスがなく、精神的に楽になりました。

血糖値の高い場合や薬の服用で弱った膵臓には、糖質はある程度抑えるとしても過度な食事制限をせず、何でも幅広く食べて幅の広い栄養素を細胞に送り、膵臓を活性化することが大事です。

特筆すべきは、玉名市には、この他に2名、計4名の方に血糖値の改善がみられていることです。私の考えは、薬の使用は一時的なものにとどめるべきであり、それを長期間続けると、薬によって対象の部位が不活性化して自力での改善が困難になってしまうのではないか、というものです。もちろん糖尿病の場合、血糖値が高い場合には、とりあえず薬によって血糖値を下げないと血管が傷んでしまいますが、ある程度落ち着いたところで薬の使用を制限し、画一的に食事制限をせずに、豊かな栄養素によって膵臓の細胞を修復することが大事と考えます。ルネサンスごはんによって4名の方の血糖値が改善されたということは、栄養素の欠落した食によって、膵臓の細胞が疲弊していたことが、なかなか高血糖値が下がらない大きな原因の1つであることを示していると考えられます。この事実は重く受け止めなければなりません。

3　私どもに寄せられた、ルネサンスごはんによる力強い肌の修復力

(1) 重度のジンマシンも改善する

ｓｏｒａさんは、気の毒なほどのジンマシン体質の方です。身体が痒い日はパジャマを脱いで寝たり、死んだ方がましだとさえ考えるほどです。しかし、ルネサンスごはんを摂ることにより、症状は回復に向かい、薬の服用は少なくなっているようです。ジンマシンは過剰な免疫反応により起こるとされていますが、ルネサンスごはんで豊かで幅広い栄養素を細胞に送りとどけることが大事です。

ルネサンスごはんで前年に比べジンマシン様炎症はましな状態、薬の服用は数回どまり

09年1月13日、ｓｏｒａさん

去年の夏は、裸で寝ていました。ジンマシン体質で、下着やパジャマが体に当たると痒くて眠れな

かったのです。真夏と真冬に特にひどくなります。ちょうど1年前くらいは、全身が痒さを通り過ぎて気持ち悪くなるくらいでした。こんなに痒いなら死んだ方がましではと思いました。この冬も実は何回かパジャマを脱がざるを得ないほど痒い夜（汗）がありましたが、昨年に比べ程度はとてもマシです。いつも持っていないと不安になっていた薬の服用は数回でとどまっています。

⑵火傷が早送りのテープを見ていくように治っていく

次ぎの方は火傷の治りが早いことにびっくりされています。治りが早いということは、細胞へ豊かな栄養素が送り込まれているためです。

火傷が早送りのテープを見ているように治っていく
Ｙ・Ｋさん

２００３年にごはんとおかずのルネサンスの本を購入して以来、ルネごはんを食べ続けています。冬には靴下を重ね履きするほどだった冷え症、それに伴う腰痛が、ありがたいことに殆どなくなりました。頻繁にひいていた風邪もひかなくなり、疲れにくくなりました。

今回、新たに感じたことは、火傷の治りが早いということです。焼き菓子を焼いている時に、熱した天板を皮膚のところにつけてしまい、あまり痛みがなかったので、薬もつけずにいたところ、２日後にはグチャグチャと膿んでしまいました。慌てて薬をつけましたが、シャワーを浴びたり、水仕事をしたりですので、これは長引いてしまうなと思っていました。

ところが次の日、一部がかさぶたになって、また翌日一部…と驚異的な速さで傷が治っていくではないですか。本当に驚きました。大げさとお思いになるとは思いますが、まるで早送りのテープを見ているかのようでした。今では傷もほとんど目立ちません。これも日々栄養素が含まれているものをおいしく頂いているお蔭と、あらためてルネサンスごはんの凄さを実感しました

(3)医者も栄養士も治せない原因不明の皮膚炎の改善

イル・プルー・シュル・ラ・セーヌOBのパティシエで、現在は熊本県で「ラ・ティエンヌ」のオーナー・シェフをしている細川さん。彼は背中にイクラをつけたような出血を伴う湿疹ができる極めて重度の皮膚炎に陥りました。私はこれも自己免疫疾患のひとつであり、急性のアトピー性皮膚炎のようなものと考えます。

転院したり管理栄養士からは減塩と、肉類は食べずに野菜を中心とした食事の指示を受け、暫くそれを守って続けていましたが、ますます悪化していったのです。これは当然です。現在の栄養素の欠落した野菜だけでは細胞の修復はできる訳がありません。そこでルネサンスごはん、いりこサプリメントを3ヵ月ほど食べることで、次第に湿疹は消え、1度はほぼ完治したかに見えました。しかし喉元過ぎれば熱さ忘れるで、細川さんはここで安心してしまいました。少しよくなったからといってルネサンスごはんを途中でやめないでください。

炎症が起き皮膚科を受診、アレルギー性皮膚炎の診断、1週間後再発

08年10月

皮膚（首から肩にかけて）に炎症できる。

最初の皮膚科に行く。診断↓アレルギー性皮膚炎。飲み薬2種、塗り薬1つを処方され、「炎症はすぐに消えるでしょう」と言われる。

1週間後、「治った！」と思ったが、それは治ったようにみえただけだった。さらに1週間後、皮膚炎が再発。

同じ皮膚科の医院を受診、診断無く別の薬を処方される

08年11月中旬

もう一度同じ皮膚科に行く。今度は先生からは何も伝えられず、看護師さんから別の飲み薬と塗り薬を渡される。これは全く効かなかった。

別の病院を受診、汗疹の診断、以後病院へ行かず

09年1月下旬

クリスマスの疲れも重なり、だんだんひどくなる。少し血がにじむように。今度は知人のすすめで別の病院へ（ここは患者さんが凄く多い）。2時間待たされた後、院長先生の診察。今までの経緯を全部先生に話す。診察。何と1分程度。診断↓汗疹（あせも）

それから話がありましたが、ほとんど聞いていませんでした。ビタミン不足とか、身体が疲れてくるとなりやすいとか、そんな程度の話を2分ほど。それからはこりて病院には行っていません。漢方とか、

知人のすすめでいろいろ試しましたが効果ゼロ。
3月下旬　やはり睡眠不足もあり、かゆみも強かった。
5月　少し追いついてくる（体調回復してくる）が波あり。
8月　ついにたまらずルネサンスごはんを始める。

私は、それまで何度も何度も、細川さんにルネサンスごはんを食べることを勧めました。でもいつも笑ってごまかすだけ。しかしとうとう皮膚炎の悪化とともに、藁にもすがる思いで、私の意見に従ったのです。

ルネサンスごはんを始めて10日、皮膚炎が治まってくる

09年8月21日
ルネサンスごはんを始めて10日たった。問題の首から肩にかけての皮膚炎は、少しだが腫れが引いてきたような気がする。色はその日の体調によって濃くなったり薄くなったり。疲れ具合で変わるようだ。ただ以前はひどくなるとコックコートに血が染みたようになっていたが、それはなくなった。

ルネサンスごはんを始めて3週間、服薬せず一進一退

09年9月4日
ルネサンスごはんを始めて3週間。皮膚炎は、一進一退が続いているものの、以前よりは回復しています。薬も飲まず、塗り薬もなし、病院にももちろん行っていないので、それを考えると凄い効果だと

思います。腰痛は完全に治りました。また冬になると…、という不安はあるのですが。あと、視力は格段に良くなっています。

1ヵ月経過、皮膚炎はほぼ治まる、手荒れが改善

09年9月15日

ルネサンスごはんを始めて1ヵ月余り。皮膚炎はほとんど治りました。ただ、疲れている時、少し出ることがあるのですが、日常はほとんど気になりません。腰痛もまったくありません。それと、これは3週間ぐらいたってからなのですが、手荒れが急によくなってきました。以前は手の平、特に指の腹のところが黒ずんでいたのですが、今は、きれいになっています。不思議と。左腕の火傷のシミもほとんど消えています（右はまだ残っているのですが、これは今後の楽しみにしておきます）。今後の課題はやはり肩コリと腰痛です。

ルネサンスごはんを始めて3ヵ月、完治の状態

09年11月中旬

ルネサンスごはんを始めて3ヵ月後。自分が1年以上皮膚炎に悩んでいたことを完全に忘れるほどに完治する。アルコールを飲んでも全くかゆくならない。

この頃になると電話での背中の状態の報告の声にも、私への尊敬の念がありありと感じられるようになります。でも性格なんですね。彼は典型的な喉元過ぎたら熱さを忘れる人なのです。

ルネサンスごはんを始めて4ヵ月、油断と多忙で食事に手抜き

09年12月

12月05日頃　皮膚炎再発！　まず少し赤くなり、かゆみが出始める。

12月20日頃　赤い部分が広くなり、腫れも少し出る。かゆみが強くなり、手荒れは最悪。

一気に4ヵ月前ぐらいまで後退。

12月28日頃　風邪までひいてWパンチ。これまた最悪！

ルネサンスごはんを再開、次第に改善に向かう

10年1月10日

腫れと赤みが少しずつ引き始める。かゆみは相変わらず。

ルネサンスごはん再開9ヵ月、きれいな肌に、腰痛も改善

10年9月

今は、味噌汁、昼夜最低2杯ずつ。ご飯も味噌汁も、基本は守りながら、毎日少しずつ変化をつけてアレンジさせてもらっています。なるべく味噌汁が賑やかになるようにしています。いりこは基本の2倍。少し疲れている時は3倍。

栄養士様にとことん嫌われた塩も強くして…。本当に元気が出ます。肌は本当にきれいに治っています。今では皆、仕事場の若者たちも、昼食を楽しみにしてくれています。

それともう1つ、ここ1年ぐらい腰痛に悩まされてきた。つらい時は1日中コルセットをして仕事をしていたが、ここのところは1度も付けていない。以前は毎夕刻になると、1番力の強い若者に麺棒で

背中と腰を押してもらっていたが、それも1度もない。
気のせいなのだろうか？　また寒くなって仕事が遅くなると再発するのだろうか？
よし、明日からごはんのいりこの量2倍だ！

(4) 自己免疫疾患を治すには細胞にタンパク質をはじめ幅広い栄養を送るしかない

この細川さんのイクラのような湿疹は自分の白血球が間違って自己の正常な細胞を傷つける自己免疫疾患であり、未だ詳しいメカニズムは分かっていないようです。でもこれは私にすれば明白です。免疫機構に関わる様々の細胞が本来の機能を果たせなくなった結果、相互のチームワークがうまくいかなくなり、免疫機構そのものの仕組みがくるってしまっているのです。

やはりこれも十分な栄養素を細胞に届けるしかありません。あとは薬嫌いな私もさすがに彼の性格を治す薬があれば、と思います。

第9章で詳しく述べますが、『アトピーっ子も安心の離乳食』の著者、梅﨑氏にしてもそうなのですが、栄養士や医療従事者も含めて多くの方が、このような病気の場合は牛や豚などの動物性タンパク質は摂らないようにと言い、さらにはマクロビオティックのように魚のタンパク質まで否定される向きもあります。これは根拠のない何となくの思い込みによる間違いです。

何度も述べますが、人間の身体は20種類のアミノ酸が組み合わされてできる60兆個の細胞から成り立っています。老化や火傷や放射能によって損傷した細胞をまず再生させるのもタンパク質です。修復のための建築資材としての十分なタンパク質の素となる十分なアミノ酸がなければ傷の治りは遅くなります。

20種のアミノ酸を過不足なく整えるには、魚と適量の肉は絶対に必要です。日頃から肉は少なく、魚は時々食べるなど、健康面を考え、野菜中心の生活をしていた方の例を紹介します。

その方は数年前から口内炎ができて痛みで食欲はなく、いらいらし通しで一向に治らず、病院を転々としていました。それが「いりこ、かつお、こんぶ」でダシを取った味噌汁と、アーモンド入りご飯を食べ始めて1ヵ月後に口内炎がよくなったそうです。この話からもタンパク質を過不足なく摂ることの重要性が伺えます。

もちろん、野菜にもアミノ酸は含まれているのですが、標準食品成分表を見てもお分かりのように、以前から比べれば、半分から3分の1程度の量に激減しています。野菜のアミノ酸だけでは私達の人体の健全な細胞をつくることはできません。こんなことも知らないでは食を語ることはできません。

4　ルネサンスごはんといりこサプリメントの併用

「いりこサプリメント」とルネサンスごはんの分析は次章で行います。日々ルネサンスごはんで栄養をしっかり摂れば、いりこサプリメントで得られるものより栄養素の幅と量はずっと豊かになります。いりこサプリメントをつくる材料はほとんどがルネサンスごはんの材料に含まれ、そのうちの多くの部分は日々のご飯で摂るものです。

しかしいりこサプリメントの材料のすべてを毎日摂ることはできません。それをうめるためにサプリメントはあると考えてください。いりこサプリメントを併用すれば栄養補給はより豊かになり、体質改善の効果は強化されます。

ここではルネサンスごはんといりこサプリメントを併用している方たちの声を紹介します。

ルネサンスごはんを求める心と体。本当の贅沢を知る

09年8月25日、ｔａｋａさん

いりこサプリメントやルネサンスごはんを食べ始めて、1年弱が過ぎようとしています。

ルネサンスごはんのおかずは、どれもこれも口いっぱいおいしい香りが広がります。お米だけでもとってもおいしくて、お味噌汁とご飯だけでおなかがいっぱい。そして心も幸せいっぱいになります。

今までは、コンビニのお弁当やファミリーレストラン、安い居酒屋で食事を済ませていましたが、ルネサンスごはんを食べ始めてからは、不思議と心と体が、ていねいにつくられた野菜や、おかずを求めるようになってしまいました。ですが、なかなか本物の食材や料理に出会えることは少なくなってしまいました。本物の仕事をしている料理人にも出会える機会はごくまれです。食べるものを通じて、食事

だけでなく仕事観や幸福観、家族を大切にする気持ちの変化を感じます。

ルネサンスごはんによって全身の細胞に豊かな幅の広い栄養素がある程度行き渡ると、細胞本来の機能が回復し始め、細胞の修復力と再生力が回復してきます。

栄養素が著しく欠落しカロリー源となるようなものばかりを食べ続けると、カロリーは消費されにくくなり脂肪となって身体にたまります。しかし栄養素豊かなものを同じ量食べた場合、効率よく消費され、身体に残る脂肪はずっと少なくなり、太りません。

一方、栄養素の不足したものは食べても身体が満足せず、より多く食べてしまい、さらに太りやすくなるという悪循環に陥ります。


次ぎに紹介するｋａｔｕさんは、この循環から脱却したようです。ルネサンスごはんといりこサプリメントが相乗効果を発揮し、肌の調子も回復されています。

妹の始めたルネサンスごはんにおつきあい、1年続けアトピー、シミがなくなってきた
08年5月11日、ｋａｔｕさん

イル・プルー・シュル・ラ・セーヌのルネサンスごはんを知ったのは妹がイルプルーとかかわり始めたからです。妹が家で楽しそうにルネサンスごはんをつくり始めて、最初は半信半疑。ちょっぴり変わった料理方法に驚いたり、香りがきついな、と感じていたのですが。1年間、基本のご飯と味噌汁を食べていただけなのに、昔から煩わされていたアレルギーや、アトピー、シミ、そばかすが随分楽に

なってきたような気がします。

何よりも驚くのは、体がルネサンスごはんを欲するようになったことです。精神的にも、体力的にも（もちろんそんなときはお肌もボロボロ）疲れ果てた時こそ、ルネサンスのおかずを食べると心も体も、ほっかほか。

もともと大食いの方ですが、ルネサンスは食べても食べても太らないから不思議です。妹からは「体に良いからだよ」って言われますが本当なのかしら？　妹のどでかいお弁当を見て、本当なんだな、と確信しました。

ファンデーションの明るさが1段階アップしたり、肌がモチモチしたり、いいことを書き始めればキリがありませんが、これからもルネサンスごはんを続けようと思います。

ルネサンスごはん1年続行。今度はいりこサプリメントに挑戦、変化が楽しみ
08年5月19日、katuさん

妹がつくるルネサンスごはんやいりこ入りのお味噌汁を1年間程続けていたら、ひどかった花粉症も軽減され、花粉の時期に1番調子が悪くなるアトピーの症状も今年は出なかったので、ルネサンスごはんの効果を感じ、今日からいりこサプリメントを食べていくことにしました。

もともと、身体によいものを食するのは大好きなので、今日初めて食べたときには、各素材の味が活きていて、身体によいものがギュッとつまっている味だなという印象で、おいしくいただけました。

今後、みなさんによい変化があったように、自分の身体にもどのような変化が現れてくるのかなと楽

しみに、毎日いりこサプリメントを食べていこうと思います。

ルネごはんといりこサプリメントが相乗効果、肌の調子が安定

08年7月4日、ｋａｔｕさん

みなさん、いりこサプリメントやルネサンスごはんで健康になられているようで、うれしいです。私もルネサンス料理＆いりこサプリメントで、肌の調子がよく安定していて、以前は化粧品によってはかぶれたりしていたのですが、最近はあまり気にしなくても対応可能な肌になりました。強い肌になってきたみたいです。

5　難病の潰瘍性大腸炎からの生還

(1)難病指定の潰瘍性大腸炎も食を変えることによってのみ改善する

これは実際に私の目の前であった例です。数年前のことですが、イル・プルーの女性スタッフに下血が見られました。近所の病院の診察では硬い便が腸壁を傷つけたのだろうということでしたが、この見立てにはあきれてしまいます。仕事の忙しさと不十分な食事による初期の潰瘍性大腸炎だったと私は確信を持っています。

そしてすぐに「ルネサンスごはん」「いりこサプリメント」を毎日しっかり摂り、２ヵ月後に他

の病院で大腸の内視鏡検査を受けましたが、完全に治ってしまったということがありました。潰瘍性大腸炎と思われるような症状も初期であればそれまでのいい加減な食事をやめルネサンスごはんといりこコサプリメントで短期間で簡単に全快してしまいます。

その逆で、さらに栄養素の欠落した食を続ければ体調は悪化します。そして入院することで多くの場合致命的に重篤化していきます。一時的には必要であるといっても、絶食と、ただかたくなな食べ物の制限だけでは、細胞は栄養素の欠落に喘ぎ、ますます大腸も弱まります。そして強い薬が追い打ちをかけるように身体にダメージを与えます。

さらに「免疫機構徹底破壊剤」としか思えないステロイド剤を使用すれば、細胞は瀕死の状態になり、回復はとても困難な状態に陥ります。そして治癒率0・01％などといういわゆる難病と呼ばれる特定疾患の患者になってしまいます。殆どの潰瘍性大腸炎は病院に入院し、最新の治療を受けることによって重篤化するのです。

重篤化した潰瘍性大腸炎を改善し、さらに健全な状態まで回復させるには、幅の広い豊かな栄養素を含んだ食べ物を食べ、それから栄養素を吸収し、そして血管を通じて大腸の細胞に送り込み、時間をかけて徐々に細胞本来の機能を取り戻すしか道はありません。

次ぎのテツコさんは、私のルネサンスごはんの相棒である椎名眞知子の1人娘です。

潰瘍性大腸炎の診断、ルネごはんで徐々に改善、いりこサプリメントの併用でさらに改善

08年3月13日、テツコさん

2001年24歳の秋、就職して1人暮らしを始めて約4年たったころです、仕事も責任ある立場になって忙しくなり、朝も早く夜遅くまで仕事での拘束時間が長くなり、食事も不規則で偏ったものになりがちでした。急に便に血が混じるようになりました。

はじめはまったく気にはしていなかったのですが、あまり長い間続くので心配になり、病院に行き『潰瘍性大腸炎』と診断されました。病気になったばかりだったので、入院中は先生に言われるままに休養と食事療養に専念していました。病状はかなり重く、その後2回入退院を繰り返し、病歴も長くなってくると、病気に対して知識も増え、治療に対して自分の考え方を持つようになりました。

薬だけでなく病院での食事や先生に指導された食事療法にも疑問を持つようになりました。（もともと食いしん坊のうえ、好き嫌いが多いこともありますが）

母も私の考え方に賛成してくれて、食べていいもの悪いものにとらわれずに和食中心の、体が必要としているご飯（ルネサンスごはん）をつくることで、治療に1番必要な食事に全面的に協力してくれました。

食生活を見直しただけで、徐々にですが体調にも変化が出てきました。また病気のうえで食べてはいけないものも気にしなくなったことで、気分的にもラクになれたと思います。いまは薬もほとんど飲まなくてよい状態まできました。

しかしまだ寒い時期だけは体調を崩してしまいます。半ばあきらめていましたが、いりこサプリメン

トのことを知り、3ヵ月程前から食べ初めています。あまりおいしそうには見えない色で、初めは少し抵抗がありましたが、食べているうちにきちんと食べている時と、そうでない時とでは体調が違うように感じてきました。

ほんの少しずつですが、疲れにくくなってきました。もともとアトピーですが近頃出ていません。私は花粉症もありますが、今年はいつもよりずっと軽く少し鼻がつまる位です。

いつもは今頃の時期、寝ていて鼻水で息ができないので口を開けて寝ているため、喉も痛くなる毎日でしたが、今年は夜もぐっすり眠れるので、喉の痛みもありません。

やっといりこサプリメントの見た目と味にも慣れてきました。今では私の体に薬よりも必要で大事なものとなりました。

(2) 服薬をやめても食事で体調は改善

椎名の娘は長い道のりでしたが、薬を飲まずにルネサンスごはんを食べ、そしていりこサプリメントを摂ることで、潰瘍性大腸炎を克服していきました。そしてその年2008年11月の検査でも異常なしというところまできたのです。次ぎの2009年の書き込みのくだりをご覧になってください。

1年ぶりの検査でも異常なし、幅広く食べて元気に勤務
09年1月18日、テツコさん

2008年11月9日に久しぶりに大腸カメラの検査を受けました。その前年に就職したことで忙しくなったのと、新人なので職場への遠慮もあり、暫く通院していなかったのですが、1年ぶりの診察で先生から「久しぶりに見てみましょうか」とお話がありました。私も1度検査をしてほしいと思っていたので検査を受けました。3年ほど前から薬も飲まずに過ごしていましたが、忙しく仕事をしている中でも体調はよく、最近は快便です。

そのような中でも、やはり私も母も、一抹の不安はどこかに残っていました。検査結果は「ほとんど正常」でした。もちろんお医者さまからは、「全快ではありませんよ」とくぎを刺されました。検査結果が良かったことで、「最近あわてて薬を飲んだりしなかった?」と訊かれましたが、私としては薬に頼らず、治療食では食べない方がよいと言われているものも含めて食事をし、元気に働いた1年でした。いま、私は健康です。大きなことはまだ言えませんが、食べることを見直して、いま、良い結果が出ていることは確かな事実です。年初めに昨年同様にお腹の風邪をひいてドキッとしましたが、勤めながら治すことができたのは以前よりも体力がついているからだと思います。

ここに紹介した椎名の娘の潰瘍性大腸炎と後述する椎名自身の高血圧の発症の原因は1つなのです。椎名は短大の家政科を卒業後、東日本料理学校協会に所属する料理教室で助手を務めてきました。そこで習ったアク抜き・下茹での料理法を最善のものとして家庭で忠実に実践してきま

した。既に述べたようにアクというものは、実は私たちの細胞が必要としている大事な栄養素なのです。彼女自身と家族は栄養素の抜け殻を日々摂ってきたのです。娘のテツコさんは花粉症、アトピー性皮膚炎を併せ持ち、脆弱な器官がつくられてきました。そして家を出て1人暮らしを始め、さらに食事が一気に悪くなると同時に潰瘍性大腸炎を発症したのです。

病院への入退院を繰り返す中で悪化の一途をたどりました。不安もあったでしょうが、椎名の一大決断により、医師の反対を押し切り、病院から退院させ、ルネサンスごはんによる改善に努めました。その後、いりこサプリメントなども摂るようになり、現在はほぼ完治し、結婚生活をおくっています。椎名も同様に栄養素の欠落した食により細胞は脆弱となり、血管は弾力性を失い、一時、血圧は200まで上がりましたが、運動とルネサンスごはんで血圧は下がり、現在は安定しています。

またテツコさんは嫌いな食べ物が多かったようです。これもやはり病気の大きな原因の1つです。これは初めての子で少しの刺激物もいけないという過敏な育て方とアク抜き・下茹での栄養の欠落した食物に対するDNAの反応の結果、つくり出されたものです。子どもの好き嫌いはその将来に大きな不幸をもたらします。幕内氏の著書『子どもが野菜嫌いで何が悪い!』などの戯言《ざれごと》を信じてはいけません。

6 ガン患者の方の書き込みと私の経験から推測するガン化させない力と、できたガンを治す力

(1) 栄養豊かな食にはガンを癒す力がある

これまで述べてきたように、細胞に十分な栄養素がいきわたれば、本来の免疫力は回復します。そして豊かな栄養素を含む食べ物には傷ついたＤＮＡを修復する抗酸化物質が含まれ、ガンの原因となる活性酸素を除去してくれるファイトケミカルも摂ることができ、発ガンが抑制されやすくなります。

さて、皆さんは、それではできてしまったガンは治せるのかとおたずねになりたいでしょう。もちろん、できてしまったガンを、それ以上増殖しないようにすることは、かなりの程度できると私は確信しています。

しかしこれは医師がルネサンスごはんの力を理解し、この力をつぶすことなく治療をすることが前提となります。ルネサンスごはんの栄養素で、正常な細胞を抗ガン剤や放射線から守らねばなりません。

現代の医学のガン細胞に対する攻撃の技術は、格段に進んでいるようです。しかしかえってそれによって正常な細胞までが深く傷つき、細胞本来の機能が低下し、新たなガン細胞ができやすい状況をつくりだしているように見えます。つまり元気な細胞を守り、より活性化させる（免疫

力を維持・強化する）ための視点が欠けているのです。正常な細胞を更に元気にし、抗ガン剤や放射線への抵抗力をつけるには、基本的栄養素を豊かに含んだ食を摂ることしかないことを、皆さんは既に十分認識されているはずです。

(2) 私が経験したガンをわずらわれた4人の方の例

腎臓ガンと肝臓ガンの方の例

1人は私のパティシエ仲間で2011年に亡くなられたBさんの生存中の2つの書き込みを紹介したいと思います。この方は尿管から最終的に肺に転移、末期の状態でした。知人の医療関係者に聞いた話によると、肺は転移が早いから1年は持たないと言われました。

しかしルネサンスごはんといりこサプリメントで一時かなり元気になり、4年生存され、2011年に亡くなられました。肺にガンをかかえながらも一時は本人もこのまま10年ほどはいけるのではないかと思うほどに元気でした。しかし割合に平穏であった1年間に少し油断をしてルネサンスごはんを怠ってしまったということを、悪化してから本人の口から聞きました。もししっかりルネサンスごはんを食べていたなら、さらに長期間生存できたかどうかは私も分かりませんが、とても心残りなことでした。

現在転移肺ガン治療中
08年2月15日、Bさん

発症は尿管・腎盂（腎臓の底部）が原発で肺に転移が見つかったのが２００６年の9月。10月から3種の抗ガン剤治療を開始。いりこサプリメントを食べ始めたのはその前、夏の頃からだったと思います。それ以前からルネサンス料理に則った献立が身体にいいことは分かっていました。その考えに則ったいりこサプリメントがいいことも理解できました。初めの頃は決して食べやすいというものでなく、弓田氏がいう1日4枚摂取するのに苦労しました。枚数には特にこだわらず無理のない状態で摂取しています。自覚としては3枚半かな、と感じています。

その結果として化学療法（抗ガン剤投与）の副作用は比較的軽くすんだように思います。第1クール2回の入院の際、特に初めての抗がん剤の副作用は吐き気、消化器系全般の不調、味覚障害、足のしびれなどありましたが、不安に思っていた吐き気にはそれを抑える薬の進歩で軽くすんだようです。第2クール3回目の入院の際に高熱が続くというハプニングに見舞われ、その原因となった血栓を取り除くことにより解決、その際のCTの結果、次回から違う抗ガン剤での治療に変わりました。

さてここからが本番とでもいうルネサンス料理、いりこサプリメントの登場です。四六時中吐き気の続く3、4日は、いりこサプリメントもこの時期だけは摂取ゼロの日々が続きます。現在第3クール6回の投与が終わり、CTを始めとする検査の評価待ちの状態ですが、同じ治療をするにしても入院期間が少しずつ短くなっていますし、仕事に復帰できる日々も短縮されています。なによりも身体のつらさが軽くなってきていますし、まわりの人も体調の良さ、特に顔色のよさは古くからのお客様によく言われます。変わった抗ガン剤治療、ゲムシタビンは比較的免疫抑制の副作用が出やすく白血球・血小板の減少から腎機能検査後の入院3、10、17日目の3回投与の標準治療が受けられない患者が多く、だいたいは2回で終わる場合が多いなか、6回の入院中2回3回投与ができたということは、ここ数十年45キロ前後の体重で過ごしてきた私にとっては驚きでありました。

おそらく病院食も断って持ち込みでの食事（2日に1度家族が運んでくれるルネサンス料理を中心とした昼夕食とパン類、ヨーグルト、チーズ等発酵食品中心の朝ご飯）そしていりこサプリメントがこの治療に耐えうる体力を作ってくれたのだと思います。

私を診てくれている医師グループのうち2人の先生ははっきりと1番肝心なのは免疫力だとおっしゃってます。癌に限らず身体の免疫力を上げることが病気に打ち勝つ最良の治療法ではないかと確信します。西洋医学や漢方をそれに平行させることのほうが理にかなっている気がします。

生存を免疫力に託す

09年8月10日、Bさん

転移肺ガン患者、生きてます。元気です。1年半ぶりですかね、投稿は。2年数ヵ月続いていた抗ガン剤、手術による除去の入退院の繰り返しもこの半年はなく、ほっとしていると同時に「さてこれからだ」との気持ちを強くしています。

まぁ経過観察に移ったとみていいのかもしれませんが、腫瘍自体はなくなったわけではなく、CT上では腫瘍マーカー（ガンが再生される傾向を表す数値）とともに低いレベルで拡大縮小を繰り返してい

るようです。

ただ治療の選択肢は狭められているようで、抗ガン剤では完全に除去できない、手術でもモグラタタキのようで、取ればまた出てくる。いずれにしても身体か腫瘍か、どちらが先に参るかとの段階かと思います。

そこで頼りにするのは免疫力。この捉えどころのないものにわが身を託すのですが、ルネサンスごはんといりこサプリメントを中心にした食生活、疲れさせない、冷やさない、整体など身体のケア、サッカーを見に行く、寄席に出かけるなど、心ワクワクするような機会を多く持つ、こんな日常生活を送っています。

もちろん病気にいい影響があれば1番いいし、そうでなくともルネサンスごはん、いりこサプリメントは身体にはとてもいいのは皆さん納得済みのことですから。完治すればいいし、この状態で10年、15年とさほど入院することなく過ごせればいいなと、ゆるい気持ちに変わりつつあります。

もう1人、ほぼ末期のりんぱガンから肝臓へ転移した状態で手術して4年が経ち、今は手術以前よりも元気になったと感じながら毎日を過ごしている女性がおられます。この方は文章を書くのが大の苦手で、本人の希望により、私が直接話を聞いてまとめ、それを本人に確認をとったものです（『失われし食と日本人の尊厳』３７９～３８０ページも参照して下さい）。

この方はとても健康そのもので、それまで1度も病院に行ったことはありませんでした。50代の後半、2005年に右側の胸骨が落ち込み、生まれて初めて病院に行きました。診断はりんぱと肝臓にガンが認められ、3期の末期とのことで、手術してもどうなるか分からないと言われたそうです。

1年に1人か2人いるかいないかの極めて進行した状態でした。そして手術を受けました。看護師さん達は手術の跡を彼女が鏡で見ないようにしていたようですし、また医師も手術の写真は見ない方がいいと言われたそうです。かなり大きな手術だったのでしょう。これを見て精神的にダメージを受けて自殺したりすることがあるのを先生たちは心配されていたのだろうと彼女は言います。手術後も腫瘍マーカーは下がりませんでした。

ちょうど術後1年半後に私はこのことを知り、早速いりこサプリメントを送り、1日2枚食べてもらいました。この方は、ルネサンスごはんは既にその1年ほど前から食べて始めていました。そしていりこサプリメントを食べ始めて半年ほど経ってから、手術前のように運動をしたりテニスがしたいという意欲が湧いてきたそうです。

さらにその1年後くらいから腫瘍マーカーが下がり始めたのです。医師も看護師も大変驚きました。医師としてはもちろん抗ガン剤が効いたと思っていたようですが、彼女の感覚としてはいりこサプリメントが細胞を活性化し、活力を高めてくれたということを実感したそうです。抗ガン剤は3年で終わりました。今も小さなガンが肺にありますが大きくならず安定した状態です。

いりこサプリメントに含まれる生命にとって基本的な様々な成分が細胞を活性化させ、免疫力を高めてくれているのだろうと強く感じます。彼女は私どもがお世話になっている税理士事務所の方です。私どもの会社の決算の後、毎年この方と一緒に大酒を飲みます。2012年の今年もあと少しで5回目の飲み会となります。

彼女はひとりでも多くの人にこのことを伝えたいと言っています。医師にもう手遅れだと言われても、完全に望みを捨てる必要はありません。

膵臓ガンの方の例

この他に私の知人2人がガンで亡くなられましたが、いずれも末期でガンが発見され、ルネサンスごはんといりこサプリメントを実践されました。

1人の方は長年の糖尿病でずっと血糖値を下げる薬を飲み続けてこられました。膵臓ガンはほぼ末期の状態で発見され、次第に進行し、いりこサプリメントとルネサンスごはんを始められ、腫瘍マーカーがはっきりと下がりました。その後、この状態が1ヵ月ほど続きましたが、以後、少しずつ悪化して亡くなられました。病院に行けば必ず薬を与えられますし、食べ物も制限されます。薬を飲み続ければ必ずその対象の部位の細胞は不活性化してきます。そして食べ物の制限で栄養素の幅が限られ、膵臓の細胞の再生も不活性化します。このことが膵臓のガン化の一因であったかもしれないと思います。このことは誰も完全に否定することはできないでしょう。私はそう考えたからこそ、自力で血糖値を下げようとし、また成功したのです。私の健康来歴については、

第7章の「1　私もルネサンスごはんによって救われた」（174ページ以下参照）をご覧になってください。

食道ガンの方の例

もう1人の方はやはりパティシエ仲間で食道に食べ物が通らなくなるほどに進行した食道ガンと、そこから肺へ転移した完全な末期の状態で病院へ行き、手術をしても無理な状態でした。それは忘れもしない私たち菓子屋にとって1番忙しい2010年の12月23日でした。病院でガンと知らされた日にすぐに彼のところにいりこサプリメント、味噌、いりこ、岩塩、鰹節、昆布、ダイコン、ニンジンを持って行き、すぐにいりこサプリメントを1日4枚食べ、味噌汁を必ず毎日飲むようにきつく言いました。

そして半月後、腫瘍マーカーは劇的に下がり、手術が可能になりガンを摘出しました。それから数日後に電話をした時に、かなり経過が良いと告げられました。私も忙しく、それ以降は連絡を取れずにいたのですが、二十日ほどの後にいりこサプリメントも切れたのではないかと思い出し、電話をしました。帰ってきた返事に私は言葉を失いました。「まだサプリメントはあります」。おかしいな、遠慮しているのかな。「ホントに?」「医師に塩分は控えなさいと言われたので、サプリメントはやめているんです」。

私のいうことよりは、もちろん患者はすがるような気持ちで医師の指示に従います。私はやっと「そうか、まあ、しょうがないよな。頑張れよ」と言って電話を切りました。それから1ヵ月後あたりからガンは胃などにも転移していき、２０１１年に亡くなられました。まさかいりこサプリメントを食べないでいたとは……。私は愕然としました。そして細胞の活性化が必要な時に塩分を控えるようにと指示した医師の言葉に、とても救われないものを感じました。もし、あの時いりこサプリメントを食べていたら、あるいは違った方向に病状は進んで行った可能性は誰も否定できないでしょう。

(3) あまりに頻繁に投与される抗ガン剤

ガンの有無やその種類などを調べる腫瘍マーカーは、４人ともルネサンスごはんやいりこサプリメントを摂ることで、大幅に下がったことは紛れもない事実なのです。しかし医師と患者の間には、こんな食べ物のことについて話し合う習慣がありませんし、医師はまともに請け合おうともしません。いりこサプリメントとルネサンスごはんが効果を発揮したとしても、医師は今与えている抗がん剤が効いていると考えて、どんどんそれを与えようとします。特に末期になると抗ガン剤は頻繁に投与され、その効果確認のためのＣＴスキャンによる放射線照射が行われます。

ルネサンスごはんといりこサプリメントで正常な細胞は抵抗力を持ち、ガン化は抑えられ、腫瘍マーカーは低下します。しかしたび重なる抗ガン剤による正常細胞への破壊力は強く、細胞は傷つきます。そして傷ついた細胞が回復する間もなく次の抗ガン剤が投与され、正常細胞はさらに深く傷つきます。そしてこれに追い討ちをかけるように、ＣＴスキャンの強い放射線（10ミリシーベルト）が照射され、ＤＮＡは傷つけられ、一層、ガン細胞化しやすい状態となります。これは一般成人の年間被曝線量1ミリシーベルトの10倍の線量を1度で受けることになります（1ミリシーベルトで人間の身体の60兆個の細胞1つ1つに1本ずつ放射線が貫通します）。

ガンの進行を少しでも抑えられるものがあるとしたら、それは抗ガン剤以外にはないという考えが医学界の主流を占め、日本の医学は食の領域を見下し、その重要性を知ろうとしてこなかったのですから、それも無理ありません。

しかし、薬よりも食の方が、重篤なガンを治す力がもっとあるかもしれないことを認めなければいけません。

秋月医師も薬よりまず食の大事さを指摘しましたが、医学の領域には、食に重きを置くのは、漢方医学ではないかと不快感を持つ傾向があるようです。

しかし医とは西洋であろうと漢方であろうと、人の身体と心の病を治すことであり、その目標に違いはありません。食の力とともに病める人を治し健康にする。何故、不快感を持つ必要があるのでしょうか。

(4) もし医師が食の力を認識すれば

私がより望ましいと考える治療は次ぎのようなものです。ガンが発見されたならば、ルネサンスごはんといりこサプリメントを毎日規則的に食べて細胞の力を高めます。ガン組織は手術で取り除きます。既に十分に理解してもらえたと思いますが、ルネサンスごはんといりこサプリメントの細胞修復力はとても強く、メスの入った手術後の傷ついた細胞を素早く修復します。ある程度、細胞の修復がされたかなと思われる頃合いに、抗ガン剤が必要であるなら投与します。そして抗ガン剤による細胞の修復が進んだところでＣＴスキャンあるいは次の抗ガン剤の投与をします。それぞれの投与によるダメージがルネサンスごはんといりこサプリメントで十分回復されてから次の投与にすべきだと考えます。

しかしそれではガンの進展に対応できないと言われるかもしれません。でも殆ど回復の見込みのない見立てであったら、今までの「薬とＣＴスキャン」だけの発想から抜け出して、考えてはどうでしょうか。

もし私にガンが見つかったら、その時は初期の段階で切除します。もしもっと進展した状態で見つかったとしても抗ガン剤治療は受けません。手術が可能であるなら、困難であっても切除手術を受けます。もしかしたらピンポイントの放射線照射治療を受けるかも知れません。ルネサンスごはんといりこサプリメントで細胞の修復を図り、身体が動かせる限りは運動をして、筋力をつけ、細胞の再生力を高めます。

リウマチはどうでしょうか。リウマチにもルネサンスごはんは効き目があるでしょうか。リウマチも自己免疫疾患のひとつだそうです。いくつかの自己免疫疾患がルネサンスごはんといりこサプリメントによって大きく改善されたように、リウマチにも効果があるのではないかと思います。長い時間は必要であっても、かなりの効果は期待できるのではないか、と私は考えています。

7　ルネサンスごはんで元気な子を産み、育てる

(1) 不妊症も不育症も原因は栄養の欠落

私どものお菓子教室の生徒さんで妊娠をしてもへその緒に血栓がつまり、栄養素が胎児に届かずに流産を2度繰り返された方も、ルネサンスごはんによってやっと待望の赤ちゃんを授かりました。私の考えでは、不妊症と同じく妊娠しても胎児が育たない不育症のかなり多くの部分が、栄養素の欠落した食にあると確信を持っています。それまでの栄養素の欠落した食によって、母胎が受精してもこれを育てるための十分な準備ができていないのです。このため、たとえ受精しても胎盤などが脆弱で胎児が育つことができません。ある病院の検査技師の話では、ただれたり、おできのようなものができている胎盤がよくあるといいます。

ようやく待望の赤ちゃんが生まれます。私もそうでしたが、実際に見るまではお母さんやお父さんは気が気ではありません。

もしアレルギーなどが見つかっても大丈夫です。すぐにルネサンスごはんを始めてください。お母さんがおいしいごはんを食べて栄養たっぷりの母乳を与え続ければ、赤ちゃんの体質は少しず

つ改善されていきます。たとえ低体重で生まれても、心配いりません。湧きでるたっぷりの栄養豊かな母乳は赤ちゃんを大きく育てます。

妊娠以前から長期にわたってルネサンスごはんを食べ続けたお母さんが産んだ赤ちゃんにアレルギー症は殆どいません。

母乳ではあまり大きく育たないと言われますが、豊富で栄養素豊かな母乳によって1ヵ月で5キロ前後に成長することもよくあります。また小さい子でもひ弱でか細くはありません。身体の肉がぷよぷよでなくしまっています。あごは広く育ち、歯並びが良くなります。X脚やO脚にはなりにくく、足は健康に伸びていきます。

ところが、出産までの母体の栄養状態がよくなく、不十分な状態で生まれてきて、さらに栄養素の乏しい母乳・離乳食を与え続けられると、一気に赤ちゃんの身体は不調に陥ります。大きく育たず、低体重児になり、小さく、細く、幼く育ち、あごが小さく後で歯並び悪くなります。また、アレルギー、乳幼児アトピーなどを発症します。2～3歳になってもカゼその他をひきやすい体質となります。さらに食が細く、食べることに消極的になり、母乳アレルギーなどの最悪の状態になることがあります。

次ぎのお手紙は2010年にいただきました。ちょうど『ごはんとおかずのルネサンス』初版の発売とともにルネサンスごはんを始められ、お子さんもルネサンスごはんで育てられた方です。

ルネごはんで低体温症の夫婦が授かった子どもがたくましく育っている

Kさん

早いもので『ごはんとおかずのルネサンス』が発刊されてから6年の歳月がたとうとしています。それはそのまま私たち家族の食の歩みの歴史そのものでした。「健康な身体こそ、親が子供に残してあげられる最高の財産である」と考えたものの、当時食への知識が乏しかった私に、明確な方向性を与えてくれたのがこの本だからなのです。ルネサンスごはんを通して今まで私たちが信じ込まされていた食への常識を打ち壊し、実践を積み重ねてきた結果が、この1、2年、私たちの愛する息子にも、私たち自身にも目に見えて分かるようになってきました。以下に、その報告をさせていただきます。

息子は2004年6月8日生まれ、満6歳（当時）。身長112・3センチ、体重19・4キロ。

低体温から脱出

私たち夫婦がそろって低体温（特に私は35度6分から7分くらいしかありませんでした）だったせいか、息子も低体温（36度3分から4分）でした。それが2年くらい前から改善し始め、現在では息子36度7分から8分、私が36度4分から5分とかなり改善されました。

体温上昇に伴う免疫力の向上

3歳くらいまで年に3～4回はカゼをひいていました。当然、家族にもうつるので、なかなか大変でした。それがこの2年くらいはカゼとは全く無縁です。昨年の新型インフルエンザや子どもの間ではやったリンゴ病などにも感染しませんでした。

一時的に体調が悪くなる（髪の毛がパサパサになるのですぐ分かります）ことはあっても、重症化せず回復に向かいます。ちなみに私の息子は強制的なワクチン接種を3歳児に1度受けただけで、以後、一切ワクチン接種は受けさせていません。

つまりルネサンスごはんに基づいた毎日の食事によって、現在の免疫力を獲得したのではないかと思われます。

骨格の強さ、太さ

小さい頃から骨が太く、硬く、しっかりとして堅肥りでした。身長は現在通っている幼稚園のお子さんと比べて中くらいといったところですが、やはり身体ががっしりとしています。特に物凄い石頭で、遊んでいる時に頭がぶつかると、私の頭が割れるんじゃないかと思うくらい硬いです。本人はけろっとしています。

早起きができる

幼稚園に行くようになって身に付いた習慣とも考えられますが、毎日6時くらいには起床します。朝からとても元気です。毎日、妻が息子に起こされています。

歯並びがよく、虫歯も全くなし

小さいうちはスナック菓子、ジュース類は一切与えず、玄米ご飯、野菜中心で来ましたので、歯並びがよく、虫歯とは全く無縁。親の私が羨むほどの歯の健康優良児です。

以上思いつくままに書いてみましたが、息子の場合、多分に私たちの体質の弱さを受け継いでいるせいか、3歳くらいまでは身体も弱く、他のお子さんと比べても健康といえる状態ではなかったと思います。ところが、4、5、6歳と年を追うごとにみるみると体質がよくなってくるのが実感として感じられました。それと同時に私たちの体質もかなり改善されました。

今、毎日がめまぐるしく過ぎていく中でも、私たち家族が健康で過ごせているのは、やはりルネサンスごはんを基本にした毎日の食事が支えてくれているからなのだと思います。なかなか思うような結果が得られず焦りを感じた時期もありましたが、今の息子の元気な姿を見ていると「本当に続けてきて良かった」と思います。

付記

わが家では手軽にビタミン、ミネラル等の微量栄養素を摂るために「ミネラル煮物」と称して作った煮物を「常備菜」として毎日の食事に加えています。大豆500グラム、干しシイタケ10枚くらい、ヒジキ1袋、切干大根1袋を昆布、鰹節のダシ汁2リットルくらいで煮込み、これを味噌汁や他のおかずに混ぜたりそのまま食べたりしています。結構いけますよ。

(2) ルネサンスごはんで田舎の子どもも都会の子どもも元気に育つ

次ぎのお手紙は、秋田にお住まいの2児のお母さんからのものです。この方は、身体は、以前からずっと不調だったということですが、長男を出産された後からルネサンスごはんを始め、以後ずっと続けておられます。長男を妊娠された時は、まだ母体は十分に改善されてはいなかったと思われますが、ルネサンスごはんが育んだ母乳とルネサンスごはんによりこの男の子は他の子供たちより元気に育ったようです。

以後、5年の間に母体はルネサンスごはんの栄養素によって完全に本来の機能を取り戻し、2人目の赤ちゃんは本当に丈夫に生をうけた、と私は考えます。以下、手紙の要約です。

ルネサンスごはんで2人の子どもは食欲旺盛、アトピーなし

秋田在住、2児のお母さん

息子（2002年生まれ・1歳7ヵ月からルネサンスごはん）、

娘（2007年生まれ・胎児の時からルネサンスごはん）

息子と娘に共通していること

発熱することが年に1度あるかないかで、発熱しても38・5度以下で1～2日で治ります（周りでは39度や40度になったり、1週間熱が下がらなかった、という話も聞きます）。頭が大きめです（いいこ

とだと思うようになりました。夫は「アンバランスさが可愛いけど、それにしても頭でけえな」とよく言います）。

食べ物の好き嫌いはほぼありません。（息子はナスなどが嫌いですが、嫌いなものも食べます。子供の頃から食べていれば大人になる頃には好きになるよと励ましています）

夏バテ、夏やせがなく、いつも食欲旺盛です。便通がよいです（2人とも1日に2回出ることもよくあります）。

アトピーやぜんそくが今のところありません。（これは友人の指摘です。親である私に花粉や雑草アレルギーが軽症ながらあり、夫とその姉も子供の頃小児ぜんそくだったにもかかわらず、子どもが何ともないのはすごいことだと言われました）

息子と娘の相違点

風邪をひく頻度が娘の方が低い（集団生活になってからもです）。娘は薬を飲まずに治ります（息子も7歳後半からはほとんど薬なしです）。

新型インフルエンザ、伝染性の腸炎、りんご病に息子がかかり、私にはうつりましたが、娘にはうつりませんでした（息子も私もいずれも軽症で、りんご病の時も発熱せずにすみました）。

新生児によく見られる脂漏性湿疹という症状が息子にはありましたが、娘にはありませんでした。

息子にはアレルギーがありますが、娘には今のところありません。今回、息子がアレルギー検査を受けました。結果は犬に対してのアレルギー6段階のうち4でした。症状としては特定のお宅にうかがった時に、首の回りが少し腫れ、30分くらいで治まるというものです。まったく意外でショックだったのが、ハウスダストとダニに対して6段階の6で、アレルギーをもっていたことでした。日頃、これといった症状がなかったのでとても驚きました。また総IgE（免疫グロブリンE）という数値も基準値が2ケタだそうですが、息子は1800台でした。でも体質的にアレルギーを持っていても、症状に余り出てこないのはルネサンスごはんのおかげだと思っています。

娘に特徴的だと思われること

出生時は約3500グラム、母乳のみで生後1ヵ月で4・8キロまで育ちました。その後2歳10ヵ月まで母乳を飲みました。1歳半頃から母乳をやめたいと思いながらやめられずにいましたが、「失われし食と日本人の尊厳」を読んでからは、2歳過ぎまでやめなくてよかったと分かり、安堵しました。

生まれた時からあまり首がグラグラしていませんでした。生後2~3日目には、左向きに寝ていた頭がいつのまにか右向きになっていて驚きました。首の筋肉が発達していたのだと思います。赤ん坊は良く同じ向きで寝て頭の形が一時的に変形しますが、娘はまったくそういうことはありませんでした。首がすわるのも早い方でした。歩けるようになったら、長い距離を喜んで歩きました。女の子の割に、身体をさわるとフニャフニャしていなく、みっちり、密度が濃い感じがします。

1歳7ヵ月の時、自宅で55センチの高さからコンクリートの地面に落ちましたが無事でした。救急車のお世話になり、寿命が縮む思いをしましたが、骨がしっかりしていたのでしょうか。ルネサンスごはんに守っていただいた気がします。

2歳半ほどで夜から朝までおしっこをしなくなりました。たまに夜中に出る時も教えてくれて助かります。腎臓や膀胱、その他の筋肉や神経の発育が良いのかな、と勝手に思っています。

近所の歯医者さんに私の矯正治療のために通っています。先生には同じ年頃のお子さんがいるのでお互いの子どもの話をしていたところ、「Rちゃん（娘のことです）は本当に丈夫ですね」と言われました。先生は以前から私の肌をきれいと褒めて下さっていました。

私自身の体調の変化で、1番うれしいことは年に2～3回、1度出始めると2ヵ月近く続いていた咳がなくなったことです。2010年の5月に1度、咳が出始めましたが、5日ほどで治まりました。疲れにくくなったので家事もはかどり、家をこざっぱりときれいに保てるようになりました。

2011年の冬（息子9歳、娘4歳）はインフルエンザの予防接種をしませんでした。すると息子は感染し、娘は感染しませんでした。感染しても栄養と休養をとれば大丈夫という安心感がありました。

次ぎは長男が3歳の時にルネサンスごはんを始められた方のお手紙です。

ルネサンス味噌汁のいりこが大好き、やんちゃな「昭和の田舎の子ども」に育つ
東京在住お父さん

うちの息子は現在都内の小学校に通っています。どんな子どもかといえば一言で言えば「やんちゃないたずらっ子」としか言いようがない感じです。東京の都心で生まれて都心で育った、言ってみれば「都会っ子」の代表のような生い立ちではありますが、朝から晩まで走り回っていて疲れ知らずの子ど

もです。勉強はそっちのけで友だちとドッジボールをしたり、いたずらをしたり、体を動かして遊ぶのが大好きです。

ちょっと前にこんなことを言われたことがありました。「お子さんはまるで昭和の田舎の子供のようですね。最近あまり見ない、懐かしい感じのお子さんです」。実はこれに似たことはよく言われるのですが、こうした「やんちゃ坊主」に育ったのも、ごはんとおかずのルネサンスを食べて育ったおかげかな、と思うことがあります。

先日も息子が、通っている「ヒップホップダンス教室」で、女性の先生に「1番好きなごはんは何?」と聞かれて、「ママがつくった味噌汁が好き!」と間髪をいれず答えていましたが、うちの息子にとって最も好きなおふくろの味となっているのは、3歳児の頃からずっと飲んでいるルネサンスの味噌汁なのです。特にどうやらいりこを食べるのが大好きな様子。ごはんを食べるときも味噌汁を飲むときも、まずはいりこを探し出して食べているようで、きっと彼にとってはいりこの入っていないごはんと味噌汁というのは、何か物足りない、不思議な食べ物なのではないのかな、と思います。

息子は、ありがたいことに生まれたときから特に何一つ大病もせず、体が弱いということもなかったのですが、夫婦共働きの中、保育園に0歳から通わせていたこともあり、小さい頃はインフルエンザ、水疱瘡、おたふく風邪、手足口病…、ありとあらゆる感染症にかかっていたものですし、夜中に高熱を出して近くの救急病院に連れて行って入院となったり、ということもありました。しかし、今にして思えば「ごはんと味噌汁」を始めた3歳以降、1度もインフルエンザにはかかっておらず、保育園の3分の2の児童が病欠した時にも元気に通い続けてほぼ皆勤賞です。しかも、息子が4歳の時に近くの小児科が廃業されて、「これは困ったぞ」と思ったことがあるのですが、何のことはないそれからは1度も、予防接種を打つとき以外に小児科にかかったことはありません。

成績は下から数えたほうが早く、いたずらが過ぎて学校の先生から夫婦で呼び出されてお叱りを受けることもしばしば。「パパ、家までどっちが早く走って帰れるか競走しよう」などと、私が仕事で疲れていても際限なく遊びをねだられるのは困り物だな、と思ったりする事もあります。考えてみれば「少し手に余るくらい元気な悪がき」に育っていることが何よりも幸せなことなのだろうなあ、と思います。

つい最近風呂に一緒に入ったときに感じたことなのですが、息子は少し前まで、ぽちゃぽちゃっとした幼児のような体だったのが、ここ1～2年で骨太な、「少年の筋肉質な体型」にみるみる変わってきました。こうした「体をつくること」というのは、一緒に生活している家族にはなかなか気づくこともないうちに、日々少しずつ積み重ねられていくことだと思います。まさに、毎日食べる食事はその根本中の根本ではないかという気がするのですが、そういう意味ではまさにうちの息子の丈夫な体を日々支えつくり上げてくれたのは、知らず知らず習慣となった「ルネサンスごはんと味噌汁」なのだなあ、と心から感謝しています。

ルネサンスごはんを食べ続けて、これからもすくすくと成長されることを祈っております。

第8章

ルネサンスごはんの延長上に誕生した「いりこサプリメント」

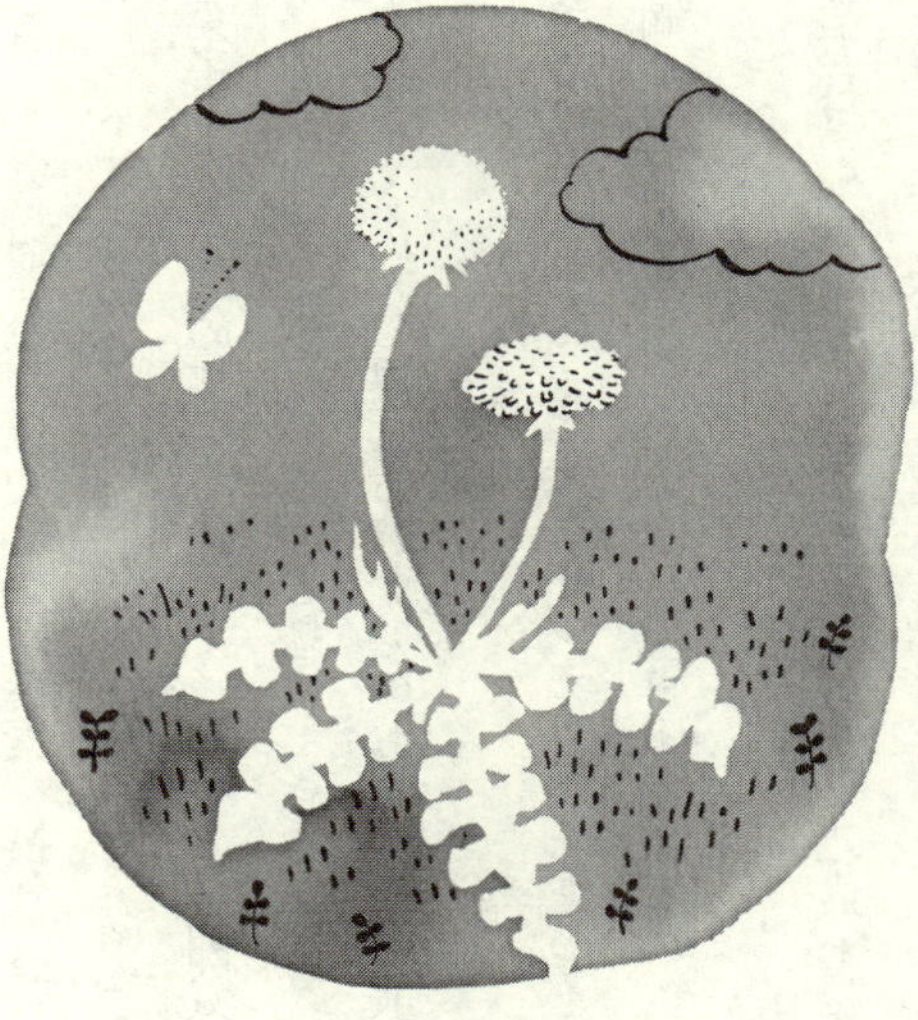

1　細胞にとっての本当のおいしさとは
―人の感覚だけがそれを捉えうる―

真のおいしさとは、細胞が必要としている豊かな幅の広い栄養素を摂り入れた時の安堵と満足の感覚だと言いました。これは私がルネサンスごはんに取り組んだ早い段階からの確信でした。また、私は自分なりにフランス菓子を突き詰めていく過程で、社会の雰囲気やマスコミによってつくりあげられる偽りのおいしさを排除する訓練をずっと続けてきました。今では多くのお客さまや同業のパティシエさえからも「全く次元の異なる味わいのお菓子」と表現されるに至りました。

そしてこの身につけた「おいしさの感覚」をもってルネサンスごはんをつくりあげることに挑戦したのです。心と身体が喜びに満たされる本当においしい「日本の家庭のごはん」をつくりあげようとしたのです。

前にも述べたように、私は栄養学者でも医者でもありません。一介の菓子職人です。栄養学も医学的知識もありませんでした。ただただ、私の心と身体が「うまい」と感じるまでつくり続け、今のルネサンスごはんの体系ができあがったのです。

忘れてならないことは1つの食材に含まれる多くの成分そしてさらに多種多様な食材の相互間の膨大かつ立体的で複雑な反応は、こまごまとした理論や数値だけで全体を把握できるものではない、ということです。それが細胞にとって本当のおいしさを持つものかどうかは、人の感覚によって捉えなければならない、と思うのです。私の考えは、感覚を通し実際の経験の積み重ねから生まれたものです。

そしてこうしたルネサンスごはんの延長線上に生まれたのが、いりこを主体とした塩味のクッキー「いりこサプリメント」です。

2　いりこサプリメントの栄養分を分析する

(1)ルネサンスごはんを凝縮してできたサプリ

いりこサプリメントをつくろうと思いたったのは、私どもの料理教室に通っていたあるお母さんからの問いかけがきっかけでした。そのお母さんはアトピー性皮膚炎の息子さんをお持ちで、それはルネサンスごはんでかなり改善されていました。しかしこの息子さんは大学進学で家を離れ自炊することになるので、何とか十分な栄養を補給する方法がないものかという相談だったのです。

考え抜いた末にたどりついたのは、いりこを中心にした独自のサプリメントをつくろうということでした。ルネサンスごはんの経験を通して体調や疾病の改善、快癒の実績を観察していましたから、特に体質改善に有効な基本的な栄養素を豊かに含むと思われるものを選んで、クッキーのように焼き上げたのです。試行錯誤を繰り返しての完成です。いりこサプリメントの誕生です。そしてルネサンスごはんの実践といりこサプリメントによって、実に多くの方から体質が改善されたという驚きの声が寄せられました。

ルネサンスごはんは、数値の裏付けなどなく、私の感覚だけでつくりあげたものであるだけに、今でも多くの人があやふやさと胡散臭さを感じられているようです。私がどんなにおいしく栄養があると言っても、実際に1度も食べないのでは、私の言葉だけで信頼を得ることはできません。しかし、日々のご飯、味噌汁、煮物などの栄養素を分析することは、費用その他の点でとても困難です。そこで「ルネサンスごはん」を土台としてつくられた「いりこサプリメント」の成分を分析することにしました。得られた数値によってルネサンスごはんの成分も推量することができるでしょう。

(2) いりこサプリメントに用いられている材料

いりこサプリメントで使っている材料のなかで、ルネサンスごはんで使わないものは、あまり栄養に関係ないと思われる香辛料のナツメグ、シナモンと蜂蜜、干しイチジクだけです。他は全てルネサンスごはんで頻繁に取り入れられています。ということは、ルネサンスごはんを食べ、おやつなどに時々蜂蜜を付けたパンや干しイチジクを食べていれば、いりこサプリメントの分析で確認された栄養素は確実に補給されていることになります。

いりこサプリメントの材料
小麦粉　オリーブオイル　味噌　アーモンド　チーズ　蜂蜜（百花蜜）ライ麦　松の実
クルミ　干しイチジク　ゴマ　いりこ　ゴマ油　鰹節　食塩　ナツメグ　シナモン

3　成分分析結果を読み解く

⑴適切だったいりこサプリメントに使われた素材

財団法人食品分析センターにいりこサプリメントの分析を依頼しました。その結果は表⑮のとおりです。タンパク質の素となる20種類のアミノ酸やビタミン、ミネラルの成分分析結果によれば、このサプリメントのための素材の選択は極めて適切であったと考えています。実に幅の広い栄養素が含まれています。分析にかけた成分数は限られたものですが、これらの他にも幅の広い栄養素が満遍なく含まれていると思います。

２４４～２４５ページ図⑮の成分表は、１００グラム当たりの量と、いりこサプリメント2枚分（1袋分約50グラム）の量を載せています。それぞれの成分を厚生労働省の「日本人の食事摂取基準２０１０年版」に照らし合わせてみると、１枚約25グラムのいりこサプリメントを４枚食べると、１日の必要量の３分の１から10分の１ほどの量を摂ることができますが、量的には不十

＊表中アミ点は必須アミノ酸
＊「100g中の含有量」はいりこサプリメント100gに含まれる各成分の含有量。「2枚分の含有量」とはいりこサプリメント2枚分（1袋分＝約50g）の各成分の含有量。「摂取割合」とは摂取必要量に対するいりこサプリメント2枚で摂取できる割合を表します。

バリン	アラニン	グリシン	プロリン	グルタミン酸	セリン	スレオニン	アスパラギン酸	トリプトファン	シスチン
0.79	0.64	0.66	1.24	3.83	0.73	0.52	1.23	0.18	0.24
0.4	0.3	0.3	0.6	1.9	0.4	0.3	0.6	0.1	0.1
26						15		4	

セレン	モリブデン
22	非検出
11	-

10	50
10	50
110.0	-

30	25
20	20
36.7	-

K1(μg)	K2(μg)	葉酸(μg)	パントテン酸	ビオチン(μg)	イノシトール	ナイアシン	コリン(g)
5	非検出	22	0.38	8.8	197	3.01	0.08
2.50	-	11	0.19	4.4	98.5	1.51	0.04

25	-	100	3	20	-	6	-
25	-	100	3	20	-	5	-
10.00	-	11	6.33	22	-	25.08	-

75	-	240	5	50	-	15	-
65	-	240	5	50	-	11	-
3.33	-	4.58	3.8	8.8	-	10.03	-

表⑮　いりこサプリメントの成分表

	エネルギー	タンパク質	脂質	炭水化物
100g 中	484Kcal	16.9	28	41
1 食あたり	227Kcal	7.9	13.2	19.3

●アミノ酸（単位：g）

	アルギニン	リジン	ヒスチジン	フェニルアラニン	チロシン	ロイシン	イソロイシン	メチオニン
100g 中の含有量	1.12	0.53	0.43	0.76	0.56	1.19	0.63	0.25
2 枚分の含有量	0.6	0.3	0.2	0.4	0.3	0.6	0.3	0.1
体重 70kgの人で一日に必要な量（mg）		2.73	0.7	1.75		39	20	15

○は食べ物からしか摂れない必須アミノ酸

●ミネラル（単位：mg　＊セレンのみμg）

		カリウム	カルシウム	マグネシウム	リン	鉄	亜鉛	銅	マンガン
100g 中の含有量		343	256	101	329	2.08	2.24	0.54	1.3
2 枚分の含有量		172	128	51	165	1	1	0	1
1 ～ 2 歳での必要量	男	900	400	70	600	4	5	0.3	1.5
	女	800	400	70	600	4.5	5	0.3	1.5
摂取割合（%）		191.3	32.0	72.1	27.4	26.0	22.4	90.0	43.3
18 ～ 29 歳での必要量	男	2500	800	340	1000	7	12	0.9	4
	女	2000	650	270	900	6	9	0.7	3.5
摂取割合（%）		6.9	16.0	14.9	16.5	14.9	9.3	30.0	16.3

●ビタミン（単位：mg　＊単位が異なるものは成分名の次に表記）

		A(μg)	B1	B2	B6	B12(μg)	C	D(μg)	E
100g 中の含有量		30	0.13	0.16	0.11	0.88	非検出	非検出	4
2 枚分の含有量		15.00	0.07	0.08	0.06	0.44	-	-	2.00
1 ～ 2 歳での必要量	男	0	0.5	0.6	0.5	0.9	40	2.5	3.5
	女	0	0.5	0.5	0.5	0.9	40	2.5	3.5
摂取割合（%）		-	13.00	13.33	11.00	48.89	-	-	57.14
18 ～ 29 歳での必要量	男	0	1.4	1.6	1.6	2.4	100	5.5	7
	女	0	1.1	1.2	1.1	2.4	100	5.5	6.5
摂取割合（%）		-	4.64	5.00	3.44	18.33	-	-	28.57

出典：食品分析センターによる分析結果

分です。このサプリメントだけでは十分な栄養素を摂ることはできません。この摂取基準を満たすには、ルネサンスごはんが必要です。そうすれば、確実にこの分析値と同じ種類の栄養素について、摂取基準を満たすだけの十分な量が補給されます。

このサプリメントを中核として、多種類の豊富な野菜や豆類、魚介類、乾物の栄養素が積み重ねられ、欠けることなく幅広く量的にも質的にも豊かな栄養素の総体が、細胞に送り込まれるのです。いりこサプリメントだけでも多くの方が驚くほどの効果を得られました。しかしやはりルネサンスごはんの栄養素の幅の広さにはかないません。ルネサンスごはんをずっとしっかり食べ続ければ細胞はより強固に築き上げられます。この2つが同時に食べられれば、効果はより早く強くでてきます。

(2)タンパク質形成に欠かせないアミノ酸

まずタンパク質の基となるアミノ酸の数値についてです。この表⑮のアミノ酸にアスパラギン、グルタミンを足して20種類のアミノ酸の組み合わせで10万種のタンパク質、260種の細胞がつくられます。その総数は60兆個になると言われています。20種のアミノ酸のうち、表中アミ点の9種類は、体内では生成されないので食べ物から摂らなければならない必須アミノ酸です（58ページ参照）。

20種類のうち1つが欠けてもタンパク質はつくられません。ですから20種類のアミノ酸が豊富

料金受取人払郵便

渋谷支店承認

8652

差出有効期間
平成26年5月
19日まで
(切手不要)

郵便はがき

150-8790

211

東京都渋谷区恵比寿西1-16-8
彰和ビル2F

株式会社
イル・プルー・シュル・ラ・セーヌ企画
愛読者カード係　行

ご住所　〒　　　－ お電話　　（　　　） e-mail　　　@		
お名前《フリガナ》	男・女	年齢　　歳
ご職業　1. 主婦　2. 会社員　3. 自営業　4. 公務員　5. 飲食業（経営・商品開発・調理・接客） 6. 大学・専門学校生（差し支えなければ 校名　　　）　7. その他（　　　） ※上記で5,6とお答えの方は分野もお答え下さい。 1. 和食　2. フレンチ　3. 中華　4. イタリアン　5. 洋食　6. ファーストフード 7. カフェ　8. 洋菓子　9. 和菓子　10パン　11. その他（　　　）		
弊社についてお伺いします。 ★代官山　パティスリーご来店　ある・ない ★代官山　お菓子教室受講　ある・ない ★製菓材料店　エピスリーご来店　ある・ない	DM送付 可・否	

※お名前、ご住所、お電話番号等の個人情報は、プレゼントの発送、弊社からの各種ご案内の送付に利用させていただきます。厳重に保管・管理し、一定期間保存後は適切な方法で廃棄いたします。

ご購読ありがとうございます。弊社の今後の出版企画の参考にさせていただくため、アンケートにご協力ください。

購入書籍に ☑ を入れてください。

□ルネサンスごはんは放射能にもたやすく負けない
□失われし食と日本人の尊厳
□新版ごはんとおかずのルネサンス基本編
□ごはんとおかずのルネサンス真実のおせち料理編
□ごはんとおかずのルネサンス四季の息吹・今昔おかず編
□ごはんとおかずのルネサンス嬉しい炊き込みご飯と味噌汁編

お買い上げ場所 ※必ずご記入ください
パティスリー ・ エピスリー ・ ネット ・ 書店（ 都・道・府・県 書店 ）

◆本書を何で知りましたか？

1. 書店 2. HP、チラシを見て 3. お店（パティスリー、エピスリー）で見て
4. 人に薦められて 5.その他（ ）

◆ごはんとおかずのルネサンスの料理のことは知っていましたか？

1. はい 2. いいえ

◆ごはんとおかずのルネサンスの食事を作った（または食べた）ことはありますか？

1. ある （ 自宅で ・ ルネサンス講習会で ・ 友人宅で ） 2. いいえ

◆この本についてのご意見・ご感想をお寄せ下さい。

＊ ＊

アンケートご回答の方全員に、本書でも紹介している弓田亨考案の健康になるクッキータイプのサプリメント「いりこサプリメント」のサンプルや、イル・プルーの菓子・料理教室で毎月開催している「ごはんとおかずのルネサンス講習会」のご案内を差し上げます。ご希望の方は下記に○をして下さい。

◆いりこサプリメントのサンプル 1. 希望する 2. 希望しない

◆ごはんとおかずの講習会ご案内 1. 希望する 2. 希望しない

★ご協力ありがとうございました。

にそれぞれ同量以上なければ十分なタンパク質は生成されないのです。

タンパク質は人間の体重から水分（成人で60～65％）を引いた重さの2分の1以上を占めます。私の場合でいえば、体重73キログラム、ここから水分60％分を引くと、29・2キログラム、この半分の14・6キログラムがタンパク質になります。タンパク質は身体中のすべての細胞、そして細胞器官をつくりあげます。髪の毛、皮膚、目、歯、爪、内臓の様々な器官。すべてをつくりあげているのです。また、酵素、ホルモン等の材料、栄養素運搬物質そしてエネルギー源としても重要です。タンパク質によって作られる様々の細胞は、日々4％が、3年ですべてが、入れ替わるとされているので、20種類のアミノ酸、タンパク質は十分な量が必要となります。

(3)アミノ酸20種類を過不足なく十分に揃えてくれる動物性タンパク質。しかしその質も大事

魚肉や肉にはタンパク質に変化した各種のアミノ酸が理想的に組み込まれています。魚肉や肉を食べると、20種のアミノ酸は容易に十分に補給されます。野菜に含まれる微量のタンパク質だけではどんなにしても日々4％も入れ替わるタンパク質を補給することはできません。精緻な仕組みを持つ細胞には10万種の十分な量のタンパク質が必要なのです。このタンパク質が不足すれば、不十分な建築資材で身体というビルを建てる手抜き工事になってしまい、本来の働きができない細胞がつくられてしまいます。魚も含めて動物性タンパク質を摂ってはいけないというマクロビオティックのテーゼは、これだけで破綻してしまいます。

動物性タンパク質を摂ることの重要性を述べましたが、肉も選ばなければなりません。冷凍したものや私の目には正に異常な食べ物にしか見えない肉があります。不自然に飼育され、極めて栄養素の偏った霜降り牛肉や生産性至上主義によって栄養素の乏しい飼料や抗生物質、成長ホルモンなどによって飼育された肉類は摂るべきではありません。このような極めて不健康な状態にある牛の肉は、タンパク質、ビタミン、その他がよい状態にあるとは思えませんし、やはり偏った成分しか含まない脂肪は身体に蓄積されやすいと思われます。

このことは魚にも言えます。人為的に養殖された魚はできるだけ避けるべきです。また冷凍していない魚を見つけることはとても難しいのですが、できる限り冷凍していないものを探さなければなりません。また冷凍してあっても、できるだけ匂い、味のあるものを見つけてください。

(4) いりこサプリメントはアミノ酸摂取の偏りを正してくれる

表⑮の成分表には、体重70キログラムの人が1日に必要なアミノ酸摂取量を示しておきました。検出された数値は1日の必要量の約半分となっています。しかしこの数値は、いりこサプリメント100グラムあたりの量です。ですから1枚25グラム、2枚で約50グラムのいりこサプリメントには検出された量のそれぞれ約半分が含まれていることになります。つまり2枚で必要量の約4分の1、4枚で必要量の約半分が補給されます。日々きちんとルネサンスごはんや魚などを摂ることができない人には大きな助けとなるでしょう。このサプリメントはアミノ酸に対しては、日々の食事の中でのアミノ酸摂取の偏りを埋め、20種類のアミノ酸が同量豊富にそろう手助けをする役割を持っているのです。

(5)主要なミネラルとその働き

ミネラルは100種類以上あると言われていますが、人間にとって健康のために必要な「必須ミネラル」と呼ばれるものは現在16種類あり、それぞれ重要な働きをしています。その重要性を知ってもらうためにいくつかのミネラルについて、分かりやすく主要な働きを見てみましょう。なお、ミネラルが放射能に対して持つ防御作用については60~61ページを参照してください。

ナトリウム　　糖の吸収、神経や筋肉細胞の活動等に関係し、骨の構成要素として骨格の維持に作用している。不足すると疲労感、低血圧を引き起こす。

カリウム　　細胞内の浸透圧の維持、細胞の活性化

カルシウム　　骨の構成要素の1つ。細胞の多くの働きや活性化に必須の成分。成長期にカルシウムが不足すると成長が抑制され、成長後に骨がもろくなる。

マグネシウム　　骨の弾性維持、細胞がエネルギーを蓄積あるいは消費する時に必須の成分

リン　　カルシウムとともに骨の主要構成要素であり、生体のエネルギー代謝に深く関わっている。

鉄　酸素と二酸化炭素を運搬するヘモグロビンの構成要素として赤血球に偏在している。鉄分の不足は貧血や組織の活性低下を起こす。

亜鉛　多くの酵素の構成成分として、また血糖調節ホルモンであるインスリンの構成要素として重要である。欠乏により小児では成長障害、皮膚炎が起こる。成人では皮膚、粘膜、血球、肝臓等の再生不良や味覚および嗅覚、口臭障害が起こるとともに、免疫タンパクの合成能力が低下する。

これらのミネラルは不足すると、記してあるそれぞれの役割が果たせなくなり、細胞自身の働きや細胞間の調整連絡が大きく阻害されます。

(6) いりこサプリメントのミネラル分

再度、表⑮をご覧になってください。表には1～2歳と18～19歳の人に必要なミネラルとビタミンの値を示しておきました。検出された数値は、いりこサプリメント100グラム中の量ですから、1日分には検出された量のそれぞれ約半分が含まれています。

9種類のミネラルのうち7種類が15～30%、2種類が10%近くの必要量を補えるので、1日4枚食べればかなりの量のミネラルが摂取できます。もちろん、いりこサプリメントだけでは量としては不十分ですが、幅の広い種類のミネラルが含まれていることは確かです。

(7) いりこサプリメントに含まれるビタミン

次ぎにビタミンについて分析します。ビタミンは種類も多く、欠乏すると次のような様々なビタミン欠乏症が起こります。必須ビタミンは、左記の13種類です。

[脂溶性ビタミン]

ビタミンA（レチノール）　生殖不能、免疫量低下、夜盲症、成長停止
ビタミンD　小児のくる病、成人の骨軟化症
ビタミンE　神経機能低下、筋無力症、不妊
ビタミンK　新生児頭蓋内出血　※食物から摂るビタミンKには、K1とK2があります。

[水溶性ビタミン]

ビタミンB1　倦怠感、食欲不振、浮腫などを伴う脚気
ビタミンB2　口内炎、眼球炎、脂漏性皮膚炎、成長障害
ビタミンB6　皮膚炎、動脈硬化性血管障害、食欲不振
ビタミンB7　皮膚・粘膜の炎症、脱毛、食欲不振
ビタミンB12　悪性貧血、神経障害
ナイアシン　皮膚炎、下痢、精神神経障害を伴うペラグラ成長障害
葉酸　巨赤芽球貧血、舌炎、二分脊柱を含む精神神経障害
パントテン酸　皮膚炎、副腎障害、抹消神経障害、成長障害

ビタミンC　壊血病

いりこサプリメントからはビタミンC、ビタミンD、ビタミンKのうちK２は検出されていません。次ぎの食材を摂ればビタミン類の補給はより完全になります。

ビタミンCは、キャベツの他、レモン、みかんなどの柑橘系の果物に、ビタミンKのうちK１はおもにほうれん草などの緑色の濃い野菜や海草に、K２は発酵食品である納豆などに多く含まれています。ルネサンスごはんはいりこが多量に加えられているので、Dも十分に得られます。

いりこサプリメント１日２枚摂れば、それぞれの必要量の少なくとも５％が含まれています。４枚では10％となります。

⑻生命の維持に必須の栄養素の総体

２４３ページ以下、いりこサプリメントの成分分析結果を説明してきましたが、いりこサプリメントには３種類の栄養素のうち、アミノ酸類は比較的多く含まれています。

	（２枚）	（４枚）
アミノ酸類	25％	50％
ミネラル類	15～20％	30～40％
ビタミン類	５％	10％

右図のように、これら3種類の栄養素の1日の必要量に対しては量的には決して多くありません。しかし、1日2枚食べるのを4枚にすると摂取量は倍増するので、3種類のどれもを幅広く切れ目なく摂ることができます。

細胞の建築資材であるタンパク質、アミノ酸が不足すれば、細胞は健全に構築されず、本来の機能を失い、脆弱なものになり、細胞が不調に陥ります。酵素ホルモンの生成にも支障をきたします。これにミネラル、ビタミンが欠乏すれば、双方の欠乏症に示された様々の不調が重なります。正にこれが現在の日本を重くおおう様々の肉体的精神的疾病の原因なのです。これらは生命の維持に基本的で必須の栄養素の総体なのです。

しかし、ルネサンスごはんといりこサプリメントはこの閉塞した状態を大きく改善しました。生命の維持に必要な基本的な栄養素を総合した力が、不活性化している細胞を活性化させることで、本来の機能が回復し、様々の疾病が改善されるのだと考えます。

4　生きるための根源の栄養素を用意するいりこサプリメント

(1)　1日2枚のいりこサプリメントが病を改善

ルネサンスごはんと1日2枚のいりこサプリメントの双方で、実に多くの方々の疾病が改善されました。またとりあえず、いりこサプリメントのみ試してみようという方にも大きな効果が現れました。しかしこれはあまり喜ぶべきことではありません。量的に小さめの、**1日2枚のいりこサプリメントに含まれる栄養素群が驚くほどの症状の改善をもたらしたということは、裏返せば、私たちの日々の食にはいかに致命的なまでに栄養素が欠落しているのかが分かります。**

また半数以上の方がいりこサプリメントやルネサンスごはんを食べて体調がよくなると3～6ヵ月くらいでもう安心して食べるのをやめてしまいます。その結果は目に見えています。再び致命的な栄養素の欠落にさらされ、以前の体調に戻ります。ｍｏｇｕｍｏｇｕさん（263～267ページ）の書き込みをご覧ください。

ただし、1日2枚はあくまでとりあえずの基準です。H・Kさん（257ページ）のように、欲しい時には1日5～6枚も食べる人もいます。私は1日4枚をおいしく食べることができます。人によっては1日2枚はちょっときつくて1枚がちょうどいいという人もおられます。私も初めは疲れている時などは4枚を食べるのがきつく2枚しか食べられない日もありました。大事なことはとりあえず1枚でも食べ続けることです。次第に細胞が活性化してくると、もう1枚余計に欲しくなります。

何故初めは食べられないか。それはこのいりこサプリメントには、1つの食べ物の中に、膨大な、人類がこれまで経験したこともない栄養素が含まれているからです。私たちのDNAに刻まれた食べ物に関する情報では判断できずに戸惑っているからだと思います。しかし少しずつでも食べ続けていけば、DNAはその効果を認め始めます。そうなればそれほど苦痛はなくなるはずです。しかし3分の2以上の人はとてもおいしく、安心感をおぼえる味わいのようです。

このように、私の舌がおいしいという基準で選びだしたルネサンスごはんのための食材は、いりこサプリメントの分析を通して豊かで十分な栄養素を含んでいることが実証されたのです。また、確かに私が舌で感じとったおいしさは、分析によって表された少数の限られた栄養素以外に、もっと膨大な微量成分が含まれていることも感じさせます。

(2) いりこサプリメントの栄養素の組み立て方

いりこサプリメントは次のような考えのもとにつくりあげられました。

① 人間と魚のDNA情報は70％が重なり合い、私たちが必要とする栄養素は魚が必要とする栄養素と多くの部分が重なっているという考えから、いりこを加えて人間の細胞が必要としている基本的で必須の栄養素の60～70％をまず用意する。

② 次世代に命をつなぐ基本的で極めて重要な栄養素を持つスペイン、フランス産のアーモンド、クルミ、松の実、種入り干しイチジク、ゴマなどの種子を5種類加えています。これらの種子には命を未来につなぐためのアミノ酸やミネラル、ビタミンの他に自らを守るための抗酸化物質やファイトケミカル、さらに抗ガンのための様々の酵素群など、細胞の営みに必要な基本的な成分が含まれています。

③ ミツバチの生命をつかさどる蜂蜜で、さらに基本的な栄養素の幅を広げる。

④ さらに海塩によって細胞が必要としているミネラルを重ねる。

⑤ ハードチーズを加える。これは、新しい命を育むための基本的な栄養素を含む牛乳が微生物の力によって変化し、栄養素の幅が広がって、タンパク質が最も吸収しやすいペプチドに変化したものです。

⑥ スペイン産のオリーブオイルを加えて、これに含まれる様々の脂肪酸により味噌の調和力をさらに高める。

⑦ 日本人の生命と健康を長く支え続けてきた豊かな栄養素を含む大豆の発酵食品である良質の味噌の栄養とその調和力を重ねる。

⑧ そしてこれらを小麦粉によって包み固め、160度ほどのオーブンで焼きます。焼き色がついても表面だけで、中身は100度以下とそれほど高温にならずに可食化されます。これによって壊れやすい栄養素も壊れずにクッキーの中に維持されています。

(3)幅の広い切れ目のない栄養素が全身の細胞に行きわたり、細胞全体を健康にする

人間の細胞が必要とする最も基本的な栄養素を100％近く摂るようにします。このルネサンスごはんといりこサプリメントは身体の一部分をよくするためのものではありません。身体のすべての細胞に必要な栄養素を送り届けるのです。ですから全体の調子がよくなり、部分的な目立った症状も同時に回復するのです。ここが対症療法的な、部分的に治そうとする西洋の薬と違うと

ころです。第3章（68ページ以下参照）で紹介した秋月医師が述べていたように、すべての細胞に十分な栄養素を送り、すべてをよりよい状態にかえる、つまり食によって体質改善をしているのです。

なお、カテキン、ヒアルロン酸など限られた栄養素を特別に摂っても、真の健康は得られません。身体全体の細胞の本来の機能が回復することはないでしょう。その効果はあくまでも部分的、表面的なものになります。

5 長期にわたる摂取経験者からの報告

いりこサプリメントを摂っていると、身体や体調にどのような変化が現れるか、長期にわたり食べられている方、おふたりのご様子を紹介します。いりこサプリメントの効果は体験者のお便りでその経過を知るのが最もわかりやすいと考えます。その変化は身体の外観だけでなく、細胞の活性化などを通して体調も改善することがよく分かります。

(1) お母さんの認知症を介護しながら自らの体調も改善

実際にいりこサプリメントを現在まで長期間摂り続けられ、イル・プルー・シュル・ラ・セーヌのホームページに感想を寄せられたH・Kさんの書き込みを紹介します。この方には2人の認知症のお母さんがおられ、お2人の面倒をみながら同時に様々の仕事をこなされていて、どうにもルネサンスごはんは毎日つくれないということで、いりこサプリメントを摂られています。食べてみての全身にわたる健康状態の報告です。

いりこサプリメントを食べ始めて3ヵ月目に。とにかく快調

08年1月2日、H・Kさん

いりこサプリメントをたべはじめて3ヵ月目に入りました。目に見えて体の調子が良くなっています。何だか体のキーポイントに行き届き、体全体がとても軽く底力があふれてくる感じです。

以前は歯肉炎やひどい肩の凝りで悩まされていましたが、1ヵ月の間に改善されました。その他、目の乾燥・充血もあって何となく重く、いつも目薬をさしていましたが、今は目薬をさすこともなく目がランラン。目力がでてきて、とにかく快適です。

昨年12月は2ヵ月目に入り、元気印で過ごしておりましたが、毎年この季節になると乾燥、冷気で扁桃腺がダメージをうけ風邪をひいてしまいます。今回も1度ダウンしてしまいましたが、耳鼻科に行くこともなく、料理教室の受講を続行、暮れには全快。

アレルギーもここ何年か首の付け根・首筋・リンパの所に、ただれたような状態がたくさん出て、痛みやかゆみ、薄皮がはがれてまるで火傷のような状態が続いていましたが、ここにきて、星のように点々ぐらいにまでなってきて、少しずつ消え始めています。

また体全体の余分な脂肪がエネルギーに変わっているのでしょうか、何だかスリムになってきているようです（スラックスのウエストがゆるくなってきています）。

水分代謝・お通じも良くムクミもとれて体全体的にすっきり、これはすごい。底力いりこパワーは驚きです。とにかく疲れにくい体に改善されて本当にうれしく思っています。

食べ始めてから3ヵ月経過。アトピーが消え血行が良くなり、その他改善点は様々
08年1月29日、H・Kさん

いりこサプリメントを食べ始めて3ヵ月が過ぎました。

先日より首の周りのリンパや付け根に出ていたアトピーが消えています。

実際のところ、薬でもないのにこんなに早く良くなるなんて、とても信じられないくらい。食べ始めて2ヵ月目の頃に再びワーッとかゆみと赤くただれた状態が出てきていたので、これは長いおつきあいになりそうと思っていたのです。今も時々ムズムズ感はありますが、赤くただれてくる症状はなくなっています。いりこさんありがとう…。これからもよろしくね。

いりこサプリメントを食べ始めて、目に見えて改善された所はもう数々。歯肉炎・目の乾き、疲れ目は瞬く間に良くなり、ひどい肩の凝りもそれとともにやわらぎ、とても快調です。

毎年寒い季節になると、冷えと乾燥で扁桃腺がダメージをうけ耳鼻科に駆け込みます。昨年も扁桃腺が。しかし耳鼻科に行くこともなく、いりこサプリメントをしっかり食べることでゆるやかですが、治りました。

ここ数日の厳しい寒さ、いつも水分代謝・血液循環悪く、足の指にしもやけができ、パンプスがもうパンパンで履いていられない状態になるのですが、今年はしもやけができません。きっと血液循環が良

くなっているのだと思います。

また自分では気がつかなかったのですが、会う人から白くなったね、と言われたり。気がつけば体全体のムクミがとれてスッキリ、少しスリムになっていて。

目に見えてこんなに改善されているのですから、見えていない内なる細胞はことごとく元気に活性化していることと思います。最近、体全体が軽やかで、フツフツとエネルギーがわき出てくる感じなのです。

時々油断して、不摂生をしてしまった時は少し多目に食べて調整。私の場合は、外出する時に必ず携帯しています。食事が取れない時の携帯食、安心・安全・究極の微量栄養素、もういりこサプリメントは手放せません。

7ヵ月目。不注意で火傷、でも水疱にならずに回復
08年5月18日、H・Kさん

いりこサプリメントを食べ始めて7ヵ月目です。

この書き込みに火傷のことが出ていましたが、本当に物凄い勢いで回復することを私も体験しました。火傷をしないように注意をすればよいのですが、一瞬のうちにやっちゃうんですよね。先日タルトストーンを器に入れて高温で焼き、軍手をしていない左手で器をギュー。

その後は保冷剤を握りしめたまま、ばっかじゃないのと思いつつ後の祭り、夕方親指は白くなったまま。しかし、水疱になることなく治ってしまいました。凄い。

食べ始めてから1年6ヵ月、アレルギー症状が回復
09年5月18日、H・Kさん

２００７年秋のモニターからいりこサプリメントを食べ始めて、１年７ヵ月になります。

今年の2月に人間ドックに入ってみました。

一昨年いりこサプリメントを食べ始めるまでは、認知症の義母の激しい行動に日々振り回され、睡眠不足も加わり、精神的にも肉体的にも最悪の状態で、身体もすでに悲鳴をあげていて、ひどい肩の凝り、目の疲れ、首の回りのリンパに沿ってのアレルギー、肌あれ、毎夏冬の扁桃腺と、いろんな所にダメージが出ていました。いりこサプリメントを食べ始めてからは、それらがことごとく改善され、症状がゆるやかになり始めました。

問題の義母も現在入院治療となり、私もいりこサプリメントのお陰で随分体調も良くなってきていることもあって、１度受診してみようかな、と思えるようになったのです。

結果は、A、B、Cと、いろいろ出ました、脂質検査の異常、軽度肝機能異常ですが、経過をみるにとどまり、心配していた再検査ということもなく、一安心いたしました。いりこサプリメントに感謝しています。

ただ、もう一つ気になるものが口の中に。2～3ミリの化膿したプツンとしたものが…。いつも歯ブラシ・塩でゴシゴシマッサージしてもダメ、1年もの長い間の不愉快なできもの、そろそろレントゲンを撮っていただいて、切開していただかないと治らないのでは、と思い悩んでいましたら、なんと、なんと ここにきてほぼ消滅してきています。よかった、これって口の中の免疫力が高まってきていると

いうこと、ですよね。目に見えている所がこの状態なのですから、見えていないところはどんなに改善されているのでしょう、うれしい限りです。いりこサプリメント大好き人間。体力・気力・やる気がパワーアップしています。

いりこサプリメントを食べていると、とても良く眠ることができて快適です。これからも食べ続けるゾー、元気印の為に。いりこちゃんよろしくね。

乳部エコー検査でしこりが消えていた
11年1月23日、H・Kさん

2008年暮れ、人間ドックを受診。その結果はA、B、Cいろいろ。中でもショックだったのは、オプションで受けた乳部超音波で右に4ミリ×7ミリが1個、Cとのことで経過観察でした。

2009年の暮れ。2回目のドックもBで微妙。変化なく再び経過観察。2010年の暮れクリスマスの講座も一区切りつき、3回目のドック入りの結果、な、な、なんと消えていました! A。エーッ、いりこさんありがとう。私の命の源、これからもいりこサプリメント食べ続けて、エネルギッシュに動きまわりたく思っています。

このようにいりこサプリメントだけでもかなりの効果を得ることができます。しかしルネサンスごはんには、いりこサプリメントより更に幅の広い栄養素が含まれていることは忘れないでください。

いりこ、味噌、玄米のふすま、豊かで幅の広い様々な野菜、豆類、魚介類、肉、乾物などのタンパク質の素となるアミノ酸、ビタミン、ミネラル、脂肪酸、食物繊維などにより、日本人の栄養摂取基準に示された必要量は十分にクリアされます。まさに理想的と言えるほどに栄養は十分に補給されるのです。

1日に味噌汁やご飯を2、3杯、煮物などを1日1回は十分に食べれば必ず素晴らしい健康が得られます。これが基本です。何らかの制約でどうしても毎日きっちりとルネサンスごはんを摂ることができない人には、いりこサプリメントをお勧めします。

⑵いりこサプリメントで体質を改善された方の体調改善過程

もうひとり、ｍｏｇｕｍｏｇｕさんの変化の様子をご覧ください。この方は長期にわたりいりこサプリメントを摂られ、体調の変化をお寄せくださっています。以前はかなり乱れた食を続けてこられたようです。

でもいりこサプリメントを摂られるようになってからは体調が改善していますが、その改善の経過はまさにいりこサプリメントを摂取された方に典型的な経過をたどっています。また、ルネサンスごはんと併用することで、その相乗効果を享受されています。

いらいら感なく生理が来る、普段通りに生活
07年12月12日、ｍｏｇｕｍｏｇｕさん

いりこサプリメントを食べ初めてから初めての、生理がきました。いつもは、生理前に情緒不安定になったり、イラっとしたりするので、もうすぐくるな、とわかるのですが、今回は何の前触れもなく、生理になったのでびっくりしました。

毎月、精神的に不安定になり、だるかったり、体が思うように動かなかったりしていたのですが、今回は生理痛もなく、普段どおり元気に生活・仕事ができるので、いりこ効果に感謝です。

いりこサプリメントとルネサンスごはんで効果は倍増
08年1月7日、ｍｏｇｕｍｏｇｕさん

いりこサプリメントを食べ初めて2ヵ月近くたちました。慢性的だった便秘も、2日に1回はしっかりお通じがくるようになり、おなかの調子がよいと、体の動きも軽くなりました！生理痛も、だるさもなくなり、1ヵ月のうち調子の悪い日がほとんどなくなって、毎日快調にすごしています。

毎日食べていたルネサンスごはんですが、お正月に入って、お餅・外食が続き、しばらく食べていなかったところ、少し疲れが残るようになってしまいました。いりこサプリメントだけではなく、ルネサンスごはんも一緒に食したほうが、効果は倍増のようです。

年も明けたので、さぼらず「ごはんとおかずのルネサンス」を食べようと思います。

いりこサプリメントは朝と夜に1枚ずつ食べて、快い目覚め
08年1月22日、ｍｏｇｕｍｏｇｕさん

いりこサプリメントを夜食べるとよい、との書き込みをみて、朝2枚食べていたのを、朝・夜1枚ずつ食べるようにしてみました。次の日の目覚めが良くなりました！　朝だけ食べていたときは、毎日おなかの調子はよいものの、朝眠たくて目覚めが悪かったので、みなさんも夜のいりこサプリメント効果、ぜひ試してみてください。

それから、生理痛は今月も全くありませんでした。悩まされていた便秘と腹痛も、今では全くありません。

いりこサプリメント3ヵ月、体調良好で格別記載することなし
08年1月26日、ｍｏｇｕｍｏｇｕさん

いりこサプリメントモニター日記を書き続けて、3ヵ月目。気がつけば、書くことが無くなっていました。

最初は便通の乱れや、生理前のイライラ、生理痛、疲れが抜けない、などたくさん書いていましたが、今は「体調良好」ばかり書いています。薬ではないので、食べたら即効で元気になるわけではないですが、毎日・なんだか・調子が良いです。

3日に1回くるかこないかだったお通じも、今では毎日規則正しくきます。おなかの調子が良いと、

仕事をしていてもとても楽なので、仕事がはかどり楽しいです。

中断していたいりこサプリメントを再開。その効果を実感
08年3月9日、ｍｏｇｕｍｏｇｕさん

いりこサプリメント復活しました。モニター期間終了後、いろいろと忙しく、いりこサプリメントをお休みしていました。が、食べなかったこの1ヵ月、食べていたとき以上に、「いりこサプリメント効果」を感じたので、ご報告です。

いりこサプリメント摂取を1ヵ月お休みして、体に起こった変化

・いりこサプリメント食して3ヵ月で改善していた、便秘が再発。
・顔に吹き出物がぶつぶつでてきた。
・3ヵ月全く無かった生理痛も再発。
・眠い。朝起きられない。

1ヵ月、いりこサプリメントをお休みして、やっと5日前から再開しました。これは気持ちの持ちようかもしれませんが、食べた瞬間に、お通じが！　そして、2日後には顔のぶつぶつも治りはじめ、顔色が白くなってきました。体調もすごく良いです。

食べ続けていたときよりも、1度お休みしてからの方が、（こんなに効いていたのだなあ）と、つくづく実感。今回気になったのは、久しぶりに食べたところ、やけにおなかにガスがたまるような気がします。急に腸内が活性化されたからでしょうか？

いりこサプリを再開、吹き出物と生理痛が消える

08年3月16日、ｍｏｇｕｍｏｇｕさん

１ヵ月おやすみしていた、いりこサプリメントを再開して2週間がたちました。休んでいた間に再発した吹き出物もすっかり消え、今月は生理痛も全くありませんでした。

再開はじめのころの、おなかにガスがたまるのは、最近はおさまってきて、おなかの調子はどんどん良くなってきています。気のせいか、すね毛が濃くなって、生えるのが早くなってきました。

気がついてみれば最近カゼをひいていない

08年4月13日、ｍｏｇｕｍｏｇｕさん

皆さんの書き込みをみてハッとしました。私もそういえば最近風邪を全くひいていません。以前は疲れがたまったり、急な雨にうたれたりするとすぐに風邪をひくので、風邪薬を飲むことが多かったのですが、この半年はちょっと風邪をひきそうでも薬にたよらず、早めに寝ると翌朝には元気に起きています。

ごはんといりこサプリメントを続けることで、回復力がついてきた気がします。

いりこサプリメント食べて（元気モリモリ！）というよりは、（きがつけば・毎日・健康で元気！）です。いりこサプリメントがどんどん手放せなくなってきました。

前にも述べましたが、私はルネサンスごはんを食べ始める12～13年前、ずっと日々深酒におぼれてきて50歳になった頃に突然花粉症が出てきました。その頃は口内炎はたびたび、下痢も1週間に2～3回ありましたが、3年後、ルネサンスごはんを食べ始めてから、それらの全てが改善されました。もちろん、今はもう花粉症はありません。

6　いりこサプリメント摂取による身体への効果

いりこサプリメントを食べると、次第に全身の細胞が活性化してきます。早い人では食べ始めてから10日から15日、遅い人でも30日もすると、全身の細胞が活性化し始め、少しずつ変化が現れ始めます。摂取期間別にその効果のエッセンスを示すと次ぎのようになります。なお、いりこサプリメントを摂取する効果は人によって様々です。ただ、おおむね以下のような身体の改善がみられていきます。

(1) 食べ始めて1ヵ月ほどで次第に代謝が活発になり通じが規則的に

いりこサプリメントを摂って10日目くらいから1ヵ月の期間の特徴として次ぎのようなことがあげられます。

便秘が改善され、毎日1回規則正しい通じが来るようになります。もちろん、食べる量や繊維質が少ないと便通は滞りがちですが、量だけでなく、食べ物の中に幅の広い栄養素が欠けていても規則的にはならないようです。腸壁の役目は栄養素を吸収することです。**十分栄養があってそれに刺激され、腸の細胞が栄養素を吸収しようとして動きだし、便通を促すように思えます**。玄米でご飯を食べていながらも便秘に苦しめられた方（188ページ玉名市Y・Hさん）の手紙をもう1度見てください。

このほかに次ぎのような改善がみられます。

・口内炎の炎症が収まり、また発症しても治りがとても早くなります。
・代謝が活発になり、次第に身体のむくみが消えていきます。
・冷え症が緩和され、低体温状態から体温が上昇し、35度台から36度台に戻ってきます。
・日々の疲労が緩和され、身体にエネルギーが湧いてくるのを感じます。

(2) 1ヵ月から2ヵ月目で血流が活発になり肌にも変化

いりこサプリメントを食べ始めて1ヵ月から2ヵ月目で、顔の肌のくすみが取れ始め、少しずつ白さが出てきます。頑固だったニキビなどの吹き出物が消え始め、肌が少しずつきめ細かくツルツルにきれいになってきます。そして目の周りのくまが消えてきます。小さなしみも消え始めます。顔は日々手入れをし、何度となく触れるところですから、多くの方が顔の肌の変化でまず体調の変化を感じます。

血液が深紅色になり、顔にも赤みが出てきます。新陳代謝が活発になり血流も活発になり、首や肩、足、その他のうっ血が解消されます。衰えている筋肉などにも栄養素が補給され、痛み、ひきつりなどが解消されます。

舌などのヒリヒリ感が解消してきます。これは簡単に言えば舌のアトピー性皮膚炎と同じことです。粘膜の修復力は強く、肌よりこちらが早く改善されるようです。

私も酒浸りだった50代の初めから、目の周りのくまが当たり前になっていました。もちろん、いまはまったくありません。

(3) 40日から60日で身体内部に変化の兆し、生理状態が改善し潰瘍性大腸炎も回復

摂り始めてから40日から60日ほどの時期になると、いりこサプリメントの効果が外見に現れ身体内部でもその変化の進展がみられます。女性では重度だった生理痛が緩和されてきます。そして生理のなかった人が回復してきます。いりこサプリメントの体験掲示板に書き込みを寄せられた約60％の方々が女性の生理状態の改善について触れています。また余談ですが、何年か前に閉経された方が、「ルネサンスごはん」を摂ることで、2度ほど生理があった方がおられました。1度は稀にあっても2度はないということだそうです。

新陳代謝が活発になり、筋肉、その他の組織・器官が本来の機能をかなり回復してきます。様々の部位のうっ血などが解消され、だるさ、不快感が和らぎ、身体、顔のむくみがとれ始めます。

下血があったところですぐにルネサンスごはんを始めれば初期の潰瘍性大腸炎は全快します。詳しくは第7章「5　難病の潰瘍性大腸炎からの生還」（210ページ以下）をご覧になってください。いりこサプリメントとの併用も効果的です。

(4) 2ヵ月から3ヵ月で花粉症などの免疫疾患も軽減

この時期になると、さらに細胞の活性化は進み、様々の細胞の協同作用による免疫機構の能力も改善されていきます。それとともに白血球が他の細胞を敵と見誤り攻撃し傷つける様々の自己免疫疾患も改善してきます。生理不順は改善され、28日の周期に戻ってきます。花粉症が軽減されてきます。これは免疫機構の改善によるものです。自己免疫疾患の改善によって、アトピー性皮膚炎やジンマシン、潰瘍性大腸炎も改善されてきます。

(5) 3ヵ月前後で細胞が活性化を始め老廃物は取り除かれる

この時期には細胞の本来の機能も大幅に回復し、ますます新陳代謝が活発になり、それまでの不活性化し固定していた細胞が取り除かれ、新しい細胞と入れ替わっていきます。この頃になると全身にはっきりと力、エネルギーが感じられてきます。長い期間に不活性化して、死滅した細胞などの老廃物は厚く頑固に蓄積していますが、肌から押し出され、新しい細胞にどんどん入れ替わり、ほぼ元の状態に回復します。そして医者に行っても治らなかった様々の病気が改善し始めます。

この頃になると栄養素が全体の細胞に行きわたり、細胞全体の大改造が始まるようです。細々とではなくしっかりとルネサンスごはんやいりこサプリメントを摂り続けてきた多くの方が、60〜90日頃になると全身が強い眠気に包まれ、起きていられなくなります。これは私も経験しましたが本当に眠い。細胞の再生が活発になり、多くのエネルギーがそれに充てられるようになるからでしょう。細胞の分裂が活発な赤ちゃんや小さい子どもは大人よりもずっと長い睡眠時間が必要です。正にその状態にあります。

7　いりこサプリメントを摂った人から届いた喜びの声

ルネサンスごはんやいりこサプリメントを摂ると、その身体への効果は次第に明らかになってきます。その変化は人により様々ですが、その様子をさらにイル・プルー・シュル・ラ・セーヌのホームページへの書き込みやお手紙によって紹介してみようと思います。

(1) まず便秘が解消し肌にも生気が戻る

いりこサプリメントを摂るようになった方が、1ヵ月ほどの初期にいわれるのは、便秘が解消され規則正しく通じがあるようになったという喜びの声です。それに肌に生気が戻ってきたというお便りが増えてきます。

一生治らないとあきらめていた便秘が解消

08年4月12日、ａｉさん

いりこサプリメント食べ始めから1ヵ月。以前から非常に頑固な便秘で悩んでました。あらゆるものを試しましたが自分には合わず、一生このままかとあきらめていました。そんな時に叔母からすすめられたいりこサプリメント、期待はしなかったけどとてもおいしいので毎日朝食に食べました。今では、毎日すっきり快調！！　びっくりです。

いりこサプリメント&ヨガで毎日いきいき過ごすことができ、とても感謝しています。これからも続けます。

便秘改善、肌のカサカサもなくなる

07年12月18日、ＭＥさん

今日でいりこサプリメントを食べ始めて1ヵ月。この1ヵ月を振り返ってみると、便秘になることが減ったばかりでなく、便の状態がとてもよくなりました。バナナ状ですっと出る理想的な状態です。毎年、冬になると、肌がかさかさになり、ファンデーションが粉をふいたようになっていましたが、今年は大丈夫。顔色もよくなったようです。

毎日食事を記録して、あらためて不規則な食生活だなあ、と反省。ご飯に発芽玄米といりこを入れ食べていますが、2ヵ月目はいりこサプリメントに頼らず「ルネごはん&おかず」も実践していきたいです。

便秘と下痢の悩みから解放、おなかの張りと顔のシミが悩み

07年12月12日、ESさん

いりこサプリメントを食べ初めて1ヵ月になります。私の悩みは、便秘とヒドイ下痢でした。毎日のようにお腹が張っていてゴロゴローッ! と地鳴りのような大きな音が鳴ってしまい、職場でいつも恥ずかしい思いをしていること。そして顔のシミ。

でも便秘と下痢はあきらかに改善が見られました! 下痢はこの1ヵ月間で、わずか3日間だけでした! 便秘もほぼ解消です。

お腹の張りと顔のシミは以前と変わらないので、2ヵ月目以降に期待したいと思います。「ルネごはん」をほとんど食べていないので、今月は「ルネごはん」も取り入れてみようと思います。

相変わらずお通じ良好、この頃とっても眠い

07年12月26日、さつきさん

いりこサプリメントを食べ始めて、1ヵ月が過ぎました。

相変わらず、お通じがよく、いりこサプリメントを食べ始めてから1度も下痢をしていません。今まででは考えられないことです!

いりこサプリメントと関係があるかどうかわかりませんが、以前と睡眠時間は変わっていないのに、眠くて仕方がありません。

(2) 血流が活発化し肌の変化を意識する

いりこサプリメントを摂り始めて2ヵ月に入ると、新陳代謝が活発になり肌のくすみがとれてきます。目の下のくまも薄くなってきます。うっ血が解消されて筋肉にも栄養が行き渡るようになります。女性では生理で悩んで折られる方からの喜びの声も聞かれます。

数年続いた無月経の悩みが解消、便秘、湿疹に効果
07年12月27日、Sさん

モニター1ヵ月目のいりこサプリメントを頂いてから計画的に1日2枚食べるつもりが、おいしすぎて1袋に2枚入っているいりこサプリを1日に3、4袋くらいのペースで食べてしまいました。これでは1ヵ月もたないと思い、ペースダウンした頃、4日目位に、久々に大量の生理がきました。

それと、今まで高くても36度いかなかった基礎体温が上昇しました。

数年無月経で悩んでおり、婦人科で治療してもダメ、東洋医学の中国鍼に一昨年1年間通いそれでもダメ。そんな時、ルネサンスごはんとこのいりこサプリメントに救われました。

自分でも信じられませんが、これは本当です。（笑）

他に身体の変化といえば、便秘が改善した事、ここ数年この時期になると出る原因不明の湿疹が今年は出ない事です。

2ヵ月目突入で、待ってました！　とばかりに、またスタートダッシュで食べ始めてしまいましたが、ルネサンスごはんとともに、計画的にいただきたいと思います。

口内炎が消え歯肉からの出血なし、食べ物の味が良くなる

08年1月28日、ＴＯＫＯさん

いりこサプリメントとの出会いは私にとってひさびさのうれしい出会いでした。

信じられませんが、5日目位で口内炎が消え、歯肉からの出血もなくなりました。

1ヵ月が過ぎ、12月の厳寒の時もカイロが必要な手足の冷えや疲れも今年は感じなくなりました。

2ヵ月を過ぎた頃より、食物の味がとてもおいしく感じられるようになりました。私にとってすばらしいプレゼントをいただいたような気持ちです。

そして大好きなタイカレーも食べられるようになり、今日もタイに行く友人にカレーを頼みました。

これからもずっといりこサプリメントとお友達でいたいと思います。

顔のつやがよくなり、目の下のクマがとれた

08年1月22日、ｂｏｕさん

いりこサプリメントを食べ初めて2ヵ月経過しました。

5日目、顔を洗った時につるつるし始めましたが、見た目には変わりなし。

1ヵ月、初めて他の人から、顔のつやが良くなったといわれるようになる。

2ヵ月目、小学生の頃からずっと友達だった目の下のくまに変化が！　色素沈着して、何をしてもうとれないとあきらめていた頑固なくまが薄らぎ、よく寝た日はほとんど分からなくなりました！　顔色がいいと、気分まで明るくなります！

空腹時の1枚で力、顔の肌がつるつるときめ細かに

08年4月23日、アプリコットさん

夕方、小腹がすいたときに食べるいりこサプリメントは、本当におなかの中に染み込んでいくようでおいしくて、私を助けてくれています。最近は、顔を洗っていると指先に感じる肌のきめが、ツルツル細かくなったような気がしています。まだまだ食べ始めて2ヵ月なので、これからとっても楽しみです。

もうすぐ還暦なのに過去のシミが薄くなる、今後が楽しみ

08年3月14日、岐阜のカッチャン

私は今年、還暦を迎えますが、5～6年前から顔の2ヵ所に、年寄りになると出てくるシミがでてきておりました。年だからと気にもしておりませんでしたが、シミの色が少しずつ少しずつ濃くなってきておりました。そんな時、いりこサプリメントを食べればシミが消えると言われました。そんな馬鹿な事と信じておりませんでした。

いりこサプリメントを食べ始めて2ヵ月程して、シミの色が少し薄くなったように見え始めましたが、確信は持てませんでした。ある日、シミの中にそばかすが見え始めました。その時、たしかにシミの色が薄くなってきていると実感しました。それからどんどん薄くなってきています。本当に驚いております。確実に細胞が若返ってきているのです。

という事は、ほかにも色々な所に変化が表れてきていると思います。こんな食べ物があったでしょうか。本当に信じられません。今後が楽しみです。

いりこサプリメントとルネごはんで顔のシミ、アトピーが消える

08年4月16日、ぱくぱくさん

いりこサプリメント、ルネサンスごはんにしてから、本当に顔のシミが消えてきました。母はルネサンスごはんだけなんですけど、本当にシミが消えてきたし、姉はアトピーが消えたとか本当に家族で驚いています。

体が健康なことはもちろんのことお肌まできれいになるんですね。高価な化粧品は、肌だけだけど、いりこサプリメント、ルネサンスごはんは体の組織全部も健康にしてくれて、おまけに肌まできれいになって…。

この間、街を歩いていたら、「きれいな肌の人だね」って指さされました。化粧品は800円くらいのものに変えたのに。いりこサプリメント万歳です！

(3) さらに重篤な生理の悩みが解消

いりこサプリメントの摂取をさらに続け40日から60日ほどになると、重篤で解消できなかった生理痛の緩和がみられるようになります。生理前の体調の不調がなくなり、生理が来るまで気が付かないという方もおられます。ふとした火傷からの回復の早さに驚く方もおられます。

1週間前からのつらさがなくなり、快適な生理

07年12月29日、soraさん

毎月、生理の1週間前くらいになると必ず体調が崩れます。「つらいなあ、どうしたんだろう…あ、生理が始まるのか」。そんなことを繰り返していましたが、今月は生理が始まるまで気がつきませんでした。いつもなら、頭が重くなる、肩がこる（こりすぎて呼吸がつらく感じるくらい）、頭がずっと痛い、体や頭をかきむしるほど痒くなる等々。

体の変化って、苦しんでいた症状がなくなると、案外気がつかないものです。今月は、体が痒くならない、頭の中がうずくような頭痛のない、「快適な生理」です。

いりこサプリメントを食べると生理痛がぴたりとやみ、生理前のだるさも軽減

08年1月8日、COMMENCAL

やっぱりすごい！　いりこサプリメントを食べ始めると生理痛がぴたりとやむ。食べない月はイタイ。

生理前の1週間前はからだがだるく、おも－くなるのですが、かなり軽減しますね。1日2枚しっかり食べていたおかげか、お正月の不規則な生活後も調子がよいです。

食べ始めて2ヵ月、肌はすべすべ、火傷は悪化せず
08年5月14日、陽子さん

いりこサプリメントを食べ始めて丸2ヵ月。皆さんと同じ様にお肌はすべすべになりました。ルネサンスごはんを以前から食べていたので、それ以外に体調の変化はまだ余り感じないのですが、1つ、驚く事がありました。

1週間前に仕事で火傷をしました。少しぶつかっただけなのに、天板の温度が高かったせいか、ひどい状態。そういえば前回の火傷はどこだったかなと探してみると、あれれ見当たらないのです。最近の物なので傷跡はまだハッキリ残っているはずなのですが…。消えた？

そして今回の火傷ですが、こちらも治りがとても早い！　いつもならまだグジュグジュ、もしくは赤く腫れ上がっているのに、赤みも引いて黒ずみ、もちろん乾ききっています。肌が、身体が、物凄い勢いで修復、活性化しているのが分かります。凄いです、いりこサプリメント！

2ヵ月目から早目に眠くなり寝覚めもさわやか
08年7月27日、まるまるさん

モニターの時からいりこサプリメントを食べつづけて体に起こった変化について報告します。大体、

2ヵ月位から10時半に眠くなり、寝覚めも良くなりました。3ヵ月目位から体温が1度上がり、体調が良くなりました。そして今、味覚が前よりも良くなってそして体毛も濃くなった感じがします。でも、1番驚いたのは、最近あまり起きなかった「あさだち」が起きる様になったことです。

男性は当然、セックスの能力は高まるのかと気になります。身体全体が元気になれば、女性だけでなく男性の生殖器も元気になるのは当たり前ですよ。

(4) 2、3ヵ月で花粉症などの免疫疾患も改善

この時期になるとさらにさらに細胞の活性化が進んで免疫機構が本来の姿になり、花粉症が軽減され、アトピー性皮膚炎もかなり改善されてきます。この頃にようやく体調の改善を実感する方もおられます。ジンマシンや潰瘍性大腸炎さえかなり改善されてきます。

3ヵ月目に入りおなかの調子が急改善、あきらめないでよかった
08年2月13日、ESさん

3ヵ月のモニター期間が終了しました。お腹の張りや便秘・下痢の症状はほぼ改善しました。食べ始めてから3ヵ月目に入っても、良くなったかなと思うとまた悪くなってしまったりと安定せずにいて、このまま治らないのではないかという気もしていましたが、3ヵ月目の2週目から突然お腹の調子が良

くなってきました。1ヵ月や2ヵ月であきらめてはいけないですね。継続していた効果が表れたのだと思います。
ルネサンスごはんも毎日ではありませんが、つくるようになりました。お腹の調子が良くなったので、これからはもう1つの悩みの種であるシミをきれいにすることを第1目標にして、もう少し続けてみます。

アトピー肌がしっとり、花粉症はむずむず感だけ
08年3月10日、kinakoさん
いりこサプリメントと出会って1週間もしないうちに顔の肌がプリプリに！　1ヵ月に1回会う、イル・プルー・シュル・ラ・セーヌのレッスン仲間からは会うたびに褒められて、うれしいです。
少し前に気がついたことは体が全体にしっとりしています。すべすべして、さわり心地が良いです。もともとアトピーでがさがさした肌でしたから驚きました。
それから、風邪をひかない！　年に数回、必ずのようにくしゃみから喉に移り悪化していったのが、くしゃみだけで悪化なし。花粉症もあったのですがルネサンスごはんのおかげで去年から時にむずむずはありますが発症していません。と、数々の変化を感じています。

朝、目をあけられないくらいの花粉症が軽い
08年3月31日、COMMENCALさん

花粉のピークでも薬の量を増やさなくても花粉症が軽い！　いつもこの時期になると、朝が目をあけられなくなるくらいのかゆさとくしゃみがあった、今年はそれがない。花粉症の友人に会うと、自分は全然平気なのに、友人はつらそうなので「かわいそう」と思うくらい。17年の花粉症歴の中でこんなにつらくなかったことなかったので、感激です。

(6) 3ヵ月を超えると高齢によるシミにも効果

いりこサプリメントを食べ始めてから3ヵ月を超えるとますます新陳代謝が盛んになってきます。不活性化していた古い細胞が取り除かれ新しい細胞と入れ替わってきます。老人性のシミも薄くなってきます。甲状腺ホルモン亢進症の方が服薬の中止に成功された例もあります。このように細胞の再生が活発となり睡魔に襲われたように眠くなる時期でもあります。

3ヵ月、4ヵ月といりこサプリの摂取で、シミが次第に薄くなる
08年3月13日、Ｎｅｋｏさん

いりこサプリメントを食べ始めて、4ヵ月目です。職場で、色が白くなったと言われるようになりました。顔色については、自分ではわかりにくいのですが、本人としての自覚は、それ以上です。シミが薄くなっていることに驚きました。

私は、子どもの頃、若いギンナンの皮をむくため漬けておいた水に手を入れてかぶれ、体中むくんで

しまったことがあります。その後遺症で、手の甲がシミだらけ。しかも、そのシミが年とともに盛り上がってきて、体調が悪くなるとさらに盛り上がりが大きくなって、これがいずれ皮膚ガンになっていくのではないかと不安に思っていました。

ところが、いりこサプリメントを食べ初めて3ヵ月目中ごろ、気が付くと、シミの盛り上がりが消えていました。さらにシミも薄くなってきたのです。ガンになる素があっても、ガン化するまで10年かかるそうです。その間に免疫力のほうが強ければ、ガンにならないように押さえ込むこともできるとか。手だけでなく、顔のシミも薄くなっていることを考えると、手の甲と同じことが、体の中でも起きているのでしょうか。

つまり、体の免疫作用、再生能力が高まってきたということではないでしょうか。

いりこサプリメントをいただき始めてから3～4ヵ月でこのような実感ができたので、この期間が1つの目安ともいえるのではないかと思っています。

何度も失敗した甲状腺ホルモン亢進症薬の服用中止に成功
08年4月4日、ベルガモット・フレーバーさん

いりこサプリメントを食べ始めてほぼ5ヵ月が経過しました。皆さんの書き込みを拝見して、「そうそう、お通じが良くなったよね。お肌もしっとりだし」と1人うなずいていました。

いりこサプリメントを食べ始める前の体の不調は、総コレステロール値・悪玉コレステロール値・中性脂肪値がそれぞれ高かったこと（これは職業病と年齢のためか？）と8年前からの甲状腺ホルモン

亢進症でした。甲状腺の方はずっと薬を服用してきました。飲み始めて3年ほどで安定したので1度薬をやめました。が、2ヵ月で再発してまた薬による治療にもどり、お医者様からは「1回再発した人は薬をやめない方がいい」と言われました。2年くらい前にまた1ヵ月ほど薬を飲まない期間があり、やはり悪くなりました。これで、多分一生薬を飲まなきゃいけないんだとあきらめていました。

そんな病歴ですが、いりこサプリメントのモニターを始めたとき、チャンスだと思い薬をやめました。もちろん半信半疑どころかほとんど期待していませんでした。ところが2週間前血液検査をしたところ、なんと正常値になっていたんです。まだ5ヵ月ですから完治したとは言い切れませんが、今までにはないパターンであることは事実です。私にとっては驚きのうれしい変化でした。コレステロール値はあまり変わりませんでしたが、中性脂肪値は正常範囲になりました。いりこサプリメント、手放せそうにありませんね!

68歳の男性でこんな症状に悩まされている方もおられました。年とともに細胞の再生能力が低下してきて、手の平の真ん中が角質化してかなり厚くなり、痛みも出て、医者に行って様々な精密検査をしましたが、原因が分からず、医者を2回ほど変えたものの一向によくならなかった時に、ルネサンスごはんといりこサプリメントに出会い、食べ始めたら1ヵ月後に変化が出始め、4ヵ月ほどできれいになくなった、という方がおられます。

この方は、私から見れば細胞が不活性化しているのがはっきりと分かるほどに、顔色がかなり黒ずんでおられました。手の皮膚の回復と同時に顔色も次第に色が薄くなっていきました。こうした例は他にもう1人知っています。

私もこれと似た経験をしています。年とともに全身の筋肉が弱くなり、右足の付け根の筋肉が切れ、そこから腸が外に出てくるそけいヘルニアとなり手術をしました。術後、傷口が1センチほど硬く盛り上がり、ずっと痛みがありました。また左側の付け根も痛み始め、今度はこっちがいかれるのかな、とずっと憂鬱でした。それがいりこサプリメントを食べ始め2ヵ月頃から痛みが少なくなり、4ヵ月後には傷跡の盛り上がりが本当に低くなっていきました。そして左側の痛みもいつの間にか消えてしまいました。切れそうだった筋肉もいりこサプリメントで補強されたのだと思います。

それにしても手のひらの角質化した68歳の男性の場合といい、細川氏をみた医師（200ページ以下参照）といい、下血がみられた女性（210ページ参照）に「硬い便が腸壁を傷つけた」などという医師の症状の見立ての不見識さにはあきれてしまいます。特権の上に安住し、少しも勉強をしていないこの手の医者にかかった患者は憐れだと思います。

8　いりこサプリメントで肌が若返り高脂血症も解消

次ぎの椎名眞知子はイル・プルー・シュル・ラ・セーヌでお菓子と料理教室の教師を務めてい

ます。いりこサプリメントで肌が若返り、その他の重篤な不調も大きく改善されました。

栄養クリームなどつけなくても白くなり若返る肌

08年9月21日、椎名眞知子

今日とてもうれしいことがありました。いつもの化粧品屋さんで久しぶりにお肌の油分と水分チェックをしていただいたところ、なんと水分108、油分92でした。「すごーい、理想ゾーンに入ってますよ」と美容部員の方にほめられ、お店の方には「お肌もずいぶん明るくなられましたよね。以前はしみができ始めてお肌のことで悩んでいましたものね。目の下の黒ずみも取れて本当に白くなられましたね。この調子でお手入れ頑張ってくださいね」と励まされ、私としては少し冷や汗ものでした。

もちろん化粧品や乳液などは使っていますが、栄養クリームやパックなどとは無縁の私が、お世辞を差し引いても年齢より若々しいお肌といわれるのは恥ずかしさもありますが、とてもうれしいことです。このお店とは8年前からのお付き合いで、その頃よりずっと肌の状態が良くなっていることには間違いないようです。

以前、お肌のチェックをしてもらっていた時は、乾燥していますね、お肌のお手入れも頑張ってくださいね」と言われるのが常でした。

「年のせいだから…」とあきらめる事はありません。ルネサンスごはん、いりこサプリメント様々です。よし！　明日も頑張ろうと単純に思う私でした。

椎名は高血圧、高脂血症でした。血圧の方はいりこサプリメントで平常値になりましたが、高脂血症の方が難問でした。しかし、いりこサプリメントと運動、そしてさらに食生活の改善により、医師からの叱責を受けながらも薬を飲まずに自力で改善に成功しました。

いりこサプリメントと食事と運動をして高脂血症を克服
08年3月8日、椎名眞知子

数年前から高血圧、昨年からは高脂血症で通院していましたが、高血圧はいりこサプリメントで平常値になりました。

コレステロール値が通常よりかなり高く、医師からは遺伝や体質、食生活、女性特有の閉経後に数値があがる人が多いとのお話をうかがいました。また、食事の改善、運動をできるだけするようにと指導を受けました。ですが、数値はなかなか下がらず、2ヵ月に1度の検診のたびに、憂鬱な思いで病院を後にしました。

去年の夏には「ここまできたらもうコレステロールを下げる薬を飲まなくては保証はできません」と医師から言われ、効き目の穏やかな副作用のない薬をいただきました。どうしてもその薬には頼りたくなかったので、薬は飲まないままにしてしまいました。運動も少しはしたのですが、なかなか思うようにはできませんでした。ただ、いりこサプリメントで高血圧が下がっていたので、体の細胞は元気になってきているのでは、という自信はありました。

ところが12月の検診で、また大幅に数値が上がり、乳びといって血液が乳濁している（いわゆるドロドロ血）ですと宣告されました。

「もう責任は持てませんよ。早ければ明日倒れてもおかしくありませんよ。専門医がついていながらそんなことにはならないように、どうされるかお考え下さい」との言葉に、本当に心配になりました。よし、薬を飲まないためには、いりこサプリメント、そして運動、食事もいつもより更に気をつけて、しかし食べないのではなく、毎日いりこサプリメントを食べること、そして通常考えてよくないと思われる、高脂肪のものはとらないように、またメカブなどもとるように気をつけました。そして下がりました！　乳びもなくなりました。血糖値も正常です。薬を飲まなくて本当によかった。先生ごめんなさい。私はこのやり方で更にがんばってもっと健康になるように努力します。肌の状態も上々です。

栄養素が欠乏してくると血管は弾力を失い、血圧は上昇しはじめ、破れやすくなります。豊かな栄養素を含んだ食は血管の細胞を活性化し、血管は本来の機能を回復することによって弾力に富んで破れにくくなり、血圧を低下させます。血流も活性化し、栄養素はしっかりと身体の隅々まで届けられます。長期間慢性化していた様々の不調が改善されます。

9　10年来の不妊症から妊娠・出産、母子ともに順調の肥立ち

女性の妊娠、出産そして授乳は単に子宮などの生殖器系だけでなく、母体の全身の細胞、器官

を使っての壮大な営みであると考えます。身体のすべての細胞ができる限り良い状態になければなりません。そうでなければ受精できませんし、受精しても出産まで成長することもできず、流産してしまいます。また、出産しても果たして元気であるかどうか、確かではありません。さらに出産後の母乳も十分な栄養素を含んでいなければ、赤ちゃんは元気に育つことはできません。妊娠までの長い期間、食をおろそかにしてきたお母さんから生まれた子は、アレルギーその他の不調を背負って生まれ育つ確率は極めて高くなります。

Ｒｏｓｅさんは、若いころからずっとアク抜き・下茹での一般的な調理方法で食事をつくってきたそうです。低体温、生理不順、無排卵。長く不妊症の状態にありました。ルネサンスごはんといりこサプリメントによって体質を改善することで、長年の無月経から解放され、毎月排卵のある生理がくるようになりました。そしてルネサンスごはんを食べて半年後には、10年以上不妊症だったにもかかわらず、妊娠。その時は8週間で流産しましたが、また半年後に妊娠。そして高血圧やむくみ、動悸などの妊娠中のトラブルもなく、順調に臨月を迎え、出産されました。今も母乳で元気に娘さんを育てられております。

次の投稿はＲｏｓｅさんが妊娠から出産、そして育児に至るまでの経過の投稿をまとめたものです。

いりこサプリメント食べて1週間、基礎体温が高くなり安定的に
07年12月12日、Roseさん

いりこサプリメントを食べ始めてから、1週間になります。

もともと、普通の人よりも基礎体温が低く、いりこサプリメントを食べ始める前は、基礎体温が一定ではなかったのですが、食べ始めてから、低かった体温が高くなりました（35度台→36度台）。しかも、現在も安定しています。

お肌の手入れが面倒で、ついつい手入れをせずに寝てしまい、翌朝、肌カサカサで後悔していたのですが、最近は、化粧水だけでも、肌がしっとりして柔らかくなってきました。ズボラな私にはうれしい限りです。会社の同僚からも、「肌が白くきれいでうらやましい」といわれびっくりしてしまいました。

ちなみに、わたしの年齢はけっして若くないです。

いりこサプリメントと一緒にルネごはん（と、いっても、ご飯とお味噌汁だけですが…）をいただいているから、効果が早いのかな？　と思っています。

これからも、どんな変化が起こるか楽しみです。

いりこサプリメント食べ始めてから1ヵ月、2度目の生理来る
07年12月26日、Roseさん

食べ始めてから、1ヵ月が過ぎました。変化はといいますと、基礎体温が標準レベルまで高くなっただけでなく、低温相と高温相の二相曲線をはっきり描くようになりました。長期間無月経を経験したこ

とがあるだけに、とってもうれしいです。そして、食べ始めてから2度目の生理中ですが、生理であることを忘れてしまうくらい痛みを感じません。

また、長時間パソコンを使う仕事柄、いつも首から肩にかけて重い荷物が乗っている感じだったのですが、いつの間にか軽くなってきています。いつの間にかからだ全体が整ってくるのが、いりこサプリメントの効果かな？

3ヵ月目。生理痛がなくなり、体調の良いことにも気がつかない
08年1月27日、Roseさん

久しぶりの書き込みです。いりこサプリメントを食べ始めて3ヵ月目になります。

食べ始めてから、ガサガサ肌が良くなる、体温の上昇、生理痛がなくなる、と体調が良くなりました。最近では、その状態が当たり前になってしまい、自分の体調の良さを忘れてしまっていたようです。先日、自分では元気だとは思っていなかったのですが、久しぶりに会った人全員に「元気そう」と言われ、自分が体調の良さを忘れていたことに気づきました。いりこサプリメントさま、本当にすみませんでした。あらためて、いりこサプリメントの効果はすごいです。

あとこれは、いりこサプリメントと関係があるのかどうかわかりませんが、3カ月目に入ったころから、夜の10時過ぎには眠くなってくるんです。今まで、残業で夜12時過ぎても眠くなかったのに。体調が悪いわけでもないので、不思議です。皆さんはどうですか？

いりこサプリメント8ヵ月の状況。4ヵ月目に妊娠を確認、胎児も私も元気
08年6月22日、Roseさん

こんにちは。久々の書き込みになります。いりこサプリメントを食べはじめて、8ヵ月目になります。

長年の無生理、生理不順、低体温だった私が、ルネサンスごはんといりこサプリメントを食べ始めてから、肌の調子が良くなり、基礎体温の上昇、生理周期も一般周期となり、様々な体調の変化がありました。

そして、いりこサプリメントを食べはじめて、4ヵ月目に妊娠していることがわかりました。

10年以上不妊症で流産の経験もある私が妊娠し、流産せずに7ヵ月目まで来ることができたのは、ルネサンスごはんといりこサプリメントのおかげです。

妊娠後、つわりはあったものの軽度ですみました。産科では、塩分控え目の食事制限をされましたが、妊娠してからずっとルネサンスごはんを実行しています。もちろん、いりこサプリメントも食べてます。おかげで、胎児もよく動き、順調に育っています。

私は顔色もよく、毎日1~2時間以上散歩しても元気ですし、むくみ、貧血、高血圧、腰痛など妊娠中のマイナートラブルはまったくなしです。たまに、外食などでルネサンスごはんでないことが続くとむくんだり、明け方に足がつったりしますが、あわてて、ルネサンスごはんに戻すと、カルシウムや鉄分が十分足りているのか、足のつりやむくみはとれてきます。これからも、いりこサプリメントとルネサンスご飯を続けて、妊娠後期を迎えたいと思っております。

いりこサプリメント13ヵ月目。母乳も順調で赤ちゃんも健やかに成長
08年12月1日、Ｒｏｓｅさん

こんにちは。久しぶりの書き込みになります。この10月に無事女の子を出産しました。高齢出産なので、難産になるかと心配しておりましたが、実際には陣痛が始まってから出産まで5時間の安産でした（分娩室に入ってからは1時間たらずの安産で予定日1日前の出産で担当医に驚かれました）。

母乳も出るかと心配しましたが、乳腺が開通してからは順調に母乳が出るようになりました。先日、助産婦さんから「母乳なのに、赤ちゃんの体重増加が多いくらいですよ」と言われたくらいです。娘も夜泣きもせず、元気に大きくなっています。これも、ルネごはんといりこサプリメントをしっかり食べていたおかげだと思います。

いりこサプリメント3年目。娘は1歳8ヵ月。完全母乳で育ち、ルネサンスごはんの離乳食
10年6月5日、Ｒｏｓｅさん

久しぶりの投稿になります。子供は今月で1歳8ヵ月になります。いりこサプリメントとルネサンスごはんのおかげで、母乳の出がよく、完全母乳で育てることができました。

母乳であると小柄な子が多いともいわれるのですが、体格も平均より大きく育ったのは、いりこサプリメントとルネごはんで、しっかり栄養がある母乳が分泌されたからだと思います。

現在は、母乳と、離乳食として子供が食べられるように柔らかくしたルネごはんを食べています。た

まに、いりこサプリメントを欲しがって食べることもあります。いままでに軽い風邪のほかは病気もせず元気です。からだも大きく育っていますので、これからも続けていこうと思います。

最後の投稿から約1年後、Ｒｏｓｅさんから再び近況をいただきました。

母乳で順調子育て
11年6月、Ｒｏｓｅさん

出産後の経過も順調で、母乳は乳腺が通るまで時間がかかりましたが、通ってからはよく出ました。娘を母乳で育てることができました。現在も娘（2歳8カ月）は母乳を飲んでおり、娘に訊くと母乳はよく出ているそうです。

娘に関しては、生まれてから発熱することが年に1度あるかないかで、発熱しても薬も飲まずに1日で治ります。乳児の頃から身長は同じ年齢のお子さんと比べて大きく、よく「姿勢がいいですね」と言われます。

ルネサンスごはんによる体質改善をあらためて考えてみると、ルネサンスごはんから受けた恩恵は大きく、また、これからも子どもが丈夫で健康に育つように、ルネサンスごはんを続けていくことが、母親の子どもにできる最大のことであり、喜びではないかと思います。

そしてさらにこの本の原稿もほぼ最終段階の頃、妊娠のため教室のレッスンをお休みされている別の生徒さんからも、いりこサプリメントで母乳の出がよくなったという感謝のメールが届きました。

いりこサプリメントで母乳の出がよくなり、気づいたら母乳だけで育児
12年3月、T・Hさん

昨年秋に出産後、なかなか母乳が出ずに苦戦していて、いりこサプリメントを食べ始めたところ、母乳の出がよくなり、気が付いたら粉ミルクを与えずに母乳だけで育児をしておりました。いりこサプリメントのおかげと、感謝しております。子どもは現在5ヵ月を過ぎ、完全母乳で育てております。しばらくしてから離乳食を始めますが、離乳食に関する世の中の情報に惑わされそうになるので、ルネサンスごはんをしっかり摂りながら丈夫な子を育てていこうと思っているところです。

私たちもこんなに嬉しいことはありません。ＲｏｓｅさんとT・Hさんのお子さんは元気に育っていくことは間違いありません。

第９章

未来に禍根を残す離乳食と理屈に合わない新しい料理法

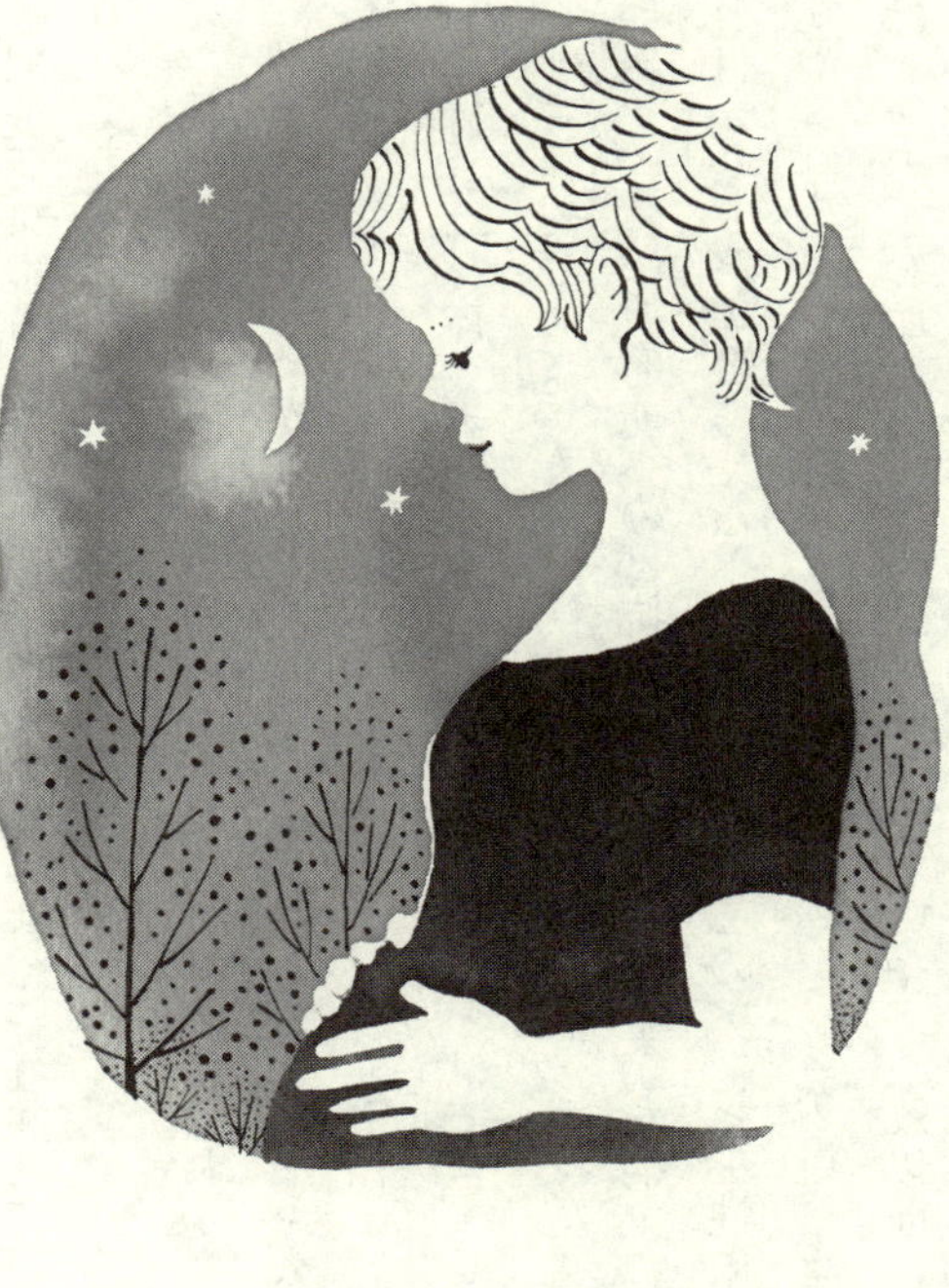

1　放射能に負けない丈夫な母体と赤ちゃんは一朝一夕にはつくれない

⑴ お母さんがつくるいまの食事が大事

福島第一原発の事故による放射能汚染は特に小さなお子さんを持つ親や、妊娠している女性にとって、大きな心配事になっています。

これまで詳しく述べましたが、放射能に強い身体をつくるためには、細胞にそれが必要としている十分な栄養素を送り込み、細胞本来のしっかりした機能を回復させることが最も大事であり、そして病気にかかりにくい身体をつくることは同時に放射能に強い身体をつくることです。

しかしこの放射能への抵抗力を持った身体を一朝一夕につくりあげることはできません。たとえばみなさんのお子さんがアレルギーを持っていたり、アトピー性皮膚炎だったとします。おそらくその子は本当に健康な子から比べれば放射能への抵抗力も弱く、将来重篤な病気にかかる確率が、そうでない子から比べればかなり高いと考えるべきです。ではこのアトピー性皮膚炎は何が原因だったのでしょうか。私のこれまでの経験から、自信を持って次のことが言えます。

子どものアトピー性皮膚炎は、その子を産んだ母親の幼少期から、いや、それ以前にその母親が母胎内で受精した時から準備されていたものなのかもしれません。このことは96～97ページの図⑨からも明らかです。

もしお母さんが日々のご飯づくりに余裕がなくて、出来合いのものや冷凍食品、そして冷凍・電子レンジを多用していたとしたら、娘さんの成長期には栄養素が著しく欠落し、強い細胞が築かれなかったかもしれません。そしてその娘さんが家を離れて1人住まいを始めると、それまで以上に栄養素の足りない食事が日常になります。そしてダイエットなどによってさらに栄養状態は悪化します。ますます女性の細胞から本来の機能は失われていきます。

生理不順、生理痛、下痢、便秘、疲れ、肌荒れ、そして老廃物が蓄積され、肌が黒くくすみ始め、子宮内膜症など、様々な病気を抱えることになります。こんな状態で結婚し、妊娠、出産と続きます。長期にわたってこのような状態にあった母体には、母胎の組織も十分に準備されていないでしょう。

このような母胎の母親から生まれる赤ちゃんは、様々のアレルギー、その他の疾病を生まれながらにして持っている確率はかなり高くなっていきます。ですから、生まれてくる子どものアトピー性皮膚炎は、この子を産むことになる母親が幼少期あるいはもっと遡ってその母親が誕生する前から準備されていたのかもしれないのです。

私もそうでしたが、多くの若者は若さゆえに日頃の食事の大事さも気にもかけずに日々を過ごします。そして女性は妊娠してはじめて、自分の子どもの健康への心配から、日々の食事をどうしたらよいのかと、やっと考え始めます。しかしそれではもう遅いのです。この赤ちゃんが生まれおちる時の健康状態は、既に10年あるいはそれ以上も前に運命づけられていたのです。

(2)ルネサンスごはんで母体を立て直し、赤ちゃんのアレルギーなども治す

いまは不妊症や、妊娠しても流産を何度も繰り返す不育症の方も多いと聞きます。妊娠以前のおざなりな食事によって、母胎は妊娠した子を育てるだけの準備がまったくできないのです。イル・プルー・シュル・ラ・セーヌのお菓子教室の生徒さんの中にも妊娠までの食が原因で不妊症になったり、胎盤と赤ちゃんを結ぶへその緒に血栓ができ、栄養素が届かないために、2度流産された方がおられました。2人とも幸いなことにその後、ルネサンスごはんを始められ、無事に出産することができました。

きちんとした食事を始めるのに、遅すぎるということはありません。ルネサンスごはんを摂ることで次第に母体は回復し、出産時には母乳も豊富で栄養豊かなものになっていくでしょう(293ページ、Ｒｏｓｅさんの08年12月1日の書き込み参照)。

アレルギー症状を持って生まれてきても、ルネサンスごはんを食べることで、赤ちゃんの細胞が必要としている栄養素豊かな母乳が出るようになり、不十分な赤ちゃんの細胞の機能が少しずつ再びしっかりと築きあげられていくのです。

(3)赤ちゃんの様々のアレルギー、最たる悲劇は母乳アレルギー。原因は母親の食生活

現在、私たちが口にする食べ物には多かれ少なかれ、農薬、その他の身体に害を与える化学物質などが含まれています。特に外国から輸入されるものには防腐剤、防かび剤その他多くの化学

物質が含まれています。また日頃私たちが口にしている野菜などにも元々ごく微量ながら私たちの細胞にとって毒性を持つものが含まれています。しかし動物の健康な細胞には、本来、これらのものを排泄し、悪影響を消去する力が備わっていると思われます。

しかし長期間にわたり、栄養素が欠落した食を摂り続けると、細胞は本来の機能を保つことができず、これらの化学物質等への抵抗力がないため、これらを極力排除しようとしつつ反応が敏感になりすぎるため、アレルギー体質がつくられると私は考えます。

私の考えでは、赤ちゃんがアレルギー体質を形成する原因は、2つあると思います。1つはお母さんが妊娠以前からずっと不良な食を摂り続けてきたために、胎内で正常な赤ちゃんに育てあげることができなかったのではないかということ。もう1つは出生後も不健全な母乳と食を与え続けられることによって起こります。お母さんが妊娠までの長期間にわたり、冷凍・電子レンジを多用し、冷凍食品や様々の添加物を含むレトルト食品などを摂り続けた場合、母乳には栄養素も欠落し、様々な毒性をもった異物が含まれていきます。また赤ちゃん自身が、栄養素の欠落したベビーフード、冷凍、電子レンジで調理された離乳食を食べ始めます。これによって赤ちゃんの細胞は健全に育たずにアレルギー体質となります。その最たるものが母乳アレルギーであると私は考えます。

私は実際に母乳アレルギーの話を聞いたことがあります。これは赤ちゃんにとってむごいこととしか言いようがありません。でもこのようなお母さんは自分の赤ちゃんが母乳アレルギーになったのは自分の食のせいではなく、この子が遺伝的にアレルギーを持って生まれてきたと考えるのが常なのです。

2　赤ちゃんの心と身体の将来を大きく左右する離乳食

⑴見失われてしまった離乳食の本当の意味

赤ちゃんがアレルギー体質になったり、一生の健康が左右されるほどに、離乳食はとても大切なものですが、殆どの人は、離乳食が母乳以外の食の「硬さ」に慣れればよいのだ、と簡単に考えています。そうではありません。離乳食を与える時期というのは、母乳以外の食を効率よく消化吸収できるように腸を変えていく大事な期間なのです。

私は数冊の離乳食の本を読んでみました。私にはそのどれもが離乳食が持っている本来の最も大事な役割を理解していないように思えました。そして世の常識も大きな間違いを犯しているのでは、と考えるようになりました。

生後5ヵ月を過ぎると少しずつ身体も大きくなり、母乳だけでは赤ちゃんが必要としている栄養やエネルギーが十分に与えられなくなり、母乳以外の食べ物から摂取することが必要になってきます。やがて普通の食材や日々のご飯が食べられるようになるまで、少しずつ慣らしていくというのが離乳食の役割です。

(2) 離乳食の目的の1つは食感に慣らすこと

赤ちゃんは当初、与えられる母乳により栄養を吸収し成長します。そして一定の時期を過ぎると、母乳だけでは成長に必要な栄養を十全に補給することはできなくなります。そしてより硬さがあり、様々な異なった歯触りを持った食べ物に慣らすことも必要です。生後5ヵ月頃になると歯が1本、2本と生えてきて母乳以外のより固さのあるものを噛むための準備が始まります。まず、ほぼ母乳と同じ柔らかさと舌ざわりを持った重湯から始めて、次第に普通の食べ物の硬さや歯ざわり、舌ざわりに1年ほどかけて近づけていきます。初めは噛まなくても消化できるものから始め、次第に自分の歯で噛み砕き、同時に唾液（消化液）を混ぜ込み、自らの器官で消化吸収できるようにしていきます。

(3) 母乳以外の形の栄養素で腸壁を刺激する

しかし離乳食には、食感にならすよりももっと大事な役目がある、と私は考えます。つまり、幅の広い豊かな栄養素で胃や腸を刺激することです。人間の口から腸にかけての器官は栄養素を消化して吸収するためにあるのです。決して口に入った食べ物を消化して便として出すことばかりが役割ではありません。生物は日々の食物が細胞・組織・器官に変化したもので、それにより命を営みます。母乳も母体の中で食物が変化したものです。離乳食は、生命と母乳をつくり出した食物への回帰の第1歩なのです。

母乳に含まれる栄養素と異なった形の栄養素を消化吸収できるように、少しずつ準備していくための期間なのです。そのためには、濃度の低いものから始めるとしても、普通の食べ物と同じ豊かな栄養素を含むものを与えなければならないのです。栄養素は考えずに柔らかくあればよい、というのではありません。

最初は薄くて少量であっても、幅の広い栄養素は赤ちゃんの口、胃、腸を刺激し、それを効果的に消化吸収できるように唾液が分泌し、腸の組織細胞は急速に発達していきます。そして身体は豊かな栄養素を摂り込みながら心身の能力を高めようとします。このように徐々に濃度を高くしていけば、胃、腸壁の細胞はより精緻な構造となり、強さを増し効率よく消化吸収し、それを全身の細胞に送り届けるシステムができあがるのです。

(4) 栄養素の乏しい離乳食は、口、腸の組織、器官の発達を阻害する

この離乳食の期間はとても大事なのです。母乳以外の食べ物の栄養素に対応するために各器官は急速に発達、変化していきます。しかし栄養素の乏しい離乳食が送り続けられれば、胃や腸は吸収すべき栄養素がないのですから、より精緻に変化する必要がありません。やがて食べることとなる通常の食を消化吸収するためのシステムが築かれないまま成長していくことになります。わずか1年ほどの期間だから、硬さに慣らせせば栄養素なんかどうでもいい。どうせ普通食になれば十分な栄養素は補給されるから大丈夫だ、などと考えないでください。この離乳食を与える

約1年の期間は、人間としての食の習慣が確立されるとても大事な時期なのです。そして離乳食は一生の食習慣を左右します。親の都合で楽をするために手を抜けば、それによってもたらされる体調不良、不健康は一生尾を引くと考えてください。

3 栄養素を激しく破壊する電子レンジや冷凍のベビーフードは赤ちゃんに重大な悪影響を与える

(1) 食への意欲を喪失させる離乳食

ベビーフードは長期保存できるように高温高圧で調理し、それに含まれる栄養素は大きく破壊されています。本来、野菜や肉に含まれる栄養素とは全く異なったものに変わってしまっています。冷凍・電子レンジによる調理も栄養素を大きく破壊します。それだけでなく、電子レンジの電磁波によって活性酸素や発ガン性物質が生成されるという説もあります。

冷凍食品を電子レンジでチンした食べ物は、匂い、味、食感ともにとても不快なものに変化してしまいます。このことからも毒性のある物質が生成されるという説に、私は納得がいきます。少なくとも身体にとってよくない物を胃や腸に送り続ければ、それらの器官はよい状態に成長することはできないでしょう。このような状態が固定してしまえば、赤ちゃんは食べるということに意欲を持てず、食は細くなり、好き嫌いができて栄養素の欠落はますます激しくなり、十分な成長ができなくなってしまいます。

こんな話もあります。これは例外的な話ではなく、そのへんにごろごろ転がっている話ではないかと思われます。どうにも赤ちゃんの食が細くて困っているというお母さんがおられました。聞いてみると、食事の時はいろんなものを用意してあげているのに食べようとしない。いろんなものとはベビーフード2〜3種、解凍した離乳食数種、これが残ればまた冷凍しておき、次ぎの食事の時に与える、というものです。

もちろん、この子の身体はとても細く、顔には僅かの明るさもなく表情もないそうです。これも本当にむごい話です。そして例外なくお母さんは、それは自分が与えている食に原因があるとは考えず、この子ときたら、と言い添えます。

(2) いま、この日本で当たり前になっている間違った離乳食

ここまで述べてきた私の考えを基に、次の3冊の本についてコメントをしてみたいと思います。

村上祥子『電子レンジでらくチン離乳食―ルクエのスチームケースを使った電子レンジ調理―』(主婦と生活社)

野崎洋光『和の離乳食―本物の味を赤ちゃんから―』(NHK出版)

梅崎和子『アトピーっ子も安心の離乳食―ママから取り分ける簡単レシピ―』(家の光協会)

4　村上氏の電子レンジ離乳食調理法

(1)子どもの心と身体にとりかえしのつかない不幸を与える書

村上祥子氏の『電子レンジでらくチン離乳食』は、犬にも喰わせてはならない地に堕ちた外道の料理法と、私は断言します。アトピー性皮膚炎などのアレルギー疾患、アスペルガー症候群など様々の病気大量製造のための調理法です。私は村上氏にあらん限りの罵詈雑言を浴びせ、この本と電子レンジを持って、あなたの調理法を信用しているママや憐れな赤ん坊の前から今すぐに消え失せろ、と声を大にして言い続けます。

この本の通りに離乳食をつくり与えれば、どのような計り知れない心と身体の病気にまみれた不幸な人生が赤ちゃんを待っているのかを、私は自分のこの身と自己の全人生をもって断言します。

(2)勝手で浅はかな思い込みの調理法

この本の2ページの書き出しに「離乳食はシンプルに簡単に　それが赤ちゃんにもママにも一番」とあります。もう電子レンジの調理は赤ちゃんに限らず不幸な将来をもたらすことを既に皆さんはご存知です。このキャッチフレーズはまったくのでたらめです。1番にうれしいのはちゃんとごはんをつくりたくない、手抜きで楽をしたい親たちと、「電子レンジ」を「飯のタネ」にする村上氏と電子レンジを売るメーカーだけでしょう。赤ちゃんにとっては計り知れない迷惑です。

そして村上氏も自分の電子レンジの調理法を正当化するために、離乳食は栄養素なんか少しも考慮する必要はない、ただ硬さに慣れさせればよいと断定しています。しかしこれも全くのでたらめであることは既に明らかです。栄養素の欠落した毒性を持った食は腸壁の成長を妨げ嫌いな食べ物を多くつくり出し、健全な発育を阻害し、アレルギー体質の子どもを生み出すのです。

この本の殆どの調理には水を加えてチンをし、茶こしで水を捨て去るという工程があります。チンによって電磁波で栄養素は破壊されると同時に水に流れ出した栄養素さえも捨て去られ、素材は毒性を含み、しかも極端に栄養素を失った抜け殻の素材になります。この本の手法に勿体をつけるために、全く加熱の必要のないものにまで手を出しています。

たとえば、36ページにはバナナを電子レンジで少し加熱すると、つぶしやすくなり、甘さもアップとあります。バナナはチンなどしなくても簡単につぶせますよ。加熱すれば少し暖まりガス化するので甘味が強くなったと感じるかもしれませんが、栄養素は破壊されます。

このほかにいたるところでチンが出てきます。

[りんご]（離乳食初期・中期）

すりつぶしてからレンジで加熱します。一体、何故すりおろしたりんごを加熱するのでしょう。殺菌のため？　そんなあほな。赤ちゃんはすりおろしたりんごはそのままが大好きです。何故わざわざチンするのか。赤ちゃんの好きなおいしさも壊してしまいます。

［かぼちゃヨーグルトサラダ］

ヨーグルトとかぼちゃを一緒にチン。何故ヨーグルトまでチンするの？　加熱したヨーグルトなんて気持ち悪いです。そのままの方が赤ちゃんは大好きですよ。どうしてそれにまで余計なチンをするのでしょうか。

［とろとろ豆腐］（初期）

豆腐と水を入れチン。茶こしで茹で汁を捨てる。何のために豆腐をチン？　殺菌？　赤ちゃんはそのままの豆腐が大好きですよ。訳が分かりません。

［納豆］（中期・後期）

中期までは水を加えてチンし茹で汁を捨てる。こうすれば納豆特有の粘りをとって食べやすくなる、とあります。赤ちゃんは豊かな栄養素から発せられる豊かな匂いは大好きです。もちろん、納豆の匂いと粘りも好きなんですよ。納豆の入っていた器にごはんを入れて混ぜて味をつけてやっても大喜びです。またそのままの納豆も大好き。中期は細かく包丁で刻んで、後期は刻まずにそのままごはんにかけても一生懸命食べます。いらぬおせっかいはやめてくれ、納豆の粘る糸や匂いや味に、納豆の栄養があるんです。これを私が取ってやる、なんて稚拙すぎる思い上がりですよ。

［ちりめんじゃこ］

塩分が強いのでチンしてしっかり塩抜きして使いましょう。意外に日持ちしないので冷凍保存し1ヵ月ぐらいで使いきる。ちりめんじゃこの塩分なんて問題にするほどの量ではありません。そして既に述べたように細胞分裂の活発な赤ちゃんは、十分な量の塩が必要です。恰好つけたいらぬおせっかいです。冷凍も駄目です。ましてやちりめんじゃこなんて1ヵ月もとっておかないで、どんどん食べましょう。

［**牛もも肉**］

水を加えてチン。アクが強いので茹で汁を捨ててから使います。牛肉のアクって何ですか？ そんなものありませんよ。牛肉の全てを食べなければいけません。

「ジャガイモのビタミンCは加熱しても壊れにくい」に見える姑息な思惑。食材や料理の栄養素にまったく興味のないママたちは、これを読んで「あ、電子レンジで栄養素は壊れにくいんだ」と思い込むでしょう。栄養素はビタミンCだけではありません。アミノ酸、ビタミン、酵素などさまざまで、その数は膨大です。たまたまビタミンCが壊れにくいといっても、他の栄養素はことごとく破壊されているのです。わざわざ「ジャガイモのビタミンCは壊れにくい」と持ちだしてくるところをみると、著者は電磁波が栄養素を激しく破壊することを知っているのではないでしょうか。何とかして自分の極め付きの悪魔の料理法を正当化しようとしています。

もう十分すぎるほど電子レンジによる調理の怖さを知ってもらえたと思います。もう今すぐにやめなければなりません。しかしこれほど言ってもまだ、忙しい自分にとって手軽な電子レンジをやめることはできないと考えているのであれば、勝手にしてください。

しかし、自分のしていることが、子どもの健康に大きな悔根を残すかもしれないということを知りながら電子レンジを使うのであれば、子どもの未来に取り返しのつかない禍根を残したことに、あなたは良心にさいなまれることになるでしょう。

5 野崎氏の「和の離乳食」にみる偽りの味

(1) 素材から栄養素とうま味を取り除く料理法

私はこの著者と出版社の編集者に『和の離乳食—本物の味を赤ちゃんから—』でいう「本物の味」とは何なのか尋ねたい。野崎氏のつくる本物の味とは何なのでしょうか。本物とは鰹節や昆布を途中で除いてしまう、上品な味わいのダシを使う料理でしょうか。すべてのものをただやみくもに霜降りにしたり、アク抜き・下茹でする料理法をいうのでしょうか。また意味のない工程に手間をかける形式的な作り方をいうのでしょうか。既に何度も述べましたが、彼らが「本物の味」と思い込んでいる味わいは、実は素材からわざわざ栄養素とうま味を取り除いた抜け殻なのです。野崎氏の料理法は栄養素を第1に考えなければならない離乳食とはまったく別な世界にある、偽りのおいしさを求める料理法なのです。

野崎氏によって作られた「本物の味」とは、赤ちゃんにとって「偽物の味」以外の何物でもありません。そしてこの「偽物の味」は赤ちゃんを健康に導くものではありません。離乳食に読者を軽く威圧し、真実味を持たせようとする小手先の空疎な言葉はいりません。

私がフランス菓子のパティシエとして、日本人がこれまで到達したことのない味わいの領域に達し、誰もまねできない孤高の味わいをつくり出してきたことは多くの人が認めるところです。この私の舌には分かります。野崎氏の料理法は離乳食には全く不向きな料理法なのです。

(2) 和食のプロに離乳食をゆだねることの大きな間違い

この本はその企画の段階から既に致命的な間違いを犯しています。離乳食は少しずつ食べ物の硬さに慣れさせるだけでなく、豊かな栄養素で口や胃や腸の細胞を刺激してそれらの細胞が本来の機能をしっかり持つことができるようにするためにあると述べました。

しかし現在の和食のプロという人たちがつくる料理は、食材に含まれる栄養素について少しも配慮されたものではありません。アク抜き・下茹でその他の不自然な技法で、栄養素をわざわざ捨て去り、健康のためにという本来の食の目的から完全に外れた、彼らにとっての繊細な薄味を目指しているのです。

こうしてつくられる料理は本来の真実の味わいではありません。形式的な偽りのおいしさなのです。つくり手の独りよがりの、通ぶった本当の味など分からない人たちだけが喜ぶ料理なのです。

このような料理をつくることを業とする人たちに、第1に栄養素へ配慮しなければならない、家庭の日々の料理のための本を依頼すること自体がおかしいのです。ましてや子どもたちの一生を左右することになる離乳食を、彼らの実体のない形式的な味わいにゆだねてはいけないのです。

和食のプロたちは、日本の食材から既に致命的に栄養素が欠落していることを、知ろうとはしません。これは当たり前と言えば当たり前のことでしょう。彼らが目指す味わいは、舌の先に少しもひっかからず、彼らにとっての繊細さ溢れる薄味、これを最上の味わいとしています。つまり野菜などの食材にはできるだけ栄養素が少なく味も香りも希薄な方が、彼らのいう繊細な味わいはつくりやすいのです。かえって匂いや味がしっかりしている素材はやっかいなのです。

それぞれの食材からアク抜き・下茹でなどによって匂いや味わいを取り除き、繊細な味をつくり出そうとします。彼らには本当は細胞が必要としている栄養素であってもアクなのです。ですから野菜から栄養素が無くなった方がありがたいのです。これからも彼らは、日本の素材から既に栄養素が大きく欠落していることに、気がつくことはないでしょう。日本の素材からこれほど栄養素が欠落してしまった大きな責任は、和の食の領域の方々にもあるのです。

(3) これは私が「悪魔の料理法」と指弾した辰巳芳子氏の料理法と変わらない

野崎氏の『和の離乳食』に記された料理法は、辰巳芳子氏がこれでもかこれでもかと続けるアク抜き・下茹での料理法とほぼ同じです。違うところと言えば、辰巳氏は執拗に1つずつの素材をかなりの程度、アク抜き・下茹でして栄養素を捨て去りますが、野崎氏は多くの場合、「雑味を除き旨味を逃さない」ということで、すべての素材を軽く煮て肉なら少し白くなるくらいに、野菜ならちょっと色が変わるくらいに煮て、「霜降りの状態にまず下ごしらえ」をしておくこととしていることです。

しかし軽く茹でるといっても、肉や白菜などからはかなりの栄養素が逃げますし、ゴボウなどアクの強いとされるものは水にさらしてからさらに長めに熱湯につけますので、同様に栄養素が逃げます。ホウレンソウはえぐみをとるためにすり鉢に入れてすり、これを熱湯でさっと茹でるとありますが、これではかなりのうま味、栄養素が逃げてしまいます。また彼らが雑味として嫌うものは、実は私たちの細胞が必要としているものであることは第4章（92ページ以下参照）で既に詳しく述べた通りです。

殆どの素材が霜降りか、アク抜き・下茹で。野崎氏の料理法には、ちょっと理解できない必要のない工程があまりに多すぎます。日々の料理としてこれほど無意味で煩雑な工程では、家庭の主婦にとってはとても大変なことです。

最もよくない点は、このような煩雑な工程によって、つくられるものがかえってまずくなったうえに、栄養素が失われてしまうことです。

6　梅﨑氏の存在理由のない稚拙な受け売りによる離乳食

(1)赤ちゃんも母親も健康を損なう料理法

梅﨑氏の本は野菜などの栄養素を逃さずに離乳食をつくるという考え方では他の2つの本からみればかなりましです。しかし、氏の調理法でもやはり赤ちゃん、子ども、大人も真に健康になることはできません。長く続ければ様々の体調不良、病気に陥ります。その著者の『アトピーっ子も安心の離乳食―ママから取り分ける簡単レシピ―』にはアク抜き・下茹でをしない、シイタケなどの戻し汁も使う、たくさんの野菜を使う、砂糖を控える、などの調理法が示されています。

これらの考えは私たちのルネサンスごはんとまったく同じです。しかもそれほどつくり方も難しくなく、七面倒くさくもなく、日々の料理から取り分けるという考え方も理にかなっています。

しかし、無責任な請け売りになる致命的な間違いがいくつもあります。

1つはタンパク質は摂りすぎるとアトピーになるという考え方から、野菜の煮物、味噌汁にはいりこなどのダシをまったく加えないということです。また煮物などには肉や魚が殆ど入っていません。またお母さんが牛乳、卵を摂りすぎるとお腹の中の赤ちゃんが牛乳・卵アレルギーになるとあります。これも完全な間違いです。既に述べたように卵や牛乳に原因があるのではなくて、それを食べる側に問題があるのです。

人間の細胞はすべてタンパク質（成人の場合体重の約17・5～20％）からできていて、それが日々4％新たに代謝によって入れ替わります。特に赤ちゃんなど細胞分裂が活発な時期には、細胞そのものをつくる十分なタンパク質が必要です。しかも野菜に含まれるタンパク質などの栄養素は以前から比べれば30～50％減少しています。良質の肉や魚、卵、牛乳は十分摂らなければ、新しい細胞の建築のための資材が欠乏し、やがて母子ともに健康を損ねることになります。

(2) 赤ちゃんには母乳だけでなく十分なタンパク質は勿論のこと、幅の広い栄養素を与える

また赤ちゃんはお母さんの母乳からタンパク質を摂るので、離乳食にタンパク質は必要ないととんでもないことを言っています。野菜だけの煮物を食べ続けるお母さんの母乳に、十分な幅の広いタンパク質が含まれている訳がありません。野菜の煮物でも野菜だけでなくいりこなどとともに卵、肉などを加えて、母子ともども十分にタンパク質を摂らなければなりません。また赤ちゃんに大事なことは、煮物の中の肉、卵などををすりつぶして食べさせるばかりではなく、これらと一緒に煮込んで栄養素が豊かに幅広く溶け込んだ野菜やその煮汁を与え、口や胃腸を刺激することです。タンパク質が絶対必要なことは息子さんがアレルギー体質で生まれたH・Tさんのルネサンスごはん実践に関する手紙（133ページ）からも明らかです。彼女もまたマクロビオティックの教えにより、動物性タンパク質は摂らないようにし、彼女自身もずっと体調不良に陥り、またお子さんも重度のアトピー性皮膚炎でした。しかし電子レンジをやめ、ダシにいりこを使い食べるようになったら、H・Tさん自身の身体の調子もよくなり、肌も白くなり、重かった子どものアトピーもかなり改善されたとあります。

また第7章で紹介した細川さんの皮膚炎の例もあります（200ページ以下参照）。細川さんは管理栄養士からタンパク質と塩の摂取を抑え、野菜だけを摂るようにと指示されますが、病状は悪化するばかりでした。しかしいりこを入れたルネサンスごはんの実践で急速に改善されたのです。

それなりにごはん、味噌汁はちゃんとつくっているけれど、家族の健康がすぐれない。そういった場合の原因の多くが、実は出来合いの本ダシや鰹節のダシで味噌汁をつくっていることにあることを、H・Tさん以外にも私は何度も経験してきました。またいりこを使っていても、「くさいいりこはそのまま使わず、腸や頭を取って使う、あるいは味が出たら途中で引き上げる」なども原因となります。いりこは1匹丸ごと食べ尽くしてその意味があるのです。

先人が、日本のこの地で最も確実に効果的に基本的な必須の栄養素を補給してくれるのは「いりこ」であると教え続けてくれ、またルネサンスごはんでその効果は明らかであるのに、梅崎氏はこの事実に目を向けようとしません。

梅崎氏の本には「アトピーっ子も安心な」とありますが、アトピーでもない赤ちゃんがやがてアトピーその他の不調に陥る可能性が大です。ルネサンスごはんを食べる子はアトピーにはなりません。そしてアトピーの子どもたちもやがて改善し快癒するのです。梅崎氏の重ね煮は「タンパク質を忌み嫌う」という点で既に存在する価値、理由はありません。その他のさらなる批判は

323ページ以下の重ね煮の双璧の一方である船越夫妻の著書と共に検証します。

7　このような離乳食を当たり前としてきた社会的背景

(1)食への無関心、コマーシャリズムが生んだ離乳食

なぜ、これら赤ちゃんに害悪をなす3人の著書が世の中に受け入れられているのでしょう。私は、次の3つの理由があると考えています。

① お母さんが家で料理をつくらなくなってしまった。
② 女性の社会進出によって家事にさける時間が極めて少なくなった。
③ 女性の社会進出とともに企業が家事の手間を省くための商品をつくり、テレビなどのコマーシャリズムにより売りつけ、家事に時間をさかないことがよいことだ、という風潮をつくってきたこと。

私は日々ごはんをつくらないお母さんたちを強く非難したいと思っているのではありません。主婦が日々の家事に手をかけなくなったということは、これは日本が経済的発展するための社会的な要請によるものだと言えます。

そして時々の時代には、時代をすばしっこく生きようとする太鼓持ちが必ず現れます。村上氏の『電子レンジでらくチン離乳食』は、正に企業の商品拡販と売れるなら何でもよいという出版

社のコマーシャリズムと、日々の家事、家族のご飯づくりから逃げたいという女性の思いの間をすばしっこく走り抜けた代物です。この本の著者は、それを食べる赤ちゃんの健康維持など一切関心ありません。電子レンジ1本で名を売りたい、それがすべてなのです。このようにして『電子レンジでらくチン離乳食』はできあがったのでしょう。

それでは野崎氏の和の離乳食と梅崎氏の簡単レシピの本は何故出版されたのでしょうか。2つの理由があると思われます。

① 日本という国の食に対するまったくの無関心な風潮。

② 出版社の「食」というものに対する定見を持たぬ、手っ取り早く名の通った人に頼んで、売れれば何でもよいという、料理の考え方や調理法を正確に分析する力がまったくないために無原則な出版が当たり前になっている風潮。

この2つがこの2冊の本、あるいはこの手合いの数多くの本を、この世に送り出しているのです。今、様々な本が尽きることなく多数出版され続けています。でも、その本の料理法の意味や、それがもたらす健康の結果などが吟味されることは決してありません。話題を取って売れたが勝ち、なのです。

メーカーやNHKなどのテレビ局、出版社、そのいずれをとっても、一般の国民を幸せにするなどということは、殆どの場合、考慮されることはありません。このことをよく理解し、自分の意志で選び決定するということをしなければ、読者のみなさんの家族や子どもたちを幸せにすることはできないでしょう。

(2)家庭での食事づくりをもう1度復活させよう

日々の食事づくりをもう1度家庭に復活させる。これしか方法はないのです。しかし、私がだやみくもに「毎日のキチンとしたごはんづくり」を提唱しても、殆どの方はそんなことはできる訳がないと考えてしまうでしょう。でも、調理や保存中の栄養素の状態をよく理解すれば、かなり時間と手間を省いても十分な栄養素は補給できるのです。

私どものルネサンスごはんの工程はとても簡単なのです。今はもう日本の台所になくなってしまった乾物その他をたくさん使うので、これを一通りそろえるまでは大変かもしれません。でも頑張って、とりあえずいりこだけでも買いに出かけてください。

野崎氏の料理法のように全ての素材を霜降りにしたり、アク抜き・下茹でし、野菜などを細かく切る必要はありません。鍋に水、いりこ、その他の乾物、塩、醤油か味噌などを入れ、野菜などは大きくぶつ切りにして、トントントントンで終わりです。

味噌汁も煮物も工程は野崎氏の手間の3分の1ほどで済みます。ホントです。できれば1日に1回、でも必ずしも毎日つくらなくてもよいのです。

そして先に述べた「栄養素を逃さない」（121ページ以下参照）、「栄養素を壊さない」（128ページ以下参照）を思い出してください。それは、アク抜き・下茹でなどであり、冷凍、電子レンジと圧力釜の使用です。

(3)離乳食の基本は赤ちゃんも大人もルネサンスごはん

ルネサンスごはんは難しく考えることなく、つくってください。ごはんと味噌汁それに煮物は不可欠のメニューですが、毎日つくらなくても構いません。3日に1回でも、1週間に1回でも結構です。残りはタッパーに入れて冷蔵庫で保存すれば、1週間はもちます。そんなに簡単に腐ることはありません。冷凍でなく冷蔵であれば栄養素は壊れません。食べる時には味噌汁や煮物などは食べる量を小鍋に取り分けてガスの火で加熱すればできあがりです。

ごはんは炊飯器に入れ、炊飯スイッチで温めます。栄養素は壊れずおいしさが戻ります。

赤ちゃんも大人も同じごはん、味噌汁、煮物、これが基本です。わざわざ赤ちゃんのための1品を作る必要はありません。離乳食の初期でも、赤ちゃんの胃や腸は豊かな栄養素を求めていることは述べました。栄養たっぷりのルネサンスごはんを家族全員で食べればよいのです。

赤ちゃんの離乳食も2~3食分つくりおきします。これから取り分ければ、赤ちゃんも喜んで食べます。もちろん、栄養素は十分。

ごはんと味噌汁と煮物、この3つをつくって冷蔵庫におけば、少量の赤ちゃんの離乳食も簡単につくれます。

いりこ入りご飯　小さな手鍋に取り分ければ重湯もおかゆもすぐにＯＫ。

いりこ入り味噌汁　温めて汁だけをなめさせても野菜をすりつぶしてもOK。
煮物　汁だけをなめさせても、野菜などをすりつぶしてもOK。
赤ちゃんは、最初はほんの少量しか食べませんが、1日分を1度につくって何回か食べさせ、残ったら小さなタッパーに戻し、冷蔵庫におけば次の日もそれでOKです。
この離乳食をしっかり続ければ、必ず元気に赤ちゃんは育ち、これからの健やかな成長のための強い土台ができることを、この日本で料理と栄養素のことを1番よく知っている私、弓田亨が保証します。

8　大きな悔恨を残す子どもの好き嫌い

離乳食について触れてきましたが、子どもの好き嫌いについてもここで触れておきたいと思います。それは、幕内秀夫氏の著書『子どもが野菜嫌いで何が悪い！』という幼稚な考え方を露呈した本を出版しているのですが、こうした考えを否定しておきたいからです。

子供に好き嫌いをつくってはいけません。好き嫌いが多くなるほど細胞に送り込まれる栄養素の幅と量は狭められ、細胞は本来の機能を失ってしまいます。テツコさん（210～215ページ参照）もそうでしたが、アトピー性皮膚炎、花粉症などアレルギーの子には、本当に好き嫌いの多い子がたくさんいます。大事なことなので重ねて述べますが、食材に昔ほどの栄養素がないからこそ、放射能に対する抵抗力をつけるためにも、好き嫌いが極力できないように子どもを導かなくてはなりません。匂いの強い野菜、緑黄色野菜が食べられない、これは将来にとても致命的な結果を招くと考えてください。

子どもの好き嫌いの原因は、殆どお母さん、そして少しはお父さんによって後天的につくられます。大きな理由として2つあります。1つ目はお母さんの好き嫌いです。お母さんは赤ちゃんの人間としての鏡なのです。お母さんのすることすべてを正しい人間の形としてまねするのです。

2つ目は誤った料理法で栄養素の壊れたまずいものを与えていることです。まずい食べ物には栄養素が欠落していますから、DNAは食べるなと指令を出します。これが長く続けば習慣化し、好き嫌いができてしまいます。正しい料理法でつくれば、子どもはおいしいものは必ず喜んで食べます。

9　健康のためには存在する理由のない「重ね煮」

現在、「重ね煮」という調理法を実践されている方も少なからずおられるようです。離乳食の著者の梅崎和子氏それに船越康弘・かおり夫妻が代表的なつくり手であると聞きました。しかし梅崎氏の重ね煮はそれを長く食べ続ければ必ず健康を損ねていきます。もうこれ以上人の健康を傷つける料理法がこの日本に氾濫しないように、船越夫妻の重ね煮もここで検証します。船越夫妻の『野菜たっぷり重ね煮レシピ』も読み、いくつかをつくり食べてみました。梅崎氏の本と、船越氏の本では、つくり方がかなり違います。それぞれの調理法を比較しながら、この「重ね煮」という調理法が人の健康に貢献するものなのかを分析してみます。

⑴栄養素を壊してしまう梅崎氏の重ね煮。調理法としても存在の理由はない

梅崎氏の重ね煮は水を加え、沸騰後もかなり長く煮続けます。でき上がるものは確かに野菜のうま味はあるが、水っぽく感じられます。これは元々野菜の味わいが薄いうえにダシも加えずに水を加えることによってさらに薄まるということと、鍋にフタをして長い時間沸騰するので、栄養素が壊れることによって生じた水っぽさが重なった結果です。

紹介されている野菜ポトフを実際につくり、食べてみて分かったこと、およびこの調理法の矛盾点をあげてみます。本の指示に従い、鍋にキャベツ、セロリの順に置き、その上にさらにジャガイモ、長ネギ、ニンジン、レンコンを順に置いていきます。これにひたひたに水を入れ、煮たってきてよい香りがしてきたら弱火にし、さらに30~40分煮ます。そして野菜が柔らかくなったら、2~3回に分け塩をふり、さらに10分ほど煮ます。それにしても50分の煮込み時間はあまりにも長すぎます。

時間のかかるレンコンやニンジンと一緒に、火の通りやすいキャベツやセロリを初めから加えて50分も煮れば、レンコンやニンジンが煮える頃には、キャベツやセロリの栄養素はグチャグチャに壊れてしまいます。ジャガイモもキタアカリのような煮崩れやすいものなら半分以上、形は無くなり、全体的にとても水っぽい味わいになります。少しもおいしくはありません。

こんな料理法であっても、それまでインスタント食品や冷凍、電子レンジに頼り切ってきた人は、おいしさを感じるでしょうし、ある程度まで身体の状態は改善されるでしょう。しかし第7章で紹介したような、ルネサンスごはんの実践者が経験する心と身体が芯から満たされるおいしさ、それに身体が著しく充実してくるような効果は得られません。

次ぎの間違いは時間をかけて煮含める煮物やごはん、スープは、フタをして煮るのできっちりとフタが締まる厚手の鍋を、とあります。フタをすれば水蒸気が鍋の外に逃げることはできずに圧力が高くなり、温度も100度以上に上昇します。この高温高圧のもとでは、ミネラル以外の栄養素はかなり破壊されます。著書で使われていたのはルクルーゼのかなり重い鍋です。このような鍋は気密性が増し、さらに鍋の中は高温高圧となり栄養素はより激しく破壊されます。

ルクルーゼの鍋で煮物をする時は、必ずフタを5ミリずらし、水蒸気を逃がしながら本当に軽くフツフツと煮ます。フランス製のこの鍋は、硬い肉や腸などを柔らかく煮るために、かなり重いフタをして水蒸気を閉じ込め、高温高圧で柔らかくするために使われるものです。普通の料理では完全にフタをすることはありません。

このように加熱の仕方も正しくなく、実際につくったものを食べてもおいしくありません。栄養素を壊さずに、しかも味わいが水っぽくならずおいしく煮上げるには、次ぎのように普通に煮ることです。

① 火の通りにくいレンコン、ニンジンを入れ、煮立ったらフタを取るか5ミリほどずらし、ごく軽くフツフツと7分ほど煮て少しだけ硬さが残るくらいに煮る。

② 長ネギ、セロリ、キャベツを加えます。そして軽くフツフツしてから10分煮る。

③ フタをして火を消し、10~15分おき、余熱で火を通す。

こうすると、栄養素もそれほど壊れず、水っぽさのない、しっかりとふっくらとしたおいしさに煮上がります。

(2) 加熱方法としては部分的には理にかなっている船越夫妻の重ね煮

船越夫妻の場合、加熱方法に関しては部分的に理にかなっていますが、既にある考えであり画期的ではありません。

「フタをしてとろ火にかけ、ゆっくり煮る」「火を止めるタイミングはいい香りがしてきたら、フタを開けたら生っぽかったりするので煮えすぎたりするかも知れないが、慣れればちょうどよいところで火を止められ、甘くておいしい重ね煮が出来る」とあるのは栄養素を壊さないでうま味を引き出す理にかなった加熱の仕方です。

水を加えていないので、底に塩を加えることによって、まず一番下の野菜への柔らかい加熱と、塩の浸透圧によって水分を野菜から引き出していくわけです。また、上からの塩が少しずつ下に落ちていき、野菜の水分・うま味を引き出す調理法です。

「フタをしてとろ火でゆっくり煮る」といった加熱の仕方は、フランス料理にもあります。Suer（シュエ）はフランス語で「汗をかかせる」という意味ですが、日本語では「蒸し煮」と訳されています。素材のうま味と栄養素を壊さないで、短時間でこれらを素材の細胞膜の外に出す加熱の仕方です。とろ火にして軽く水蒸気を出し、フタをして閉じ込め、鍋の中の圧力を優しく高めてうま味を出させるのです。

また素材のうま味と栄養素を壊さない、もう一つの加熱方法があります。野菜などの食材は90度で長く加熱すれば細胞膜はゆっくり壊され、栄養素があまり壊れることなくうま味が素材から出てきます。普通の煮物は2時間ほど。具が大きいおでんは3時間ほど煮れば、栄養素が壊されず、素材同士の味が混ざりすぎず、ふっくらとした本当においしい味わいのおでんができ上がります。この沸騰させないで煮る調理法をフランス語ではpocher（ポシェ）と言います。『ごはんとおかずのルネサンス　基本編』の中のおでんはこの調理法を使った、正に天下一品の味わいです。

船越夫妻の重ね煮では水を加えないで煮るので、野菜の味はそれぞれの中により多く留まり、野菜の水分だけなので、梅崎氏の水を加える重ね煮より味わいは濃く、より甘く感じられます。しかし水を加えていけないのではありません。水を加えて加熱して野菜の外にうま味が流れ出しても、煮汁もすべて飲めばその野菜から得られる栄養素は同じ量と種類です。大事なのは水を加える加えないではなく、栄養素を壊さない加熱です。

(3)野菜を重ねる順番に意味はあるのか

重ね煮の効用は陰陽の法則に従って重ねられて隣り合った野菜同士のみが影響しあって、特別のおいしさをつくりだす、とあります。梅崎氏のように水を加える場合、重ねる野菜の順番は全く意味のないことです。野菜から出たうま味は鍋中を循環し、すべての野菜の味わいは混ざり合います。一方、船越夫妻の基本の重ね煮のように、水分が多めの野菜を小さく刻んで煮れば、水を加えなくても野菜から水は多めに出て、やはりうま味は野菜の間を循環します。どちらも意味がありません。

また船越夫妻の「筑前煮」のように水分の少ない根菜類を煮る場合は、下の層の野菜に染みこみ影響を与えるほどの水も出ません。ですから夫妻がいうように陰陽の法則にのっとって重ねられた野菜のそれぞれの煮汁を、その下の野菜が受け止めて、何か特別な大きな作用を引き起こすなどということはあり得ません。重ねる順番をどのようにしようと、人間の舌にはっきりとわかる違いなど出ません。ですからこれも意味がありません。

(4)重ね煮で感じるうまさとは

以前、フランスでも新しい料理法としてfond de légume（フォン・ドゥ・レギューム。野菜のダシ）というものがもてはやされたことがあります。たくさんの野菜で濃いうま味の汁を作り、これで肉を煮たりソースをつくったりするのです。身体が必要としているしっかりしたタンパク質その他の力強い栄養素に基づいたうま味がなかったため、一時的な流行にしかなりませんでした。

確かに水分の少ない根菜などを水を加えないで蒸し煮にすれば、それぞれの野菜のうま味はあまり外に出ず、それぞれの少しの煮汁と香りが重なりあい、サトイモ1つだけをふかしてそのまま食べるよりも、よりおいしく感じられます。

私自身も船越夫妻の本に従って基本の重ね煮を使ったトマトスープ、卵焼き、筑前煮をつくりました。日頃の味噌、醤油、いりこ、昆布などの味わいと混ざった、いわば間接的な味わいしか私は知らなかったわけですが、様々の野菜のみが混ざり合いふっくらとした野菜そのものの味わいを知ることができました。ここに重ね煮に感じる、目新しさからくるとりあえずのうまさがあります。

(5) しかし捉えどころのない味わいの筑前煮

船越夫妻の筑前煮の重ね煮をじっくりと食べてみます。塩味以外に野菜の香り、食感、味わいを隠すものがないので、確かに1口、2口を口に入れて噛むと、「おいしいのかな?」と感じます。しかし、さらに3口、4口と口に入れていってもそれ以上の味わいでもおいしさでもないのです。

日頃「ルネサンスごはん」を食べている私にとっては、捉えどころのない味わいなのです。

もちろん、「あーあ、食べた」という満足感は得られません。これは本当のおいしさではありません。日頃、「ルネサンスごはん」のような身体の細胞が欲している幅の広い豊かな栄養素を含んだ身体も心も満たされる食事を味わったことがない人には、この捉えどころのない不十分な味わいもおいしいと感じるのでしょう。

⑹野菜だけでは身体が必要としているタンパク質その他の栄養素は補給できない

「おいしいのかな」「まずいのかな」と考える味は、本当にはおいしくありません。本当のおいしさでないということは、私たちの細胞が必要としている栄養素は十分に含まれていないということです。

梅﨑氏、船越夫妻のいずれの場合でも、栄養素の欠落した日本の野菜だけの料理では、ビタミンもミネラルもタンパク質も十分に補給することはできません。しかも重ね煮では日本の家庭料理に必須のいりこも加えられていません。これが本当のおいしさを感じられない1番の理由です。

そしてこのような料理は長期間続ければ梅﨑氏の料理と同様に必ず健康を損ねます。

⑺船越夫妻の基本の重ね煮の2つの使い方の矛盾

基本の重ね煮を加えてつくる卵焼きがあります。これなんかはうまいのかなぁと思います。卵の中に、味の逃げていない重ね煮を加えて焼けば、卵の中では野菜からうま味が出ることもなく、またそれほど高温にもならず、最後まで野菜の味わいの生きた卵焼きになるでしょう。でもわざわざ前もって重ね煮を作っておく必要もないと思います。

まず卵を加える前に野菜を炒めるだけですから、それが大変なこととは私には思えません。重ね煮をトマトジュースと煮込んでも、重ね煮の味わいは煮汁の中に消え、沸騰されればそのうま味も壊れて別なものになります。食べた感想は水っぽい、すっぱい、ただそれだけの印象でした。少しもうまくありません。

もちろん私はこの加熱方法を取り入れるつもりはまったくありません。重ね煮は油脂を使わないからヘルシーというのであれば、これもあまりに短絡的な健康を害する考えであることは既に述べた通りです。

10 マクロビオティックの流れをくむ人たちに共通の稚拙でカルト的な「陰陽」という考え方

(1) 理屈の通らないカルト的な考え方

マクロビオティックの理に反した料理法については、92ページ以下でも触れましたが、彼らと船越夫妻などがいう「陰陽」について、もう少し考えてみたいと思います。

食べ物には陰陽の性質があるとするのはマクロビオティックのテーゼの1つです。これはまったく意味のないカルトがかった言葉です。この言葉が生まれた遥かなる昔の中国の時代と、いまつくられる野菜の栄養素はまったく異なります。こんな言葉が当てはまる訳がありません。もちろん、この言葉をもっともらしく使う本人も、この陰陽という言葉の意味を完全に説明することはできないでしょう。

食べ物を陰陽に分けるなどということは、まったく理屈がとおりません。梅崎氏の著書によれば、土の上にできる葉物野菜は水っぽく身体を冷やす働きを持つ陰の性質を持ち、土の下にできる根菜は水分が少なく身体を温める陽の性質を持つとあります。まあ、葉と根に含まれる水分の違いは分かります。でも根菜といってもカロリー源となる澱粉を多く含むレンコンとジャガイモの括りも分かりますが、これらとニンジン、カブはどういう共通点があるのでしょうか。そしてレンコンとジャガイモとでも、その含まれる栄養素はかなり異なります。他の根菜とニンジン、カブも大きな違いがあるのです。土の上にできるか下にできるかで、突然、陰と陽に分けられても、私には考えるための手掛かりはまったく得られません。つまりまったく意味を持たない言葉にしか私には思えません。

船越氏の本にも意味不明の戯言《ざれごと》が書かれています。「陰とは遠心のエネルギーで拡散、膨張する力です。「陰」の力で人の場合は身体がゆるみ冷えます。一方「陽」の方は求心のエネルギーで収縮の力です。「陽」の力で人の場合は身体が引き締まり、暖まります」。などなど……。これは一体なんのことでしょうか。困ったものです。私はぜひ、著者から私を納得させる説明を直接聞きたいものです。私の舌は、陰陽にのっとって重ねる順序なんて殆ど全体の味わいに影響しないと答えを出しています。

マクロビオティックは日本人の稚拙で愚かな一面につけこんだ、低劣で姑息な手法無くしてはその存在を理論づけることはできないのです。

彼らは、自らしていることを最後の最後まで論理的に一貫性を持たせることができなくなって、論理不整合の部分を隠すために、陰陽というカルト的な言葉を使い始めたのです。あるいは元々ありもしない効力をさもあるように見せかけるためのごまかしの手段なのです。ルネサンスごはんには論理的に不整合なところはひとつもありませんから、陰陽のような人を惑わすための言葉は、必要ありません。

(2) 人類の歴史上つい最近まで旬の作物しか存在せず、季節の食べ物がすべてだった

動物は季節の旬のものだけを食べて進化してきました。1つの真実は、以前は動物も人間も、その季節にしか存在しない、つまり旬の野菜や食材を食べてきたということです。そして旬の食材には最も豊かな幅の広い栄養素が含まれ、私たちの身体の全てを形づくってくれたのです。

私や私たちの年代の者は、今の若者たちから比べれば、ずっと健康で、アトピー性皮膚炎などアレルギーも持っている子はごくまれでした。その季節に手に入るものを、誰もが同じように加

熱調理し食べてきたのです。陰陽を考えて料理をつくるなんて誰もありはしなかったのです。ただ自然や季節に従って食を摂ってきたのです。そのような言葉が今も必要のないことは同様です。さらに付け加えるならばこの陰陽と同じような、気とかエネルギーとか波動とか、何か自然を超えた神秘的意味合いを感じさせる言葉を食の領域に持ち込んではいけません。おいしさとか、健康な身体をつくるということは、全て食べ物に含まれる膨大な数の物質同士の化学反応の結果であり、人間がつくり出す概念によって左右されるものではありません。

確かに子どもたちを思うお母さんの愛は、料理をおいしいものにしてくれます。強い愛があれば、よりよい食材、よりおいしいつくり方を求め、そして多大な熱意が料理に向けられるからです。愛の波動や気によって料理の味わいが変わることは決してありません。

エピローグ

ニンジン1本からつくる料理が
放射能にたやすく負けない身体をつくる

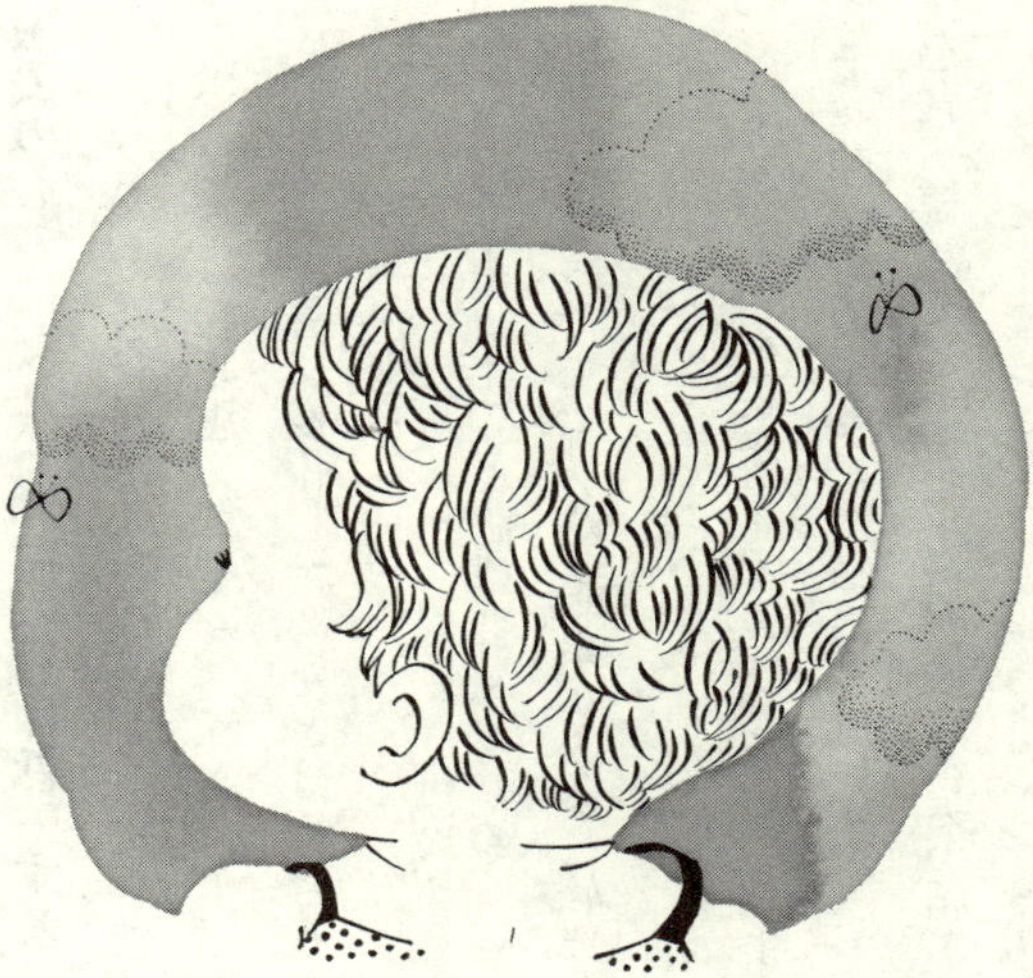

1　日本の産物からの栄養素の欠落と老化を進める料理は、国力を弱め寿命を縮める

⑴やがて世界1長い平均寿命も過去のものになり、寿命の質は低下する

現在も日本の平均寿命は男女ともに長く、女性は世界1を守り通しています。しかしこうしたことがさらに長年にわたって続くとは、私には到底思えません。私が菓子屋として日本の果物などと向き合ってきて、味わい、歯ざわりなどが急に変化し始めたとはっきりと意識し始めたのは、私が店を出して間もない今から20年以上も前のことです。

しかし実際のところはその10年以上も前から日本の産物は変質し始めていたのだろうと思います。つまり1970年代前半に生まれた人達は既に大きく栄養素が欠落し始めた食材を食べて育ってきたと推測されます。

以前は40歳代後半から徐々に老化に伴う体調の不良が著しくなっていったように思えますが、最近の日本人は30代後半からこのような傾向があるように、私には思えます。これは生まれおちた時から著しく栄養素の欠落した食材を食べ続けてきたことに原因があると思います。

そして、1970年代以降に生まれてきた人たちはこれから先どんどん日本の平均寿命を縮めていくのではないかと私は考えています。

もし、首位の座をさらに守り抜いたとしても、寿命の質がどんどん落ちていくことは、私の目

には明らかです。1日1日を自らの意志で能動的に生きていけない状態、つまり寝たきりや認知症の方々が長寿の担い手になっていくだろうと予想されます。生きている自覚が持てない、あるいは自ら身体を動かせないということは、希望を失い不安にとりつかれ、周りへの気兼ねなど、本人にとってはとても辛いことであると思います。そして周りの人たちの負担が増え、その人たちの生活の質をも低下させてしまいます。それは寿命の質の低下といってもよいでしょう。

(2) ひ弱な高齢者がさまよう社会がやってくる

国立社会保障・人口問題研究所の推計によると、2060年には少子化がさらに進み、65歳以上の人口が全体の約4割を占めるようになると予測されています。しかしこのことだけに目をとらわれてはいけません。少子化が進むなかで子どもが産める年齢の女性たちの、少なくない人たちが、イル・プルー・シュル・ラ・セーヌのホームページへの書き込み（投稿者の殆どが女性でしたが）によると、不妊症、不育症、無月経の状態にあり、これに男性の生殖能力不調が重なれば、人口を再生産できない状態はますます高まると思われるのです。子どもを産める年齢の女性の6人に1人が不妊治療を受けているといわれます。ますます出生率は低下し、新しく生まれてくる日本人の精神的・肉体的資質はさらに低下していくのではないでしょうか。

私は『失われし食と日本人の尊厳』の中で、日本は食が原因で国力が甚大に低下する人類史上最初の国になるだろうと指摘しました。私の眼には、不幸にもこのことがさらに現実味を増してきているように思えます。

(3) 現在も天井知らずに増え続ける医療費

今も医療費は増え続けて国家の財政を強く圧迫しています。医療費が増えれば、他の生産的な分野にお金を回せなくなり、国家の仕組みと運営そのものが委縮していきます。医療費の増大は今すぐに阻止しなければならないものです。

栄養素の欠落した食が高齢者の健康を侵し、老廃化を早めていること、そして不妊症や様々の疾病や難病などを引き起こしていることを既に私たちは知りました。そしてこのような状態を正常に戻すことができるのも、「ルネサンスごはん」しかないことを知りました。あるお菓子教室の生徒さんは、「もっと早くにルネサンスごはんを知っていたら」と、お手紙で次ぎのように嘆息されています。

ルネサンスごはんで80過ぎのお母さんがますます元気、もっと早く知っていれば

N・Mさん

ルネサンスごはんを実践し始めてもうすぐ2年になります。80歳過ぎた母は益々元気で、毎日自転車をこいでスーパーにお買い物に行っています。骨粗鬆症で背中こそ曲がっていますが、気力は十分若者に負けません。もっと早くにルネサンスごはんを知っていたら、ここまで曲がらなかったのにと思うと、

少々残念です。

免疫力もあがり、風邪をひかなくなりました。以前はよく寝込んでいたことを思うと、夢のようです。去年は母と会った直後にインフルエンザを発症した方がいて、その方から慌てて「うつしてしまったかもしれません」とお詫びの電話があったのですが、母はケロリとしたもの。私の方が焦ってしまいました。以前は真っ白だった髪の毛も襟足は真っ黒になり、量も増えたようです。

という私もルネサンスごはんを始めてから、風邪で寝込むことがなくなりました。歳の暮れに決まって寝込んでいたのが嘘のようです。長年の悩みだった冷え症も少しずつ改善されてきています。食の大切さを身を以て実感しています。

もっと早くルネサンスごはんにめぐり合っていればという言葉には、せぐくまった母の姿にむごさを感じながら、悔やんでもかえらない残念さが吐露されています。もしこのお母さんが今まですっとルネサンスごはんを食べ続けてきたなら、髪の毛だって今よりずっと黒かったかもしれない。骨密度も低下せず、背も曲がらなかったかもしれない。今よりもっと元気に駆け回っていたかもしれないのです。寝込んでしまう生活なんて味わわずにすんだかもしれない。しかしあまりにも膨大な数の人たちがルネサンスごはんに巡り合うこともなく、急速な老化の道を歩んでいるのです。

2　健康の劣化は子どもの時代から始まる

高齢者の寿命の質の低下は差し迫った脅威ですが、さらに恐ろしいことがこの日本では起きています。次ぎの新聞記事をご覧になってください。

高校生の４割超が生活習慣病予備軍という危機

高校生の４割超が、高血圧や高中性脂肪、高血糖など何らかの基準値を超え、生活習慣病予備軍になっていることが、厚生労働省研究班（班長、吉永正夫・国立病院機構鹿児島医療センター小児科部長）の調査でわかった。テレビの視聴時間が長かったり、朝食を抜いたりする生徒は、値がより悪かった。

千葉、富山、鹿児島の３県の高校生男女１５００人を対象に06～08年度、身長や体重、血圧、血液、生活習慣などを調べた。うち、１２５７人から中性脂肪や空腹時血糖、空腹時インスリン、尿酸、善玉コレステロールなどのデータを得た。これほどの大規模調査は初めて。

これまで、思春期の生活習慣病の基準値はなく、研究班で成人の値を参考に基準を作った。各項目で値の悪い方から１割を高血圧症、高中性脂肪などの「生活習慣病」と定義。30代以降に重い生活習慣病になるのを防ぐため、成人の値より厳しめになった。

その結果、内臓肥満、高血圧、高中性脂肪、低善玉コレステロール血症、空腹時高血糖の５つで、男子の44％が１つ以上で基準値を超え、３つ以上超えた人も５％いた。女子では１つ以上が42％、３

つ以上も3％いた。

また、テレビの視聴時間が長いほど血圧や血糖の値が悪かった。男子では朝食を食べない生徒ほど内臓肥満になりやすかった。母親の体格指数（ＢＭＩ）が高い生徒の内臓肥満度も高かった。

調査班は、①運動系部活への参加か、休日に60分以上の運動、②テレビの視聴時間は平日50分以内、休日１００分以内、③朝食を毎日とる、④腹囲が80センチを超えたら、医師に相談、などの提言をまとめた。（２００9年4月11日付け朝日新聞）

調査結果については子細な分析が必要でしょうが、これを私なりに分析すると、１つは運動不足、もう１つは食の問題に行き当たります。

子どもの頃から栄養素の欠落した食を摂り続けると、細胞は不足した建築資材でつくられ、本来の機能を持つことができなくなり、当然の結果として全ての組織、器官（膵臓・肝臓・血管その他）も、本来の機能を持つことができないまま築き上げられます。

食べたものは腸から吸収されます。栄養素の欠落した食は栄養成分が偏っているために、糖質、脂質、コレステロールに対応するための幅の広い栄養素が欠落しています。そのためそれほど多く食べなくても、糖質・脂質、コレステロールなどを部分的にしか有効に使うことができず、使われなかった分は皮下や内臓に脂肪として蓄積され、あるいは血中にコレステロールが流れ込むことで、若いうちから高脂血症や様々な生活習慣病の症状が出てきます。

私が子どもの頃は小学校から帰ると夕食になる6時頃までめいっぱいに身体を動かして遊びました。しかし現在は塾、勉強、テレビゲームなどと、家の中にいることが多く、本当に身体を動かさなくなりました。健康な筋肉、器官などが築かれず、脂肪も溜まりやすくなり、コレステロールも消費できなくなります。

また私が高校生の頃までは食事の時間が決まっていて、誰もが規則正しく毎日同じ時間に食べていました。今は同じ家族でも食べる時間はバラバラ、皆好きな時間に、家庭によってはそれぞれ自分の好きなものを食べるところもあるようです。子どもの頃からこのような食事を続けていれば、インスリンの分泌なども不安定になりやすいのは当たり前です。

このような状態になった大きな要因は次の2つです。

① 日本の家庭の食材、料理から著しく栄養素が欠落した

② お母さんがちゃんとごはんを作らなくなった

さらに、2012年4月4日の参議院予算委員会において、うえまつ恵美子参議院議員が次ぎのように発言しています。香川県の三木町立三木中学校の生徒のデータに基づく発言です。

1987年から三木中学校にて血液検査による健康診断を開始し、現在県内小中学生3万5千人のデータを蓄積しています。その中で生徒の19・5%が高脂血症、6・7%が肝機能異常というデータがあります。親御さんにこのデータを見せると皆さんショックを受け、食育に取り組み、約3ヵ月でどの子も基準値まで

改善します。

このように親御さんが頑張ってごはんをつくると良好な状態に戻ったというのですから、いかに日々の家庭の食事が大事であるか、そしていかに日々の食事がおろそかにされているかが分かります。

子どもの頃から成人病に近い状態であれば、当然、身体の老化は早まりますし、元気とはいえない老人や寝たきり状態の人ももっと増え、そして様々な疾病の低年齢化が進みます。医療費はさらに膨張し、日本国民の生活の質は大きく低下します。

もちろん、1人1人に個人差はありますが、多くの人が、「正しい食」で元気な赤ちゃんを産み、老化を遅らせ、健やかな高齢期の生活を送ることができるということを知れば、この国にとりついている様々の負の連鎖を断ち切ることができると思うのです。

しかしこの国をリードしなければならない責任のある政財界の人たち、知識層と言われる人たちに「食」への正しい意見を持つ人は、私の知る限りでは1人もいません。ゆえに、この国はますます存亡の淵に自らを駆り立てているのです。

3 お母さんとの思い出に彩られた、細胞が必要としている豊かな栄養素を持つ食は、子どもに健康な身体と精神を与える

(1) お母さんの料理は子どもの心に彩りを与える

これまで様々の病気や放射線に強い細胞と身体をつくるには、豊かな栄養素を細胞に送り込まなければならない、と何度も繰り返し述べてきました。

しかし人間として健康で明るく大きな心をもった子に育てるためには、ただ食べ物に十分な栄養素が含まれていれば、それでよいのではありません。お母さんの子どもへの思いに彩られた栄養素が必要なのです。

動物は細胞が必要としている栄養素を含んだ食べ物であれば、小躍りして喜んで何でも食べる本能を持っています。その食の質や形にはこだわりません。でも人間は栄養素とともに心も同時に食べるのです。特に子どもたちはお母さんがつくった食べ物によって人と人とのつながりを知り、心に彩りを育てていくのです。そこが犬などと人間との違いです。

栄養素が著しく欠落した食を与えられ続け、アスペルガー症候群の状態にあった子どもたちが、あるメーカーがいりこ、その他の魚でつくった極めて滋養に富んだダシを加えた食事によって、精神的な停滞が改善されたという報告があります。ビタミン、ミネラル、アミノ酸など様々な栄養素が子どもの精神的停滞に効果があったという証明として、これは大きな意味があります。

だからといってインスタントラーメンにダシをかけて栄養素が豊かになっても、それは人間のための食事ではありません。これでは子どもたちの心に彩りが育まれることはありません。無表情な打ち沈んだ顔に人間の表情が一瞬戻ってくることはあっても、ずっとお母さんのおいしい料理で育ってきた子どもたちの屈託のない弾けるような明るい笑顔にはかなうべくもありません。

(2) いりこのダシは身体が必要とする栄養素の70%

いりこのダシの重要性については何度も触れてきましたが、それがいかに豊かな栄養素を含んでいるといっても、それだけで私たちの細胞が必要としている栄養素の幅としては70%以下に過ぎないことも忘れないでください。基本的な必須の栄養素はいりこをそのまま加えても、つくりおきしたダシを加えてもかまいません。しかしそれだけでは、将来にわたって子どもたちが心身ともに心から健康になることはありません。子どもたちの幸せを願うお母さんの思いによって、これに味噌、緑黄色野菜、海藻など、様々の栄養素が束ねられてこそ、細胞が必要としている十分な種類と量の栄養素が整えられるのです。

(3) お母さんがつくる料理は子どもに自然と人への愛を教える

お母さんが子どもの幸せと健康を願ってつくった料理を、家族が食べることによって、共通の栄養素と愛を食べるのです。それまでお母さんが生きてきた人生や、様々の経験、思いによって彩られた、そのお母さんだけの味わいの料理がつくり上げられるのです。子どもは日々それを食べ、人としてのお母さんとの愛を認識し、そしてその家族の一員としてアイデンティティがつくられていきます。もちろんお父さんがつくる場合でも同じです。

日々のお母さんがつくる料理は、音声を発する言語以前の、最も基本的な言語であり、子どもたちへのお母さんへの語りかけなのです。お母さんからの、この語りかけを受けた子どもたちは、人と人とのつながりの大切さを知る広い温かい心を持った子に育ちます。生きることのうれしさに瞳が輝いているのです。「お母さんのつくるルネサンスごはんに育てられた」、こんなふうにいう子供たちをもう何人も見てきました。心と身体のエネルギーが本当に凄いのです。

大事なことは、お母さんがダイコン1本、ニンジン1本から自らの手で料理をつくることです。お母さんがつくり続けたルネサンスごはんによって育まれた子どもの心の大きさと豊かさにかなうものはないのです。

(4) いま、私たちの家族への愛が試されている

私がこの本で目指したことは、放射能にたやすく負けない身体をつくるためにはルネサンスごはんで栄養素を豊かに細胞に送り届けなければならないということです。放射能に対する即効的で簡便な防御の方法はありません。

除染したからといって完全に放射能が無くなるわけではありません。自然界には微量ではあっ

ても放射線が存在していますが、今後、原子炉から飛散した放射性物質によって、自然界からの放射線をしのぐ量を、外部被曝と内部被曝で受けることになります。特に内部被曝によって、微量であっても遠い将来において発ガン、その他の身体の不調が引き起こされる確率は、原発事故以前からみれば、高くなることは避けられません。

この日本に住む以上は、福島原発から遠く離れた九州であっても、多かれ少なかれこの危険から逃がれることはできません。私たちはこのことを直視しなければなりません。「まあ、低濃度から大丈夫だろう」ではすまないのです。

この危険の確率を少しでも下げるには、何度もくりかえしますが豊かな幅の広い栄養素を十分に細胞に送り込んで、本来細胞が持っている強固な機能、免疫力を回復し、抗酸化物質などの活性化により、放射能からの障害を低くする能力を高め、そして放射能を排泄するビタミン、ミネラルなどを十分に補給する。これ以外に方法はないのです。そのためには日々の食事の大切さを直視し、強く認識し、今からすぐにでも日々の食を変えなければなりません。

手っ取り早く簡便な放射能からの防御策は、この世には存在しません。繰り返し述べますが、子どもたちも巻き込んで、ダイコン1本、ニンジン1本から自らの手で料理をつくってください。それ以外に方法はありません。重い結論の本になってしまいましたが、子どもたちや家族への愛が本当のものなのか、今私たちは試されているのです。

参考文献

秋月辰一郎『長崎原爆記―被曝医師の証言』日本図書センター
秋月辰一郎『体質と栄養』クリエー出版
ウラジミール・バベンコ、ベラルーシ・ベラルド放射能安全研究所『自分と子どもを放射能から守るには（日本語版特別編集）』辰巳雅子訳、世界文化社
小出裕章、黒部信一『原発放射能　子どもが危ない』文春新書
白石久仁雄『福島原発　放射能と栄養』ミヤオビパブリッシング
菅谷昭『子どもたちを放射能から守るために』亜紀書房
肥田舜太郎、鎌仲ひとみ『内部被曝の脅威』ちくま新書
肥田舜太郎『内部被曝』扶桑社新書
放射線等に関する副読本作成委員会『知ることから始めよう放射線のいろいろ-中学生のための副読本』文部科学省
ユーリ・I・バンダジェフスキー『放射性セシウムが人体に与える医学的生物学的影響』久保田護訳、合同出版
高木仁三郎、渡辺美紀子『食卓にあがった放射能』七つ森書館
『チェルノブイリ原発事故25年目のメッセージ』原子力資料情報室
『3.11以降を生きる：肥田舜太郎医師講演より』アップリンク
今井伸、小若順一『放射能を防ぐ知恵』三五館
阿部一理、堀田忠弘『放射能汚染から命を守る最強の知恵』コスモトゥーワン
『現代農業』平成20年11月号　特集たいしたもんだ皮の力80頁、農文協
野崎洋光『和の離乳食―本物の味を赤ちゃんから』日本放送出版協会
梅崎和子『アトピーっ子も安心の離乳食―ママから取り分ける簡単レシピ』家の光協会
村上祥子『電子レンジでらくチン離乳食―30秒チンではい、できた』主婦と生活社
船越康弘、船越かおり『ひとつの鍋から幸せひろがる野菜たっぷり重ね煮レシピ』洋泉社
国民食糧及栄養対策審議会編「日本食品標準成分表」第一出版（1951年）
科学技術庁資源調査会編「五訂食品標準成分表」資源調査会2000（科学技術庁第124号）
文部科学省科学技術・学術審議会資源調査分科会編「五訂増補日本食品標準成分表」（国立印刷局）（2005年）
「食品標準成分表　五訂増補版2010」社団法人全国調理師養成施設協会（文部科学省科学技術・学術審議会資源調査分科会報告準拠）

著者紹介　　弓田亨（ゆみたとおる）
1947年福島県会津若松市生まれ。1970年明治大学卒業後、熊本のお菓子屋「反後屋」に入る。その後、東京「ブールミッシュ」工場長を経て1978年と1983年にパリ「パティスリー・ミエ」で研修。そこで生涯の友となるドゥニ・リュッフェル氏（現「パティスリー・ミエ」オーナー・シェフ）と出会う。帰国後、フランスと日本の素材と技術の違いについて書いた「イマジナスィオンⅠ」（1985）、「同Ⅱ」（1986）を自費出版。今もパティシエのバイブルとして読み継がれている。1986年、代々木上原に「ラ・パティスリー　イル・プルー・シュル・ラ・セーヌ」を開店。1995年代官山に移転。現在もフランス菓子教室で教えるとともに、全国での技術講習会、海外での食材探しなど、真実のフランス菓子のおいしさを追究し続け、そのお菓子は孤高のおいしさを持つとの確固とした定評がある。近年は日本の食が異常に変質していることに気づき、日本の家庭料理を立て直す「ごはんとおかずのルネサンスプロジェクト」にも力を注ぎ、日本の食を監視する「食の仁王」となることを決意している。日本の食に警鐘を鳴らした姉妹書に『失われし食と日本人の尊厳』がある。

イル・プルー・シュル・ラ・セーヌHP　http://www.ilpleut.co.jp
ごはんとおかずのルネサンスHP　http://www.ilpleut.co.jp/gohan/index.html
ごはんとおかずのルネサンスfacebookページ　https://www.facebook.com/rune.gohan
弓田亨の「食の仁王blog」　http://shoku-no-nioh.cocolog-nifty.com/blog/

編集　穂積富士夫
中村方映（イル・プルー・シュル・ラ・セーヌ企画）
DTP・図・装丁　小林直子（umlaut）
写真　西坂直樹（株式会社スタジオナップス）
挿画　平澤朋子

「ルネサンスごはん」は放射能にもたやすく負けない

2012年6月21日　初版1刷発行

著者　弓田亨
発行者　弓田亨
発行所　株式会社イル・プルー・シュル・ラ・セーヌ企画
〒150-0033　東京都渋谷区猿楽町17-16　代官山フォーラム2F
◎書籍に関するお問合わせは出版部まで。
〒150-0021　東京都渋谷区恵比寿西1-16-8　彰和ビル2F
TEL:03-3476-5214　FAX:03-3476-3772

印刷・製本　大日本印刷

Printed in Japan ISBN978-4-901490-31-3

ごはんとおかずのルネサンス　真実のおせち料理編

— 甘さにまみれた偽りのおいしさを斬る —

弓田亨、椎名眞知子　共著

ISBN978-4-901490-26-9　AB判　128頁　上製　定価2,800円+税〔2010年11月発売〕

2005年に発売した「イル・プルー・シュル・ラ・セーヌのおせち三十八品」を改題・改訂。おせち料理は、ルネサンスごはんの特徴である「砂糖・みりんを使わない」を一番実感しやすい料理です。新年のはじまりから、家族を健康にするおせちを提案。

ごはんとおかずのルネサンス　今昔おかず編

— 私の心の中の母が作らせた味わい —

弓田亨、椎名眞知子　共著

ISBN978-4-901490-27-6　AB判　144頁　並製　定価1,800円+税〔2011年3月発売〕

2006年に発売した「ごはんとおかずのルネサンス記憶の中の母の味」を改題・改訂。本書では、食材の旬を強く意識し、季節の彩りに満ちた日本人の心と身体に健康と幸せを与える真の日本人のおいしさが再現されています。和え物やサラダ等の簡単なものから、炒め物、煮物まで全60品。

ごはんとおかずのルネサンス　心嬉しい炊き込みご飯と味噌汁編

— 日本人の心と身体を作る米と味噌 —

弓田亨、椎名眞知子　共著

ISBN978-4-901490-28-3　AB判　176頁　並製　定価1,800円+税〔2011年6月発売〕

より簡単に、手軽に、皆さんにルネサンスごはんを作ってもらいたいとの思いから試作を続け、ご飯と味噌汁だけで十分栄養素が摂れるメニューを考案。季節ごとに炊き込みご飯46種、味噌汁40種を掲載。どのご飯、味噌汁をとっても、必ず子どもたちから大きな歓声があがります。

心と身体の健康を考えるごはんとおかずのルネサンス
関連書籍のご案内

ごはんとおかずのルネサンス プロジェクト

◎理論編◎

失われし食と日本人の尊厳
— 荒廃した日本の食と闘う鬼才パティシエが追い求めた「真実のおいしさ」—

弓田亨　著

ISBN978-4-901490-24-5　A5判　440頁　並製　定価1,500円+税〔2009年12月発売〕

フランス菓子のおいしさを追求してきた孤高のパティシエ弓田亨が、何故日本の食材から栄養素が抜けおちてしまったのか、そして栄養素が抜けおちた日本の食材で心と身体を健康にするための食とは何かを考え、「ごはんとおかずのルネサンス」が出来るまでの理論をまとめた話題の書。

◎実践編◎

新版ごはんとおかずのルネサンス　基本編
— 誰もが忘れていた日本の真実の味わい —

弓田亨、椎名眞知子　共著

ISBN978-4-901490-25-2　AB判　184頁　並製　定価1,800円+税〔2010年6月発売〕

2003年に発売した「ごはんとおかずのルネサンス」から8年。弓田亨が考案し、ロングセラーとなっていた本書がよりシンプルな作り方へとリニューアル。炊き込みご飯や味噌汁、肉じゃが、ひじき煮、金平ごぼう、鶏の唐揚げ、カレー、ハンバーグといった家庭の定番料理を集めた一家に一冊必携の永久保存版。